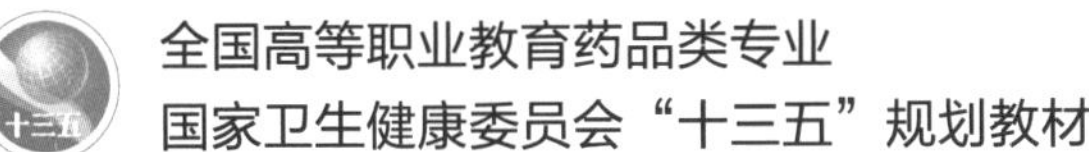

全国高等职业教育药品类专业
国家卫生健康委员会“十三五”规划教材

供药学、中药学、药品生产技术、
药品经营与管理、药品服务与管理专业用

中药药理学

第3版

主　编　袁先雄

副主编　曹露晔　冯彬彬　马舒伟

编　者（以姓氏笔画为序）

马舒伟（浙江医药高等专科学校）
邓庆华（重庆医药高等专科学校）
甘焕新（健民药业集团股份有限公司）
石　青（安徽中医药高等专科学校）
冯彬彬（重庆三峡医药高等专科学校）
刘一文（湖北中医药高等专科学校）
刘金林（安庆医药高等专科学校）
李淑娇（南阳医学高等专科学校）
罗　毅（武汉大学人民医院）
袁先雄（湖北中医药高等专科学校）
郭　丹（福建卫生职业技术学院）
曹露晔（广东食品药品职业学院）
梁　军（天津医学高等专科学校）
雷　霞（黑龙江中医药大学佳木斯学院）

人民卫生出版社

图书在版编目（CIP）数据

中药药理学/袁先雄主编.—3版.—北京：人民卫生出版社，2018

ISBN 978-7-117-25235-5

Ⅰ.①中…　Ⅱ.①袁…　Ⅲ.①中药学-药理学-高等职业教育-教材　Ⅳ.①R285

中国版本图书馆CIP数据核字(2018)第058847号

中药药理学

第3版

主　　编：袁先雄
出版发行：人民卫生出版社（中继线 010-59780011）
地　　址：北京市朝阳区潘家园南里19号
邮　　编：100021
E - mail：pmph @ pmph. com
购书热线：010-59787592　010-59787584　010-65264830
印　　刷：廊坊一二〇六印刷厂
经　　销：新华书店
开　　本：850×1168　1/16　**印张：**17
字　　数：400千字
版　　次：2009年6月第1版　2018年6月第3版
2025年1月第3版第15次印刷（总第27次印刷）
标准书号：ISBN 978-7-117-25235-5
定　　价：48.00元
打击盗版举报电话：010-59787491　E-mail：WQ @ pmph. com
（凡属印装质量问题请与本社市场营销中心联系退换）

全国高等职业教育药品类专业国家卫生健康委员会“十三五”规划教材出版说明

《国务院关于加快发展现代职业教育的决定》《高等职业教育创新发展行动计划（2015-2018年）》《教育部关于深化职业教育教学改革全面提高人才培养质量的若干意见》等一系列重要指导性文件相继出台，明确了职业教育的战略地位、发展方向。为全面贯彻国家教育方针，将现代职教发展理念融入教材建设全过程，人民卫生出版社组建了全国食品药品职业教育教材建设指导委员会。在该指导委员会的直接指导下，经过广泛调研论证，人卫社启动了全国高等职业教育药品类专业第三轮规划教材的修订出版工作。

本套规划教材首版于2009年，于2013年修订出版了第二轮规划教材，其中部分教材入选了“十二五”职业教育国家规划教材。本轮规划教材主要依据教育部颁布的《普通高等学校高等职业教育（专科）专业目录（2015年）》及2017年增补专业，调整充实了教材品种，涵盖了药品类相关专业的主要课程。全套教材为国家卫生健康委员会“十三五”规划教材，是“十三五”时期人卫社重点教材建设项目。本轮教材继续秉承“五个对接”的职教理念，结合国内药学类专业高等职业教育教学发展趋势，科学合理推进规划教材体系改革，同步进行了数字资源建设，着力打造本领域首套融合教材。

本套教材重点突出如下特点：

1. 适应发展需求，体现高职特色　本套教材定位于高等职业教育药品类专业，教材的顶层设计既考虑行业创新驱动发展对技术技能型人才的需要，又充分考虑职业人才的全面发展和技术技能型人才的成长规律；既集合了我国职业教育快速发展的实践经验，又充分体现了现代高等职业教育的发展理念，突出高等职业教育特色。

2. 完善课程标准，兼顾接续培养　本套教材根据各专业对应从业岗位的任职标准优化课程标准，避免重要知识点的遗漏和不必要的交叉重复，以保证教学内容的设计与职业标准精准对接，学校的人才培养与企业的岗位需求精准对接。同时，本套教材顺应接续培养的需要，适当考虑建立各课程的衔接体系，以保证高等职业教育对口招收中职学生的需要和高职学生对口升学至应用型本科专业学习的衔接。

3. 推进产学结合，实现一体化教学　本套教材的内容编排以技能培养为目标，以技术应用为主线，使学生在逐步了解岗位工作实践，掌握工作技能的过程中获取相应的知识。为此，在编写队伍组建上，特别邀请了一大批具有丰富实践经验的行业专家参加编写工作，与从全国高职院校中遴选出的优秀师资共同合作，确保教材内容贴近一线工作岗位实际，促使一体化教学成为现实。

4. 注重素养教育，打造工匠精神　在全国“劳动光荣、技能宝贵”的氛围逐渐形成，“工匠精神”在各行各业广为倡导的形势下，医药卫生行业的从业人员更要有崇高的道德和职业素养。教材更加强调要充分体现对学生职业素养的培养，在适当的环节，特别是案例中要体现出药品从业人员的行为准则和道德规范，以及精益求精的工作态度。

5. 培养创新意识，提高创业能力　为有效地开展大学生创新创业教育，促进学生全面发展和全面成才，本套教材特别注意将创新创业教育融入专业课程中，帮助学生培养创新思维，提高创新能力、实践能力和解决复杂问题的能力，引导学生独立思考、客观判断，以积极的、锲而不舍的精神寻求解决问题的方案。

6. 对接岗位实际，确保课证融通　按照课程标准与职业标准融通，课程评价方式与职业技能鉴定方式融通，学历教育管理与职业资格管理融通的现代职业教育发展趋势，本套教材中的专业课程，充分考虑学生考取相关职业资格证书的需要，其内容和实训项目的选取尽量涵盖相关的考试内容，使其成为一本既是学历教育的教科书，又是职业岗位证书的培训教材，实现“双证书”培养。

7. 营造真实场景，活化教学模式　本套教材在继承保持人卫版职业教育教材栏目式编写模式的基础上，进行了进一步系统优化。例如，增加了“导学情景”，借助真实工作情景开启知识内容的学习；“复习导图”以思维导图的模式，为学生梳理本章的知识脉络，帮助学生构建知识框架。进而提高教材的可读性，体现教材的职业教育属性，做到学以致用。

8. 全面“纸数”融合，促进多媒体共享　为了适应新的教学模式的需要，本套教材同步建设以纸质教材内容为核心的多样化的数字教学资源，从广度、深度上拓展纸质教材内容。通过在纸质教材中增加二维码的方式“无缝隙”地链接视频、动画、图片、PPT、音频、文档等富媒体资源，丰富纸质教材的表现形式，补充拓展性的知识内容，为多元化的人才培养提供更多的信息知识支撑。

本套教材的编写过程中，全体编者以高度负责、严谨认真的态度为教材的编写工作付出了诸多心血，各参编院校对编写工作的顺利开展给予了大力支持，从而使本套教材得以高质量如期出版，在此对有关单位和各位专家表示诚挚的感谢！教材出版后，各位教师、学生在使用过程中，如发现问题请反馈给我们（renweiyaoxue@163.com），以便及时更正和修订完善。

人民卫生出版社

2018年3月

全国高等职业教育药品类专业国家卫生健康委员会
“十三五”规划教材
教材目录

序号	教材名称	主编	适用专业
1	人体解剖生理学(第3版)	贺　伟　吴金英	药学类、药品制造类、食品药品管理类、食品工业类
2	基础化学(第3版)	傅春华　黄月君	药学类、药品制造类、食品药品管理类、食品工业类
3	无机化学(第3版)	牛秀明　林　珍	药学类、药品制造类、食品药品管理类、食品工业类
4	分析化学(第3版)	李维斌　陈哲洪	药学类、药品制造类、食品药品管理类、医学技术类、生物技术类
5	仪器分析	任玉红　闫冬良	药学类、药品制造类、食品药品管理类、食品工业类
6	有机化学(第3版)*	刘　斌　卫月琴	药学类、药品制造类、食品药品管理类、食品工业类
7	生物化学(第3版)	李清秀	药学类、药品制造类、食品药品管理类、食品工业类
8	微生物与免疫学*	凌庆枝　魏仲香	药学类、药品制造类、食品药品管理类、食品工业类
9	药事管理与法规(第3版)	万仁甫	药学类、药品经营与管理、中药学、药品生产技术、药品质量与安全、食品药品监督管理
10	公共关系基础(第3版)	秦东华　惠　春	药学类、药品制造类、食品药品管理类、食品工业类
11	医药数理统计(第3版)	侯丽英	药学、药物制剂技术、化学制药技术、中药制药技术、生物制药技术、药品经营与管理、药品服务与管理
12	药学英语	林速容　赵　旦	药学、药物制剂技术、化学制药技术、中药制药技术、生物制药技术、药品经营与管理、药品服务与管理
13	医药应用文写作(第3版)	张月亮	药学、药物制剂技术、化学制药技术、中药制药技术、生物制药技术、药品经营与管理、药品服务与管理

序号	教材名称	主编	适用专业
14	医药信息检索(第3版)	陈　燕　李现红	药学、药物制剂技术、化学制药技术、中药制药技术、生物制药技术、药品经营与管理、药品服务与管理
15	药理学(第3版)	罗跃娥　樊一桥	药学、药物制剂技术、化学制药技术、中药制药技术、生物制药技术、药品经营与管理、药品服务与管理
16	药物化学(第3版)	葛淑兰　张彦文	药学、药品经营与管理、药品服务与管理、药物制剂技术、化学制药技术
17	药剂学(第3版)*	李忠文	药学、药品经营与管理、药品服务与管理、药品质量与安全
18	药物分析(第3版)	孙　莹　刘　燕	药学、药品质量与安全、药品经营与管理、药品生产技术
19	天然药物学(第3版)	沈　力　张　辛	药学、药物制剂技术、化学制药技术、生物制药技术、药品经营与管理
20	天然药物化学(第3版)	吴剑峰	药学、药物制剂技术、化学制药技术、生物制药技术、中药制药技术
21	医院药学概要(第3版)	张明淑　于　倩	药学、药品经营与管理、药品服务与管理
22	中医药学概论(第3版)	周少林　吴立明	药学、药物制剂技术、化学制药技术、中药制药技术、生物制药技术、药品经营与管理、药品服务与管理
23	药品营销心理学(第3版)	丛　媛	药学、药品经营与管理
24	基础会计(第3版)	周凤莲	药品经营与管理、药品服务与管理
25	临床医学概要(第3版)*	曾　华	药学、药品经营与管理
26	药品市场营销学(第3版)*	张　丽	药学、药品经营与管理、中药学、药物制剂技术、化学制药技术、生物制药技术、中药制剂技术、药品服务与管理
27	临床药物治疗学(第3版)*	曹　红　吴　艳	药学、药品经营与管理
28	医药企业管理	戴　宇　徐茂红	药品经营与管理、药学、药品服务与管理
29	药品储存与养护(第3版)	徐世义　宫淑秋	药品经营与管理、药学、中药学、药品生产技术
30	药品经营管理法律实务(第3版)*	李朝霞	药品经营与管理、药品服务与管理
31	医学基础(第3版)	孙志军　李宏伟	药学、药物制剂技术、生物制药技术、化学制药技术、中药制药技术
32	药学服务实务(第2版)	秦红兵　陈俊荣	药学、中药学、药品经营与管理、药品服务与管理

序号	教材名称	主编	适用专业
33	药品生产质量管理(第3版)*	李 洪	药物制剂技术、化学制药技术、中药制药技术、生物制药技术、药品生产技术
34	安全生产知识(第3版)	张之东	药物制剂技术、化学制药技术、中药制药技术、生物制药技术、药学
35	实用药物学基础(第3版)	丁 丰 张 庆	药学、药物制剂技术、生物制药技术、化学制药技术
36	药物制剂技术(第3版)*	张健泓	药学、药物制剂技术、化学制药技术、生物制药技术
	药物制剂综合实训教程	胡 英 张健泓	药学、药物制剂技术、化学制药技术、生物制药技术
37	药物检测技术(第3版)	甄会贤	药品质量与安全、药物制剂技术、化学制药技术、药学
38	药物制剂设备(第3版)	王 泽	药品生产技术、药物制剂技术、制药设备应用技术、中药生产与加工
39	药物制剂辅料与包装材料(第3版)*	张亚红	药物制剂技术、化学制药技术、中药制药技术、生物制药技术、药学
40	化工制图(第3版)	孙安荣	化学制药技术、生物制药技术、中药制药技术、药物制剂技术、药品生产技术、食品加工技术、化工生物技术、制药设备应用技术、医疗设备应用技术
41	药物分离与纯化技术(第3版)	马 娟	化学制药技术、药学、生物制药技术
42	药品生物检定技术(第2版)	杨元娟	药学、生物制药技术、药物制剂技术、药品质量与安全、药品生物技术
43	生物药物检测技术(第2版)	兰作平	生物制药技术、药品质量与安全
44	生物制药设备(第3版)*	罗合春 贺 峰	生物制药技术
45	中医基本理论(第3版)*	叶玉枝	中药制药技术、中药学、中药生产与加工、中医养生保健、中医康复技术
46	实用中药(第3版)	马维平 徐智斌	中药制药技术、中药学、中药生产与加工
47	方剂与中成药(第3版)	李建民 马 波	中药制药技术、中药学、药品生产技术、药品经营与管理、药品服务与管理
48	中药鉴定技术(第3版)*	李炳生 易东阳	中药制药技术、药品经营与管理、中药学、中草药栽培技术、中药生产与加工、药品质量与安全、药学
49	药用植物识别技术	宋新丽 彭学著	中药制药技术、中药学、中草药栽培技术、中药生产与加工

序号	教材名称	主编	适用专业
50	中药药理学(第3版)	袁先雄	药学、中药学、药品生产技术、药品经营与管理、药品服务与管理
51	中药化学实用技术(第3版)*	杨　红　郭素华	中药制药技术、中药学、中草药栽培技术、中药生产与加工
52	中药炮制技术(第3版)	张中社　龙全江	中药制药技术、中药学、中药生产与加工
53	中药制药设备(第3版)	魏增余	中药制药技术、中药学、药品生产技术、制药设备应用技术
54	中药制剂技术(第3版)	汪小根　刘德军	中药制药技术、中药学、中药生产与加工、药品质量与安全
55	中药制剂检测技术(第3版)	田友清　张钦德	中药制药技术、中药学、药学、药品生产技术、药品质量与安全
56	药品生产技术	李丽娟	药品生产技术、化学制药技术、生物制药技术、药品质量与安全
57	中药生产与加工	庄义修　付绍智	药学、药品生产技术、药品质量与安全、中药学、中药生产与加工

说明:*为"十二五"职业教育国家规划教材。全套教材均配有数字资源。

全国食品药品职业教育教材建设指导委员会
成员名单

莫国民 上海健康医学院
顾立众 江苏食品药品职业技术学院
倪　峰 福建卫生职业技术学院
徐一新 上海健康医学院
黄丽萍 安徽中医药高等专科学校
黄美娥 湖南食品药品职业学院
晨　阳 江苏医药职业学院
葛　虹 广东食品药品职业学院
蒋长顺 安徽医学高等专科学校
景维斌 江苏省徐州医药高等职业学校
潘志恒 天津现代职业技术学院

前　言

为适应《普通高等学校高等职业教育(专科)专业目录(2015年)》专业设置的变革,培养药品类高级技能型人才,在人民卫生出版社的组织规划下,按照各专业培养目标与对应从业岗位的任职标准,确立了本课程的教学内容并编写了本教材。

本教材是在第2版的基础上修订而成。在内容选择上以高职高专药品类的就业岗位为导向,充分考虑药品类岗位需求与学生成长规律,结合执业药师考试大纲中有关中药药理学的基本要求,共收集88味常用中药,使教材内容涵盖考纲内容,突出教材的实用性;为满足学生从事基层岗位的需要,我们将常用复方改为常用制剂,依据《国家基本药物目录》(2012年版)与《中华人民共和国药典》(2015年版),共收集常用中成药制剂32个,保证教材的实用性;我们增加了常用中药的性味、功效与主治,有利于学生将中药药理作用与中药药性理论联系起来,与传统功效和主治联系起来,避免在中药药理学的教学中出现"去中医药化"现象。

本教材可供高职高专药学、中药学、药品生产技术、药品经营与管理、药品服务与管理等药品类专业学生学习和使用。全书分为总论和各论,共24章。教材设有"导学情景""知识链接""课堂活动""目标检测"等栏目,同时,本次修订增加了"PPT课件"及"习题"等数字化教学资源,期望通过线上自学和线下教学的同步融合,激发学生的学习兴趣,提高教学质量。

参加本教材编写的人员有袁先雄(第一章、第二章、第三章、第四章、第二十四章)、刘一文(第五章、第十六章)、曹露晔(第六章)、石青(第七章、第二十三章)、雷霞(第八章、第二十一章)、郭丹(第九章、第十四章)、梁军(第十章)、李淑娇(第十一章、第十七章)、邓庆华(第十二章、第二十二章)、刘金林(第十三章)、马舒伟(第十五章)、甘焕新(第十八章)、罗毅(第十九章)、冯彬彬(第二十章)。全书由袁先雄负责统稿。

在编写过程中,引用了许多专家和学者的研究成果,限于体例未标注,在此表示感谢。同时,教材的编写得到了参编单位及编委的大力支持,在此一并致谢。

限于我们水平和认识上的差距,纰漏之处在所难免,真诚地希望同行、专家及广大读者给予批评指正。

编者

2018年3月

目　录

总论

各论

总　　论

第一章 绪论

学习目标

1. 掌握中药药理学研究内容与学科任务、中药药理作用的特点。
2. 熟悉中药药理学的研究思路。
3. 了解中药药理学发展简史。

导学情景

情景描述：

寒假，表弟到小明家里做客，妈妈煮了姜片可乐饮用。 同学们喝过含生姜的饮料么？可乐中为什么要放生姜？ 这中间有什么科学道理吗？

学前导语：

生姜，是日常生活中常用的调味品，可作食物；同时它也是一味常用的中药，可以驱寒，预防感冒。 生姜有驱寒的药效是因为生姜含有一种叫姜辣素的成分，可以起到扩张血管、促进血液循环的效果，是让生姜产生暖身、驱寒这种感觉的原因。 中医中有药食同源的说法，像生姜一样药食两用的中药有很多。 可以说中医药为中华民族的繁衍昌盛发挥了不可磨灭的作用，本书将向同学们介绍常用中药与中药制剂在防治疾病、养生调摄、延年益寿方面的知识与技能。

第一节 中药药理学研究内容与任务

中药药理学（pharmacology of traditional Chinese medicine）是以中医药理论为指导，运用现代科学方法，研究中药与机体（人体、动物及病原体）相互作用及作用规律的一门学科。中药传统称为“本草”，现泛指在中医药理论指导下应用的药物，包括药材、饮片、方剂、中成药、配方颗粒、提取物等。

知识链接

“本草”的含义

“本草”是中药的另一种说法；也指记载中药的书籍。 中药以植物药居多，故有“诸药以草为本”的传统概念。 最早的药学专著《神农本草经》，因所记各药以草类为多，故称《本草》，古人关于中药的著作均习惯以本草命名，如《本草经集注》《新修本草》《本草纲目》《本草纲目拾遗》《证类本草》等。

一、中药药理学的研究内容

中药药理学的研究内容分为两部分，即中药药效学和中药药动学。中药药效学是在中医药理论指导下，研究和揭示中药药理作用机制和物质基础的一门学科。中药药动学是应用药物代谢动力学的基本原理，研究中药的活性成分在体内的吸收、分布、代谢和排泄过程及动态变化规律的一门学科。

中药药理学之所以应在中医药理论指导下进行研究，是因为中医药学是我国各族人民在长期生产生活中与疾病作斗争逐步形成的以整体观念为主导思想，以气、血、阴阳、五行诸学说为理论方法，以脏腑经络、精气血津液为生理病理基础，以辨证论治为诊治特点的独特理论和技术方法的体系。中医药学在疾病预防方面，倡导“治未病”；在疾病治疗方面，通过对“望、闻、问、切”确立相应的治疗法则和具体的治疗措施，提出个性化的治疗方案；在健康促进方面，强调顺应自然、形神共养，达到保养身体、减少疾病、增进健康、延年益寿的目的。中药的四气五味、配伍等药性理论是中医阴阳、五行学说的继承和发展，因此研究中药药理学必须以中医药理论为指导。

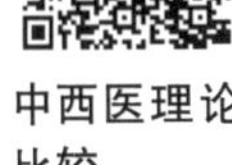
ER-1-1
中西医理论比较

二、中药药理学的学科任务

在中药药理学的建立及发展进程中，其学科任务已十分明确。第一，应用现代科学技术方法研究和认识中药药效产生的机制和物质基础，研究中应单味药和复方并重。第二，要与临床应用研究密切结合，指导中医临床合理安全用药。第三，通过中药的现代研究推动中医药理论的进步。第四，参与中药新药的研究与开发。第五，推进中西医结合，为中医药的现代化和国际化作出贡献。中药药理学是一门与多种学科密切联系的新兴桥梁性学科，是中西医结合的交汇点。

点滴积累

1. 中药药理学是以中医药理论为指导，运用现代科学方法研究中药与机体相互作用及其规律的一门学科。
2. 学科任务：①阐明中药药效产生的机制和物质基础；认识和理解中药理论内涵；②指导中医临床合理安全用药；③促进中医药理论的发展；④中药新药开发；⑤促进中西医结合，实现中医药现代化和国际化。

第二节　中药药理作用的特点

中药主要是通过调节机体原有功能，起到防治疾病的作用，既有与西药相似的基本规律，又有其自身的一些作用特点。

ER-1-2
中西药物比较表

一、中药作用的多效性

中药的临床应用之所以能治病求本、标本同治，甚至异病同治、同病异治，是由其复方中活性物质多靶点、多环节作用机制决定的。这有别于化学药物的单靶点作用。如丹参四物汤中，丹参的有效成分可抑制炎症过程中的 5-LOX、COX-2 及 IKK-2 等靶点产生抗炎作用，芍药苷可抑制中枢性疼痛，甘草次酸可对末梢性疼痛产生抗炎、镇痛作用；而非甾体类抗炎药主要通过抑制 COX，使 PG 合成减少而产生抗炎镇痛作用，同时也会影响 PG 生理作用，产生一系列不良反应。

二、中药作用的双向性

中药具有双向作用，即同一种中药对临床表现相反的两种症状都具有治疗效果的特点，又被称为双向调节作用。这种双向性与所用剂量和所含不同化学成分相关。中药的双向调节作用，即某一中药既可使机体从机能亢进状态向正常转化，也可使机体从机能低下状态向正常转化，因机体所处病理状态的不同而产生截然相反的药理作用，最终使机体达到平衡状态。

三、中药作用的复杂性

1. 中药作用的差异性　中药作用的差异性主要表现在实验研究中的种属差异和临床应用的个体差异。大多数中药对人和动物的作用基本一致，但也存在少数中药对人和动物的作用不一致的情况，当然实验方法学的问题也可能影响中药在动物身上的表达。中药作用的个体差异除与年龄、性别、精神状态等因素有关外，中医药理论还特别强调人的体质对用药的影响，在中药的应用中注意调节人体的阴阳平衡。

2. 量效关系的复杂性　中药药理作用存在量效关系，自古就有“中医不传之秘在量上，中医治病的巧处在量上”一说。然而，由于方法学等问题，大多数中药尤其是粗制剂的有效剂量范围往往比较窄，量效关系很难表现。尤其是复方中成药的作用是多靶点的综合作用，量效关系更不明显。

课堂活动

你能画出药物量效关系中的量反应和质反应曲线么？　中药药理的量效关系能用量反应和质反应曲线表达么？

3. 时效关系不确定性　中药药理作用存在时效关系，某些中药有效成分或注射剂，可通过药动学的研究，显示其时效关系（时量关系）。但中药煎制口服给药作用的潜伏期，峰效时间以及生物半衰期等的测定是一个难题。

四、中药作用与功效的基本相关性

大量研究结果表明，中药药理作用与中药功效基本一致，也存在一些差异。一方面，中药药理研究结果未能证实与某些中药功效相关的药理作用；另一方面，通过现代研究发现某些与传统中药功效无明显关系的药理作用。中药药理学补充和完善了传统中药的功效理论。

点滴积累

中药药理作用的特点：①中药作用的多效性；②中药作用的双向性；③中药作用的复杂性：中药作用的差异性（种属差异和个体差异）、中药作用的量效关系很难表现、中药作用的时效关系多不明显；④中药药理作用与中药功效既有相关性，又存在差异性。

第三节 中药药理学发展简史与研究思路

一、中药药理学发展简史

中药药理学是中药学的分支学科，运用现代科学的理论和方法研究与揭示中药功效及其体内过程，始于20世纪初。

20世纪20—40年代，陈克恢等对中药麻黄进行了化学成分和药理作用的研究，发现麻黄的有效成分为麻黄碱，具有拟肾上腺素作用。其相继对当归、草乌、延胡索、防己、浙贝母、川贝母、三七、川芎、黄花夹竹桃等几十味中药进行了广泛而深入的开创性研究，形成了中药药理新思路，这一思路沿用至今，即提取天然药材的化学成分，通过筛选确定其药效和有效成分。

陈克恢简介

20世纪50—80年代，我国加大了对中药相关研究的支持力度，使得中药药理作用的研究有了更为广泛和深入的发展，如丹参、川芎等的活血化瘀作用，延胡索的镇痛镇静作用，桔梗、满山红祛痰止咳作用，清热解毒药的抗菌抗病毒作用；同时确定了一些中药的有效成分，如小檗碱、苦参碱、川芎嗪、丹参酮、青蒿素、麝香酮等，而且发现了某些中药的新作用和成分，如黄连、苦参的抗心律失常作用；雷公藤的免疫调节作用。上述可谓这一时期的标志性研究成果。

20世纪末，中药药理作用的研究随着科技进步，发展得更为迅速，同时突出了中药复方的整体研究。复方研究的思路和方法渐成体系，进一步明确中药复方药理作用多层次、多靶点的概念，强调中药复方作用的多效性，并通过整体复方的分离提取寻找有效部位或单体，多学科全面融合，取得了显著的科研成果。在这一时期，中药作用机制的研究也已达到分子和基因水平。血清药理学的引进和发展，在一定程度上解决了中药粗制剂体外研究的方法学问题。同时中药不良反应问题受到国内外学者的普遍关注，对雷公藤、关木通、朱砂等中药进行了全面的毒理学研究。

进入21世纪，随着生物学、药理学、化学等学科与基因工程、计算机网络等技术相互交叉渗透，新兴交叉学科不断涌现，高新技术群同步形成，中药药理学的研究迎来了飞速发展的时机。国家大力支持中医药的发展与创新，在单味药、复方作用原理与物质基础研究的基础上，重点进行中药药性、中药配伍、中药量效、中药药动学和中药毒性的研究。国家中医药管理局明确将中药药理学作为二级学科，中药药理学也逐渐形成了中药药效学、中药药动学和中药毒理学等三级学科。

二、中药药理学研究思路

中医药学者经过多年的研究和探索，积累和思考，对中药药理学的研究思路和方向提出了许多具体建议。

1. 中药药理作用研究应与证的研究相结合 辨证论治是中医诊疗疾病的基本原则，是中医药学的基本特点之一。证药结合研究对揭示中药作用的实质意义更大。建立不同证的动物模型是证药结合研究的前提。证的模型是在动物身上模拟临床证候。已建立的证的动物模型，对中药药理作用研究起到了推动作用，但还不能满足中药研究的需要。证的研究难度很大，理想的证的模型尚需进一步的研究和完善。

2. 中药分类对比研究　目前对按传统中药分类的药理作用做了大量研究工作，但对每一类药中的分类药的对比研究应加大力度。

3. 与中药功效相关的系统药理作用研究　每一类中药、每一味中药的功效不是单一的，很多研究存在重复和偏置现象。应加强与中药功效相关的系统药理作用研究，全面地揭示中药作用的实质。

4. 中药药理作用的重新评价性研究　科学技术的发展十分迅速，中药药理学在概念、理论、知识等方面应进行必要的补充，修正和完善。对中药作用的机制研究和物质基础研究十分重要，但是利用现代科学技术和方法重新评价中药的基本作用也同样重要。

5. 中药毒性研究　中药的不良反应和毒性问题虽然受到重视，但系统的专项研究较少，应加强研究力度，以形成对中药正确的、全面的认识，指导临床合理用药。

6. 中药作用机制及物质基础研究　中药作用机制研究的目的是证实药物产生作用的靶器官或靶点及如何产生作用和效应，但影响因素十分复杂。因此，中药作用机制及物质基础的研究应在多层次上进行，才能接近中医药理论，全面而正确地说明中药功效产生的作用机制。

7. 中药复方药理研究　中药复方研究是以阐明中医理论为目的，并通过拆方实验，分析组方的合理性，验证或揭示与其功效相关的药理作用。中药复方药理研究越来越受到重视，并提出了一些新的研究思路与方法，强调中药复方组合后整体化学成分产生效应，以及复方作用的多层次、多环节、多靶点的概念。中药复方的药理研究是一个非常庞大的系统工程，切入点也较多，加强中药复方的药理研究对中医药现代化推动作用有着重大意义。

中药药理学作为全国高等医药院校正式开设的课程，始于20世纪80年代初。对于中药相关专业，它是一门专业课，对于中医相关专业，它是一门专业基础课。中药药理学的教学实践和教材的不断建设必将快速促进学科发展。生物医药各学科的发展和各学科的相互协作与渗透也推动着中药药理学的发展。但中药药理学毕竟是一门年轻的学科，本学科的基本理论和知识，以及方法学等问题，如中医“证”的病理模型、中药药动学的研究，尚需国内外学者不断地进行探索和完善。

点滴积累

中药药理学研究思路有证药结合研究、分类对比研究、功效相关研究、评价性研究、毒性研究、作用机制和物质基础研究、复方研究等方向。

目标检测

一、单项选择题

1. 中药药理学的学科任务是(　　)

A. 提取分离中药有效成分　　B. 确定中药品种

C. 研究有效成分的理化性质　　D. 研究中药作用机制

2. 产生中药药理作用双向性的主要因素不包括(　　)

A. 剂量　　B. 化学成分　　C. 机体状态　　D. 实验方法

3. 中药作用的多效性是由(　　)决定的

A. 中药来源多样性

B. 中医理论独特性

C. 中医标本同治的特殊性

D. 复方中活性物质多靶点、多环节作用机制

4. 不属于中药作用复杂性的是(　　)

A. 实验研究中的种属差异　　B. 量效关系很难表现

C. 生物半衰期难以测定　　D. 作用与中药功效一致

5. 对中药药理作用量效关系说法不正确的是(　　)

A. 安全范围较窄　　B. 中药粗制剂的有效剂量范围比较窄

C. 中药多通过口服吸收较慢　　D. 中成药量效关系不明显

6. 中药药理作用与中药功效的关系说法正确的是(　　)

A. 无内在的相关性

B. 中药药理作用与中药功效基本一致

C. 完全一致

D. 中药药理学应摒弃传统中药的功效理论进行研究

7. 通过中药药理学研究发现黄连、苦参的抗心律失常作用的时间是(　　)

A. 20 世纪 20—40 年代　　B. 20 世纪 50—80 年代

C. 20 世纪末　　D. 21 世纪

8. 对雷公藤、关木通、朱砂等中药进行了全面的毒理学研究的时间是(　　)

A. 20 世纪 20—40 年代　　B. 20 世纪 50—80 年代

C. 20 世纪末　　D. 21 世纪

9. (　　)目的是证实药物产生作用的靶器官或靶点及如何产生作用和效应

A. 证药结合研究　　B. 功效相关研究　　C. 作用机制研究　　D. 复方研究

10. 以阐明中医理论为目的的中药药理研究思路是(　　)

A. 证药结合研究　　B. 功效相关研究　　C. 作用机制研究　　D. 复方研究

二、多项选择题

1. 中药药效学研究的内容包括(　　)

A. 药物的作用与功效　　B. 药物的有效成分　　C. 药物的毒副作用

D. 药物的吸收过程　　E. 量效关系

2. 产生中药作用多效性的原因是(　　)

A. 复方中活性物质多靶点作用机制决定

B. 复方中活性物质多环节作用机制决定

C. 中药来源多样性决定

D. 中药传统功效多的原因决定

E. 中医复方多变性决定

3. 关于中药复方药理研究说法正确的是(　　)

A. 研究中药单味药药理作用在复方中的作用

B. 以阐明中医理论为目的,并通过拆方实验,分析组方的合理性

C. 主要目的是重新评价中药的基本作用

D. 强调中药复方组合后整体化学成分产生效应

E. 对比研究复方中各组分中药的基本作用

4. 中药作用的量效关系说法正确的是(　　)

A. 中药作用存在量效关系　　B. 量效关系很难表现

C. 有效剂量范围往往比较窄　　D. 不存在量效关系,完全是经验

E. 单味中药存在,中成药则不存在

5. 国内对哪些中药进行了全面的毒理学研究(　　)

A. 雷公藤　　B. 关木通　　C. 麻黄

D. 人参　　E. 朱砂

三、简答题

1. 简述中药药理学的性质与任务。

2. 简述中药药理作用的特点。

3. 简述中药复方研究的目的、思路和方法。

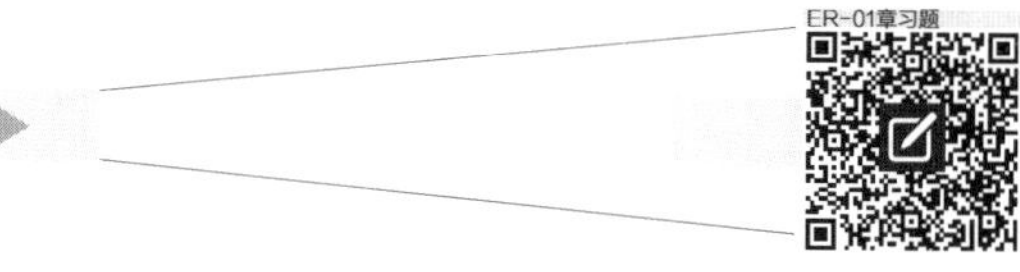

(袁先雄)

第二章

中药药性理论的现代研究

学习目标

1. 掌握四气、五味的现代研究。
2. 熟悉归经的现代研究。
3. 了解升降浮沉的现代研究。

导学情景

情景描述：

妈妈从药店购买了一袋甘草饮片，准备作食品加工调料。 小美看到标签上写着“甘草：味甘，性平，入心、脾、胃、肺经。”问妈妈，“老师说甘就是甜，这甘草会像奶糖一样甜吗？ 能不能吃？”

学前导语：

中药有“辛、甘、酸、苦、咸”五味，但其内涵与我们日常生活中的味道存在着差别；中药饮片不能随意放在口中尝试。 本章我们将带领同学们学习中药的药性四气五味、升降浮沉和归经理论的现代认识。

中药药性理论是中药理论的核心，是中医药理论体系的重要组成部分，是经几千年来临床用药归纳出来的宝贵经验的结晶，是指导临床正确用药的理论依据。广义上的中药药性是指与疗效有关的药物性质和属性（含中药的功效主治、有毒无毒及配伍禁忌等），通常说的中药药性是指四气（四性）、五味、归经、升降浮沉等。

第一节　中药四气（四性）的现代研究

中药的四气（四性）是指中药寒、热、温、凉四种不同的药性，是说明中药作用性质的概念之一，反映药物在影响人体阴阳盛衰、寒热变化方面的作用趋向，是古代医药学家根据药物作用于人体的反应和获得的疗效概括出来的。四气（四性）实质上可看作寒凉、温热两方面。热为大温，凉为微寒，为程度上的差异。四气（四性）以外，还有一些平药，此类药物寒热偏性不明显。中医辨证施治的原则为“热者寒之，寒者热之”，以调节机体的阴阳平衡。

病证的寒热和中药的四气（四性）均涉及机体活动的许多方面，对中药四气的现代研究，重点从中枢神经系统、自主神经系统、内分泌调节和代谢功能等药理效应及物质基础的相关性进行了探讨。

（一）对中枢神经系统功能的影响

热证患者的临床表现多为中枢兴奋症状，而寒证患者则相反，临床表现为中枢抑制状态。由寒凉药或温热药引起的寒证或热证模型动物，可见到与寒证或热证患者类似中枢神经系统功能的异常变化。实验研究表明：寒证模型动物脑内兴奋性神经活性递质去甲肾上腺素（NA）和多巴胺（DA）含量降低，而5-羟色胺（5-HT）含量升高，痛阈值和惊厥阈值升高。热证模型动物则与之相反。动物实验和临床研究证实寒凉药具有抗惊厥作用（如钩藤、羚羊角等）、镇静作用（如黄芩、栀子等）、解热作用（如知母、葛根等），而温热药具有中枢兴奋作用（如附子、麻黄等）。

（二）对自主神经系统功能的影响

寒证或热证患者常有自主神经功能紊乱的症状。应用反映自主神经系统功能活动度的定量指标（体温、心率、呼吸频率、唾液分泌量、收缩压和舒张压）制定自主神经平衡指数，可见热证患者平衡指数偏高，而寒证患者则偏低。用寒凉药或温热药给动物长期服用后，可观察到类似的自主神经功能紊乱。寒证、阳虚证患者副交感神经-M 受体-cGMP 系统的功能亢进。热证、阴虚证患者的交感神经-β 受体-cAMP 系统的功能偏高。

（三）对内分泌系统功能的影响

长期给予动物温热药可使其甲状腺、肾上腺皮质、卵巢等内分泌系统功能增强，而寒凉药则抑制上述内分泌系统的功能。温热药鹿茸、肉苁蓉、人参、刺五加、黄芪等具有兴奋下丘脑-垂体-肾上腺轴的功能；附子、肉桂、紫河车、人参、何首乌等具有兴奋下丘脑-垂体-甲状腺轴的功能；冬虫夏草、淫羊藿、海马、鹿茸、五味子等对下丘脑-垂体-性腺轴功能具有兴奋作用。

（四）对基础代谢的影响

临床研究证实，寒证或阳虚证患者基础代谢率偏低，热证或阴虚证患者基础代谢率偏高。阴虚证患者和阳虚证患者血清 T_3 和 T_4 的含量均明显低于正常人，而阳虚证患者又明显低于阴虚证患者。动物实验表明，寒凉性的滋阴药龟甲能纠正“甲亢”阴虚证大鼠的症状，并降低血清 T_3 和 T_4 水平。温热药附子、肉桂等具备兴奋下丘脑-垂体-甲状腺轴功能，对基础代谢率影响明显。细胞膜钠泵活性与热证或寒证异常的能量代谢也有密切关系。临床研究证实肾阳虚患者红细胞膜钠泵活性明显低于正常人，其 ATP 分解减少，经温阳方治疗后，其红细胞膜钠泵活性均有明显提高，虚寒症状明显改善。慢性支气管炎肾虚型患者红细胞中 ATP 含量明显降低，经温热药菟丝子和淫羊藿治疗后，其红细胞中 ATP 含量可接近正常人水平。动物实验证实温热药仙茅、肉苁蓉、菟丝子及平性药黄精、枸杞子等均能显著升高细胞膜钠泵的活性。寒凉药生地黄、黄连、知母、黄柏、大黄等具有抑制红细胞膜钠泵活性的作用。

ER-2-1

基础代谢与基础代谢率的测定

（五）寒凉药的抗感染及抗肿瘤作用

病原微生物引起的急性感染，一般属于中医热证，多用以寒凉药为主的方药治疗。许多寒凉药，尤其是清热药、辛凉解表药，如金银花、连翘、大青叶、板蓝根、野菊花等清热解毒药，菊花、柴胡、葛根、薄荷、桑叶等辛凉解表药具有抗菌、抗病毒、抗真菌、抗炎、解热镇痛等多种抗感染相关的药理作用。许多寒凉药如穿心莲、鱼腥草、野菊花、牡丹皮、金银花等具有增强巨噬细胞的吞噬能力等免疫调节作用而发挥抗感染作用。

（六）四气（四性）与物质基础相关性研究

目前，通过对中药寒热药性的药效与其所含成分的关联性研究，发现中药四气与其所含的物质基础存在一定的联系。

温热药多含生物碱、芳香挥发成分、激素及类似物、某些营养成分等，被认为是药性温热的物质基础。如附子、细辛、高良姜、吴茱萸、丁香等热性药物中含消旋去甲乌药碱，其化学结构与儿茶酚胺类结构相似，是β受体兴奋剂，可能是中药药效的共同物质基础之一。寒凉药多含生物碱、皂苷、蒽醌、卤素及其盐类等，被认为是药性寒凉的物质基础。如寒凉性中药一般具有解热、镇静、降血压、抗菌等作用，而黄芩碱、小檗碱等成分都不同程度地具有此类作用。

同时，通过典型热性与寒性药物的对比研究，发现温热药中的糖类、脂类、蛋白质氨基酸含量高于寒凉药；药物所含活性成分分子量大小与药性寒热有相关性，分子量越大，其寒性概率越大；对中药所含元素的研究表明，温热药含锰量显著高于寒凉药，但含铁量显著低于寒凉药。

总之，中药四气的研究，应坚持以传统中医药理论为指导，与相关学科紧密联系，多学科、多层次、多因素、多靶点地研究，逐步建立基于传统药性理论，符合现代科学认知规律的中药四气理论体系。四气现代研究概括，见表2-1。

表2-1　四气现代研究概括

	寒凉药	温热药
中枢神经系统	抑制，NA和DA降低，5-HT升高，痛阈值和惊厥阈值升高	兴奋，NA和DA升高，5-HT降低，痛阈值和惊厥阈值降低
自主神经系统	平衡指数降低，副交感神经-M受体-cGMP亢进	平衡指数升高，交感神经-β受体-cAMP亢进
内分泌系统	甲状腺、肾上腺、性腺抑制	甲状腺、肾上腺、性腺兴奋
基础代谢	T_3、T_4与细胞膜钠泵活性下降，基础代谢率偏低	T_3、T_4与细胞膜钠泵活性升高，基础代谢率偏高
抗感染及抗肿瘤	抗菌、抗病毒，增强免疫	
物质基础	生物碱、芳香挥发成分、激素及类似物、某些营养成分、锰	生物碱、皂苷、蒽醌、卤素及其盐类、铁

第二节　中药五味的现代研究

中药五味是指辛、酸、甘、苦、咸五种不同药味。中药的五味并不完全是味觉反应，有些是依据中药临床功效的归类而确定的，是中药味道和功效的概括与总结。因此，存在药味与实际口感不符的情况。现代研究表明，化学成分是中药五味的物质基础。中药之味与其化学成分、药理作用存在一定的平行性，显示出一定的规律性。

（一）辛味药

辛味药主入肝、脾、肺经，主要分布于芳香化湿药、开窍药、温理药、解表药、祛风湿和理气药中，可发散、行气、活血。辛味药主要含有挥发油、苷类、生物碱等。

（二）酸味药

酸味药主入肝、脾、肺经。多为酸涩药，可收涩止泻、止血，并且有抗菌、消炎的作用。酸味药主要含有机酸和鞣质。

（三）甘味药

甘味药主入肝、脾、肺经。多为消食药、补益药和安神药，芳香化湿药、理气药和开窍药中无甘味药。甘味补益药补五脏之气血阴阳不足。甘味药还可缓和拘急疼痛，调和药性。甘味药的化学成分主要为糖类、蛋白质、氨基酸、苷类等。

（四）苦味药

苦味药主入肺经。多为寒凉性中药。苦能泻、能降、能燥、能坚。主要化学成分为生物碱和苷类。苦味药毒性偏大，值得注意。

（五）咸味药

咸味药主入肝、肾经。多为化痰药和温肾壮阳药，主要是矿物类和动物类药材，具有软坚散结之功效。咸味药与温热药相合，具有补肾温阳的功效。主要化学成分为含碘、钾、钙、镁等无机盐。

由于历史条件的因素，中药药性理论的五味学说必然存在局限性。对于五味学说的现代科学实质应加大研究力度，进一步研究五味与化学成分和药理作用的关系，有利于我们对中药五味学说的认识和应用。五味现代研究概括，见表 2-2。

表 2-2　五味现代研究概括

五味	归经	功效	物质基础	在传统分类中的分布
辛	肝、脾、肺	发散、行气、活血	挥发油、苷类、生物碱	芳香化湿、开窍、温理、解表、祛风湿和理气药
酸	肝、脾、肺	收敛	有机酸和鞣质	多为酸涩药
甘	肝、脾、肺	补、缓、和	糖类、蛋白质、苷类等营养物	多为消食、补益和安神药
苦	肺	泻、降、燥、坚	生物碱和苷类	多为寒凉性中药。清热药、泻下药、祛风湿等
咸	肝、肾	软、下	含碘、钾、钙、镁的无机盐	多为化痰药和温肾壮阳药，主要是矿物类和动物类药材

第三节　中药升降浮沉理论的现代研究

升降浮沉是根据中药气味厚薄阴阳的特性，及调节人体脏腑气机升降出入概括形成的性能，反映药物在人体内呈现的一种走向和趋势，也就是在人体环境中药物作用的部位。向上向外的作用称为升浮，向下向内的作用称为降沉。具有升阳、举陷、解表、散寒、开窍、催吐、温里、祛风等功效的药物称升浮药；具有潜阳、降逆、止咳、平喘、收敛、固涩、清热、泻火、渗湿、通下等功效的药物称沉降药。

药物的升、降、浮、沉性能与药物的性味、质地、炮制、配伍等因素密切相关。从性味而言，大多数味辛甘、性温热的中药作用升浮，味酸、甘、咸，性寒凉的中药作用沉降；从质地而言，凡质地轻松（如以花、茎、叶部位入药）的中药大多作用升浮，质地厚重或属籽实类（如枳实）大多作用沉降。但旋覆花、丁香降气止呕，槐花止血，番泻叶泻下，其性沉降而非升浮；蔓荆子解表、苍耳子通窍，其性升浮而非沉降，表明中药升降浮沉应从临床发挥作用去理解。中药升降浮沉特性不是固定不变的，如一些药物经酒制则升、姜制则散、醋炙则收敛、盐制则下行；升浮药配伍在大量的沉降药方中，则功效随之趋下；反之，沉降药配大量升浮药，则功效也随之趋上。

关于中药升降浮沉理论的现代研究资料不多，主要是结合方药的药理作用进行分析和观察。例如补中益气汤可以选择性提高在体及离体动物子宫平滑肌的张力，含升麻、柴胡的制剂作用明显，减去升麻、柴胡作用减弱且不持久，单用升麻、柴胡则无作用。这表明对升降浮沉的内涵研究，应以功效-药性为主线，揭示中药药性与功效的相互关系与规律性。

第四节　中药归经理论的现代研究

归经是中药性能之一，它是根据中医脏腑经络学说，指出药物作用部位的选择性。归经包含着趋向或归属两个涵义。某药能治疗某些脏腑经络的病证，就归入某经。中药的归经是历代医药学家从功效和观察药物疗效后的经验总结。根据五行学说，中药的五味与五脏（经）间有一定关系，如酸入肝、苦入心、辛入肺、甘入脾、咸入肾。如果某种中药的治疗作用是多方面的，会出现归入两经或多经的情形。归经的现代研究不多，也不充分，主要从药物对经络所属脏腑功能的影响，药物在体内代谢过程的关系进行研究。

（一）归经与药理作用

已有多项研究证实中药的药理作用和归经之间存在着明显的规律性联系，这种相关性与中医理论基本相一致。如现代药理和临床研究证明具有抗惊厥作用的钩藤、天麻、羚羊角、地龙、牛黄等均入肝经，与中医“肝主筋”“诸风掉眩，皆属于肝”的理论相符合。具有泻下作用的大黄、芒硝、芦荟、番泻叶、火麻仁均入大肠经，与“大肠为传导之腑”的中医理论相一致。具有止血作用的仙鹤草、白及、大蓟等主入肝经，也符合“肝藏血”的中医理论。具有止咳作用的杏仁、百部、贝母等，具有祛痰作用的桔梗、前胡、远志等，具有平喘作用的麻黄、地龙、款冬花等主入肺经，符合“肺主呼吸”“肺为贮痰之器”的中医理论。

（二）归经与药动学的关系

在对中药归经的现代研究中发现中药的归经与其吸收、分布、代谢、排泄密切相关，中药的有效成分在体内的分布是归经的重要依据。如麝香酮可迅速通过正常大鼠的血脑屏障，在脑组织中很快达到高峰，并长期稳定在较高浓度，与麝香“归经入脑”相符。

（三）归经与微量元素

补肾中药补骨脂、肉苁蓉、熟地黄、菟丝子经测定含有较高的 Zn、Mn 络合物。根据 Zn、Mn 等微量元素与人体的生殖、发育具有密切关系，并在性腺、肾上腺、垂体等器官内富集，以及缺乏 Zn、Mn 导致酶活性降低，蛋白、核酸代谢障碍等与中医肾虚的一致性，认为高含量 Zn、Mn 是这些补肾中药归经的物质基础。归肝经的中药富含 Fe、Zn、Cu、Mn，其中 Fe、Zn 最为明显。而肝脏是微量元素 Fe、Zn、Cu、Mn 富集的地方，并对造血、肝脏保护和视力起着较大作用。“肝藏血，开窍于目”的中医理论与中药的归经、微量元素的生物学作用较为一致。

（四）中药归经与受体学说

受体是存在于细胞膜表面或细胞内的特殊蛋白质，可与配体如神经递质、激素、药物等发生特异性结合，激活细胞内一系列生物化学反应。中药所含的有效成分与相应的受体有较大的亲和力，可发生特异性结合，这种亲和力的存在是中药归经理论的基础之一。如细辛归心经，其有效成分消旋去甲乌药碱具有兴奋心肌 β_1 受体作用。

课堂活动

在药理学知识的学习中，你接触到了哪些受体？ 你知道它们的生理功能吗？

（五）归经与环核苷酸

许多中药可通过调节体内环核苷酸 cAMP、cGMP 含量及其 cAMP/cGMP 值而起作用。中药对不同组织脏器中环核苷酸水平的影响是不同的，cAMP、cGMP 浓度的变化在一定程度上反映出药物对某组成脏器的选择性，变化显著的相关脏器与各药归经的关系非常密切。

点滴积累

中药药性理论现代研究主要包括：①四气（四性）的研究：体现在神经系统、内分泌系统及能量代谢等方面；②五味现代研究：体现在“功效-物质基础-药理效应”之间存在密切的相关性，并呈现出一定的规律性；③升降浮沉：反映药物在人体内呈现的一种走向和趋势，与药物的性味、质地、炮炙、配伍等因素密切相关；④归经的现代研究：主要从药理作用、药物代谢、微量元素、受体学说、环核苷酸等方面进行。

目标检测

一、单项选择题

1. 温热药对中枢神经系统功能的影响，正确的是（　　）

A. 抗惊厥　　B. 镇静　　C. 解热　　D. 中枢兴奋作用

2. 寒凉药对自主神经系统功能的影响，正确的是（　　）

A. 体温升高　　B. 心率加快

C. 呼吸频率减慢　　D. 收缩压升高和舒张压下降

3. 对下丘脑-垂体-性腺轴功能具有兴奋作用的中药是（　　）

A. 附子　　B. 肉桂　　C. 紫河车　　D. 五味子

4. 具有抑制红细胞膜钠泵活性作用的中药是(　　)

A. 仙茅　　B. 肉苁蓉　　C. 枸杞子　　D. 知母

5. 具有增强巨噬细胞的吞噬能力等免疫调节作用而发挥抗感染作用的是(　　)

A. 柴胡　　B. 葛根　　C. 薄荷　　D. 穿心莲

6. 有机酸是(　　)

A. 苦味药具有燥湿或泻下作用的物质基础

B. 酸味药具有收敛固涩作用的物质基础

C. 辛味药具有发散、活血作用的物质基础

D. 咸味药能软坚散结的物质基础

7. 辛味药所含的主要成分为(　　)

A. 有机酸　　B. 挥发油　　C. 生物碱　　D. 糖类和蛋白质

8. 无机物是(　　)

A. 苦味药具有燥湿或泻下作用的物质基础

B. 酸味药具有收敛固涩作用的物质基础

C. 辛味药具有发散、活血作用的物质基础

D. 咸味药能软坚散结的物质基础

9. 补中益气汤中可以选择性提高在体及离体动物子宫平滑肌张力的中药是(　　)

A. 黄芪与炙甘草　　B. 人参与当归　　C. 橘皮与白术　　D. 升麻与柴胡

10. 能迅速通过正常大鼠的血脑屏障,在脑组织中很快达到高峰的是(　　)

A. 黄芪　　B. 人参　　C. 麝香　　D. 葛根

二、多项选择题

1. 下列哪种药物的抗惊厥作用符合中医理论“肝主筋”“诸风掉眩,皆属于肝”(　　)

A. 钩藤　　B. 天麻　　C. 地龙

D. 大蓟　　E. 牛黄

2. 归肝经的中药富含的微量元素有(　　)

A. Fe　　B. Zn　　C. Cu

D. Al　　E. Mn

3. 多数寒凉药纠正热证异常能量代谢的途径是(　　)

A. 拮抗 β 受体　　B. 抑制下丘脑-垂体-甲状腺轴

C. 降低红细胞膜钠泵活性　　D. 抑制胰岛素分泌

E. 抑制食欲

4. 所含化学成分有消旋去甲乌药碱,可激动 β 受体的中药是(　　)

A. 细辛　　B. 高良姜　　C. 吴茱萸

D. 丁香　　E. 附子

5. 甘味药的化学成分主要为(　　)

A. 糖类　　B. 生物碱　　C. 蛋白质

D. 氨基酸　　E. 苷类

三、简答题

1. 简述中药四气的现代研究。

2. 简述中药五味与功效、物质基础、药理效应的相关性。

3. 简述归经与药物作用选择的关联性。

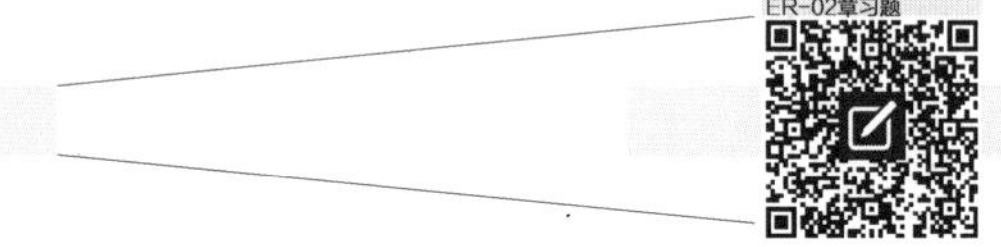

（袁先雄）

第三章

影响中药药理作用的因素

学习目标

1. 掌握药物因素对中药药理作用的影响。
2. 熟悉机体因素对中药药理作用的影响。
3. 了解环境因素对中药药理作用的影响。

导学情景

情景描述：

《晏子春秋·杂下之十》："婴闻之：橘生淮南则为橘，生于淮北则为枳，叶徒相似，其实味不同。所以然者何？水土异也"。

学前导语：

这是成语"淮橘为枳"的出处，即淮河以南的橘子，移植到淮河以北就变成了"枳"，即枸橘，味道发生了变化，说明古人早已认识到环境对植物生长的影响。《新修本草》："离其本土，则质同而效异；乖于采摘，乃物是而实非"，总结出"道地药材"、采收季节等影响中药作用的因素。本章我们将带领同学们学习影响中药药理作用的相关因素。

影响中药药理作用的因素有许多方面。主要有三大因素：药物因素、机体因素、环境因素。这些因素对中药药理作用会产生明显影响。

第一节　药物因素

一、品种与产地

中药品种繁多，至今已达12 000余种，常用药物500余种，以植物药为主。其中有很多药同名异物，也有很多药同物异名，中药材品种混乱现象比较突出。由于来源不同，品种混淆，所含有的化学成分、药理作用有很大差异。产地不同对药物质量影响也很大。中药大多来源于天然的植物和动物，各自生长分布的区域性很强。不同地区的土壤、气候、日照、雨量等自然环境条件有差异，特别是土壤对植物药内在成分的影响更大。许多名贵药材都有特定的产地，故历史上早已形成了"道地药材"的概念，即某一地域所产的某种药材质量高、疗效好，而享有盛名。如四川的贝母、附子、川芎等，内蒙古的甘草，云南的三七、茯苓等，山西的黄芪、党参，河南的地黄、牛膝、山药，东北的人参、五味子、刺五加等。产地不同，同一植物所含有效成分差异较大，从而影响中药药理作用，使临床疗效不稳定。如东北产的圆参与朝鲜、日本所产的圆参，其人参总皂苷及皂苷单体的含量均不一样。

课堂活动

说说你家乡有哪些道地药材？ 为什么要强调中药材的道地性？

二、采收与贮藏

中药品质的优劣与采收季节密切相关。植物的根、茎、叶、花、果实、种子或全株的生长和成熟期各不相同，故中药材的采收时节也就随入药部位的不同而异。多年生植物根类药材的品质与植物的生长期限有关，通常认为人参、何首乌等药材的生长年限长者为好。但并非所有药材都是如此，如亳白芍，随生长期延长，芍药苷的含量逐年降低。贮藏保管对中药质量也有直接的影响，贮藏不当会造成中药材霉变、虫蛀、走油等现象，从而影响中药药理作用及临床疗效的发挥。中药贮藏保管通常应以干燥、低温、避光为好，时间不宜过长。

三、加工与制剂

（一）炮制

中药须经加工炮制后入药，是中药长期临床用药经验的总结。中药炮制可以从以下几方面影响药理作用：

1. 消除或降低药物毒性或副作用 经炮制后中药的有毒成分减少，且保留或强化某些生物活性。

2. 增强疗效 经炮制后中药有效成分的分解减少及有效成分易溶出，疗效增强。

3. 加强或突出某一作用 炮制能使中药的某些化学成分转变，甚至产生新的化学物质。因而药理作用及临床疗效也随之发生改变。

（二）制剂与煎煮方法

剂型和制剂对药效的影响主要体现在生物利用度的高低，同时不同剂型或给药途径不同，也可能产生不同性质的作用。煎煮汤剂所用水量多少，火候大小及时间长短等都会直接影响药物有效成分的溶出和药效的发挥。药物性质，质地和用药目的的不同，煎煮的方法和条件应不同。一般而言，解表药如薄荷、紫苏等煎煮的火力要大，时间要短；补益药如人参、当归等煎煮的火力要小，时间稍长；化石、矿石类药如龙骨、牡蛎等应先煎久煎；芳香性药物如豆蔻，砂仁等入汤剂宜后下。分煎和合煎也对药物的疗效有明显影响，药物在共煎的过程中有可能产生新的有效成分。

四、剂量与配伍

（一）剂量

“中药不传之秘在于量”，不仅表明中药药理作用与中药剂量呈一定的量效关系，更表明中药的剂量不同,其作用可能不同。如甘草在复方中的作用,1～2g 能调和诸药,5～10g 能抗心律失常,30g 以上具有皮质激素样作用;人参小剂量可兴奋中枢,而大剂量则抑制。同时,中药剂量比例是药性的基础,决定药物配伍后药效与药性变化的因素。如黄连与吴茱萸剂量不同,则可组成不同成方治疗不同的疾病。黄连与吴茱萸(2 两 ∶ 2 两)组成"茱萸圆方"主治虚寒型下痢水泄,黄连与吴茱萸(1 两 ∶ 半两)组成"甘露散"主治暑气为病,黄连与吴茱萸(6 ∶ 1)组成"左金丸"主治肝火犯胃吞吐酸水,黄连与吴茱萸(1 ∶ 6)组成"反左金丸"则是温胃散寒,疏肝止痛。

(二) 配伍

中药配伍是中医用药的主要形式,即按病情的需要和药物性能,选择两种以上药物配合应用,以达到增强药物的疗效,调节药物的偏性,减低毒性或副作用。因此,配伍得当可增加疗效,降低毒性;配伍不当则疗效降低,甚至出现不良反应。

中药配伍的基本内容是"七情",即:单行、相须、相使、相畏、相杀、相恶、相反。相须,即两种功效相似的药物配合应用,可相互增加疗效。相使,即两种功效不同的药物共用,能相互促进,提高疗效。相畏,是一种药物对另一种药物的性能、毒性或烈性的制约和抑制。相杀,即一种药物能减轻或消除另一种药物的毒性。相恶,即是一种药物的功效被另一种药物削弱或破坏,或者两药的功效均降低或丧失。相反,即两种药物合用后,可产生毒性反应副作用。相须、相使、相畏、相杀为用药之所求;相恶、相反为用药之所忌。

组方配伍应遵循"君、臣、佐、使"的配伍理论,才能使药发挥最佳疗效。君药为治疗主病和主证的药物;臣药为辅助君药治疗主病或主证的药物;佐药为治疗兼证或制约君药偏性的药物;使药为引经或起调和作用的药物。

配伍禁忌是指古人总结出的"十八反""十九畏"。十八反、十九畏是药物配伍中应遵循的原则。但是十八反、十九畏不是绝对的禁忌,在特定条件下是正确的。①"十八反"的现代研究:"半蒌贝蔹及攻乌"中,有学者对半夏、瓜蒌、贝母、白蔹与乌头配伍研究,结果显示乌头碱溶出率增加出现毒性;"藻戟遂芫俱战草",有学者对大戟、芫花、甘遂与甘草配伍研究,结果显示甘草能增加反药配伍的有毒成分溶出,或延缓毒性成分在体内消除而蓄积中毒;"诸参辛芍叛藜芦"中,以诸参与藜芦配伍研究较多,人参、苦参能增加藜芦生物碱溶出,丹参与藜芦配伍能增加藜芦碱含量。②"十九畏"的现代研究:"狼毒畏密陀僧",狼毒中所含的生物碱可与密陀僧的主要成分氧化铅产生沉淀,而减弱药效并产生有毒成分;"人参畏五灵脂",人参所含皂苷、多糖等成分可被五灵脂中的尿素或尿酸破坏,降低疗效。目前,对"十八反""十九畏"的现代研究不够全面和系统,但在一定程度上说明其配伍禁忌的合理性。众多的研究者正通过化学成分、药理学、毒理学、药动学、循证医学等方面的研究,必然会揭示中药"十八反""十九畏"的实质内涵,丰富并完善中药配伍理论。

为了用药安全,避免毒副作用的发生,必须注意用药禁忌。妊娠禁忌是必须注意的用药安全问题。禁用药多为毒性较大或药性峻烈的药物,如水蛭、虻虫、三棱、莪术、巴豆等。慎用药多为破气、行滞、通经、活血以及辛热、滑利、沉降的药物,如桃仁、大黄、附子、肉桂、牛膝等。

点滴积累

药物因素主要有：品种与产地；采收与贮藏；加工与制剂，包括炮制、制剂与前煮方法；剂量与配伍等。

第二节 机体因素

机体的生理状况和病理状况等差异，是影响中药药理作用的重要因素。

一、生理状况

1. 年龄 年龄不同，对药物的反应也不同。小儿特别是新生儿与早产儿，体重和各种生理功能与成人有巨大差别，对药物的反应一般比较敏感。老年人实际年龄与其生理年龄并不一致，生理功能的衰退情况各不相同，应用药物时更应慎重。另外老年人体质多虚弱，祛邪攻泻药物不宜多用；而幼儿为稚阳之体，滋补药物不宜多用，切不可峻补。同时儿童和老年人用药依从性较差，不能完全遵照医嘱用药，也会影响临床用药及治疗效果。

2. 性别 一般对药物的反应性别差异并不十分明显。女性在月经、怀孕、分娩、哺乳时期对各类药物的反应差异较为突出。如月经期禁用或慎用峻泻药和活血化瘀药等，以免导致月经出血过多或出血不止。红花、大戟、麝香、地龙等可兴奋子宫平滑肌，半夏、雷公藤等有致畸作用，孕期均应避免应用，以免导致流产和对胎儿发育造成不良影响。

3. 遗传因素 大多数人对药物反应是相似的，但是少数人存在质和量的差异，这主要与遗传因素有关。质的差异主要是高敏性和耐受性。长期反复应用某种药物也可出现耐受性，称为后天耐受，停药一段时间后其敏感性可恢复。

4. 机体内的微生态环境 肠道内微生态环境对中药的代谢影响较大，肠道内不同的细菌可产生不同的酶，催化不同类型的药物代谢反应。中药是一种多成分药物，多以口服形式给药，肠内菌群对其代谢上起的作用就更为重要，尤其是具有水溶性多糖部分的葡萄苷成分的中药，原形物显示药理活性的可能性较小，被相应的细菌代谢水解成苷元后，极性减弱，脂溶性增强，产生出具有较强药理活性的代谢产物。如黄芩中的黄芩苷转化为黄芩素，抗过敏作用增强，大黄和番泻叶中所含的番泻苷经大肠菌群代谢水解，生成苷元而发挥泻下作用，这些药被称为“天然前体药物”。

同时，存在不同种族或民族的人群对中药的代谢不尽相同，影响到中药药理的作用。已有许多研究证实，不同种属的动物对同一中药的药理反应，可表现出质的差异，因此绝不能把动物实验的资料任意推广应用到人。

知识链接

前体药物

前体药物，简称前药，是指一类在体外无活性或很少有活性，在生物或人体中经过酶或非酶作用，释放出活性物质而产生药理作用的化合物。修饰前的活性药物称为母体药物，也称原药。

二、病理状况

疾病本身可以改变机体的生理、生化功能和器官功能状态，病情严重程度与药物的疗效密切相关，同时存在的伴发疾病也相互影响药物的应用。肝、肾功能低下的患者影响药物的应用，也易引起药物在体内的积蓄和中毒等不良反应的发生。此外，病理状态不同，药物的作用也可能不同。

三、心理因素

中医认为“喜伤心、怒伤肝、思伤脾、忧悲伤肺、恐惊伤肾”，人的精神情志活动与脏腑功能盛衰、气血津液盈亏息息相关，因此，患者的情绪、精神状态与药物的疗效关系密切。乐观者可以增强对疾病的抵抗能力，有利于疾病的治疗。相反，悲观、烦躁，不配合治疗将大大地降低药物的疗效。影响心理变化的因素有患者的文化素质、疾病性质、人格特征及医护人员的语言、表情、态度、被信任程度、技术水平、工作经验、暗示等。有研究表明安慰剂对许多慢性疾病，如高血压、头痛、神经官能症等慢性疾病有效率达30%~45%。

ER-3-1

安慰剂与安慰剂效应

点滴积累

机体因素有生理状况，包括年龄、性别、遗传、机体内的微生态环境；病理状况；心理因素。

第三节　环境因素

环境因素包括地理条件，气候及时辰节律，医院和家庭环境等对药物的治疗作用都有影响。此外，饮食、适当的体育锻炼、人文关怀和社会保障等对药物治疗作用的影响也是不可忽视的。

1. 地理条件　不同地理环境，其文化背景、饮食结构、生活习惯不同，对药物代谢酶的活性和作用靶点的敏感性都有影响。如寒冷地区的人群对温热药耐受，温热地区的人群对温热药敏感。

2. 气候寒暖　四季更替，机体的生理活动也随之变化，而影响药物的疗效。如春夏腠理疏松，冬季腠理致密，解表药在春夏发汗作用强，冬季作用弱；藿香化湿解暑、和中止呕，夏季多挟暑湿，因此藿香正气水更适合夏季胃肠型感冒的治疗。

3. 饮食起居　药食同源，日常生活中的一些食物与调料品有一定的药性及功能，可影响服用中药的疗效。如热证患者服用寒凉药治疗时，宜适当吃一些苦瓜、苋菜、百合等寒性食物，忌吃姜、葱、蒜等热性食物；虚证患者在服用滋补药时，适当吃一些山药、薏苡仁等补益性食物，治疗效果可得到一定的提高，相反则会使疗效有所下降。此外，长期饮酒、吸烟也能诱导肝药酶，加快中药的代谢，影响其药效。

时辰药理学与子午流注理论

4. 时辰节律 机体的激素分泌、酶的活性等生理活动随着昼夜交替而变化，药物的效应和毒副作用也随之产生差异。如雷公藤的乙酸乙酯提取物，按不同时辰分组给药，观察给药后一周内的死亡率，以中午 12 点给药者死亡率最高，20 点至次晨 8 点给药者死亡率最低。对中药临床制定最佳给药方案及进行药理学研究都具有参考价值。

点滴积累

环境因素有：地理条件、气候寒暖、饮食起居、时辰节律等。

目标检测

一、单项选择题

1. 不同科属的同名中药，主要差别在于(　　)

A. 产地　　B. 采收季节　　C. 所含成分　　D. 使用剂量

2. 从影响中药作用的观点来看，以下论述错误的是(　　)

A. 中药应采收有时

B. 中药煎煮时间越长，则煎出的成分越多，作用越强

C. 中药经过炮制可增效或减毒

D. 道地药材的药理作用一般优于非正品药材

3. 随生长期延长，其有效成分的含量逐年降低的是(　　)

A. 大黄　　B. 附子　　C. 何首乌　　D. 亳白芍

4. 中药药理作用与中药剂量的关系(　　)

A. 呈正比关系　　B. 有量效曲线关系

C. 剂量不同作用不同　　D. 以上说法均不对

5. 一种药物能减轻或消除另一种药物的毒性，是(　　)

A. 相畏　　B. 相杀　　C. 相恶　　D. 相反

6. 属于妊娠禁用药的是(　　)

A. 莪术　　B. 桃仁　　C. 大黄　　D. 红花

7. 一般而言，煎煮的火力要小，时间稍长的是(　　)

A. 解表药　　B. 补益药　　C. 矿石类药　　D. 芳香性药

8. 狼毒中所含的生物碱可与密陀僧中的(　　)产生沉淀

A. 黄酮　　B. 皂苷　　C. 多糖　　D. 氧化铅

9. 与乌头配伍能增加乌头碱溶出率，使毒性增加的是(　　)

A. 半夏　　B. 大戟　　C. 芫花　　D. 甘遂

10. 对黄芩口服后,其黄芩苷能转化成黄芩素,抗过敏作用增强主要的原因是(　　)

A. 机体内的微生态环境　　B. 精神状态

C. 病理状态　　D. 炮制方法

二、多项选择题

1. 中药剂量比例是药性的基础,可决定药物配伍后(　　)

A. 药效　　B. 药性　　C. 服用方法

D. 煎煮时间　　E. 生物利用度

2. 决定中药煎煮方法和条件的因素有(　　)

A. 药物性质　　B. 药物质地　　C. 用药目的

D. 药物的炮制　　E. 药物的来源

3. 中药制备工艺差别可产生的影响为(　　)

A. 作用强度改变　　B. 影响毒性　　C. 减少副作用

D. 影响吸收　　E. 利于贮藏

4. 患者对药物反应,属于质的差异性主要是(　　)

A. 顺从性　　B. 后天耐受性　　C. 高敏性

D. 依从性　　E. 耐受性

5. 生理生化功能对药物作用影响较大的器官是(　　)

A. 心　　B. 肝　　C. 脾

D. 肺　　E. 肾

三、简答题

简述影响中药药理作用的主要因素。

ER-03章习题

(袁先雄)

第四章 中药毒理

学习目标

1. 掌握中药的不良反应、毒性成分分类。
2. 熟悉中药毒性成分的复杂性。
3. 了解中药毒性反应的多样性与中药毒性的可控性。

导学情景

情景描述：

截止到2006年5月，国家药品不良反应监测中心收到的鱼腥草类注射剂严重不良反应病例报告共222例。于是，国家食品药品监督管理局在2006年6月1日宣布，在全国范围内暂停使用和审批鱼腥草注射液等7个注射剂。

学前导语：

鱼腥草在中药汤剂或其他口服剂型、民间食疗时从未发现有毒副作用。但由于部分制药企业的低水平重复，未能严格按照国家标准采用鲜鱼腥草作原料，同时在鱼腥草素钠生产和质控方面存在缺陷，导致了鱼腥草类注射剂严重不良反应事件的发生。本章我们将向同学们介绍中药产生毒理作用的相关知识。

对中药的毒性认识，可追溯到祖先神农时代，《淮南子》"神农尝百草，一日遇七十毒"，记载了古人认识中药特性的毒性。中药的毒性有丰富的内涵，主要包含三种：一是"毒"即药，凡能攻病皆谓之毒；二是"毒"是中药的的偏性，以偏纠偏是中药治疗疾病的基本原则；三是"毒"指中药的毒副作用，指中药对机体的损害，即出现"不良反应"。为了确保用药安全，许多本草书籍均在有毒性的药物性味之下标注出"大毒""小毒"，以表示该药具有一定程度的毒性，用之不当可导致中毒。中药的有毒无毒理论是中医药长期临床实践中形成的，是指导临床用药的基本原则之一。

中药毒性的分级

第一节 中药的不良反应

现代意义上对中药"毒性"的认识，是指中药对机体的不良反应，即副作用、毒性反应、变态反应、后遗效应、特异质反应和依赖性等。

临床上，中药既能防治疾病，也可能给患者带来不适与危害。凡符合用药目的或能达到防治疾病效果的作用为防治作用，凡不符合用药目的并给患者带来不适甚至危害的反应统称不良反应。中药的不良反应有以下几方面：

1. **副作用**　中药成分多，功效涉及范围广，其选择性低，当某一效应作为防治作用，其他效应就成为副作用（也称副反应）。如麻黄止咳平喘治疗哮喘，可引起患者失眠，是由麻黄碱兴奋中枢神经系统所致。

2. **毒性反应**　中药剂量过大和用药时间过长、药物在体内积蓄过多产生的危害性反应，包括急性毒性、慢性毒性和三致反应。急性毒性是指有毒中药短时间内进入机体，很快出现中毒甚至死亡。如半夏少量服用即出现唇舌麻木，多则灼痛肿胀、流涎、呕吐、肢体麻木、呼吸迟缓、痉挛、甚至呼吸麻痹而死亡。可引起急性毒性的中药有：砒霜、马钱子、川乌、草乌、附子、雪上一枝蒿等。慢性毒性是中药长期服用或重复多次服用所引发的毒性反应（也称为长期毒性）。古人在这方面已有所记载。现代医学临床研究报道也较多。损伤的脏器以肝、肾、胃肠道最为多见，其次是心脏、骨髓造血系统、肺、中枢神经系统、内分泌腺体。值得注意的是这些药物中有些为常用中药，如天花粉、青黛、青蒿、虎杖、鱼腥草、小豆根等。三致反应为致畸、致癌、致突变，有些中药长期应用可产生致畸、致癌、致突变的特殊毒性反应。现代临床研究和动物实验均有报道，如雷公藤、槟榔、款冬花、千里光、石菖蒲、广防己、关木通、马兜铃、细辛、土荆芥、雄黄、砒霜、土贝母、野百合等有此作用。

3. **变态反应**　动物药中的蛋白质，植物药的多糖极易以抗原或半抗原引发异常免疫反应，也称过敏反应。轻者表现为药热、药疹，重者出现剥脱性皮炎、过敏性休克。中药注射剂所致过敏反应发生率较高。

4. **后遗效应**　指停药后血药浓度已降至最低有效浓度以下，但仍残存的生物效应。如服用洋金花后，其莨菪碱可致次日口干、视物模糊。

5. **特异质反应**　少数人用药后出现与常人不同的异常反应，此类个体称为特异质反应体质。如葡萄糖-6-磷酸脱氢酶有缺陷的个体，有使用板蓝根糖浆剂而发生溶血的报道。

6. **停药反应**　反复、长期应用中药或中成药突然停药，可出现原有症状重现或加剧的现象，也称反跳现象。如使用大黄通便，突然停用引起便秘。

7. **继发效应**　指药物治疗作用所引起的不良后果，又称治疗矛盾。如长期服用番泻叶、麻仁丸、大黄易致消化道正常菌群共生状态破坏，可出现消化道感染。

8. **依赖性**　反复、长期应用某些中药（如罂粟壳类）后，机体对中药产生了生理性或精神性的依赖和需求，一旦停药可出现戒断症状，这种反应称依赖性，分为精神依赖和躯体依赖。对此类药物应予以高度重视和加强管理。

点滴积累

1. 中药不良反应有副作用、毒性反应、变态反应、后遗效应、特异质反应、停药反应、继发效应和依赖性等。
2. 不良反应是现代对中药“毒性”的认识。

第二节　中药毒理的特点

中药有效性和安全性是中医药生存和发展的基础，也是为世人所接受的根本前提。随着马兜铃酸事件、日本柴胡事件、英国千柏鼻炎片事件等中药安全性事件的发生，国家逐步出台了《中药新药研究指南》《中药新药药理毒理研究的技术要求》《中药、天然药物研究技术指导原则》等法规，使中药毒理研究逐渐规范。

中药毒理学研究主要包括：①毒理学实验，包括急性毒性、长期毒性、局部毒性、一般药理学、特殊性毒性等实验内容；②毒性作用机制研究，主要是研究有毒中药和中药有毒成分对生物机体的毒性作用及机制，评估其对人体危害的严重性、发生机会与频率，明确中毒的诊断指标，确定预防和救助措施；③毒性评价分析与管理，包括安全性评价、危险性分析、管理毒理学的研究。

中药毒理与现代毒理学比较，有毒性表现多样性，毒性成分复杂性、中药毒性的可控性三方面特点。

一、毒性表现多样性

1. 中枢神经系统　常见的中毒症状有唇舌和肢体麻木、头痛、眩晕、烦躁不安、意识模糊、抽搐、惊厥、昏迷，甚至死亡。可引起神经系统毒性的中药有：马钱子、川乌、草乌、附子、雪上一枝蒿等。含乌头碱类药物中毒的文献报道近年来较多，应予以重视。

2. 心血管系统　常见的中毒症状有心悸、胸闷、心律失常、血压升高或降低、循环衰竭、甚至死亡。可引起心血管毒性的中药有：含乌头碱类的药物如川乌、草乌、附子、雪上一枝蒿等；含强心苷的药物如蟾酥、罗布麻叶、万年青、黄花夹竹桃、北五加皮等。

3. 呼吸系统　常见的中毒症状有呼吸困难、咳嗽咳血、急性肺水肿、呼吸肌麻痹、呼吸衰竭、甚至窒息死亡。含有氰苷及水解生成的氢氰酸可抑制细胞色素氧化酶，使细胞氧化反应停止，引起组织窒息。严重时可致中枢神经及呼吸中枢麻痹。如苦杏仁、桃仁、李子仁、枇杷仁、白果、商陆等。

4. 消化系统　常见的毒性症状有恶心、呕吐、食欲缺乏、腹痛、腹胀、腹泻、消化道出血、黄疸、肝大、肝炎、肝细胞坏死等。寒凉性的中药剂量过大常有胃肠道刺激作用而产生胃肠道反应。苍耳子、黄药子、川楝子、雷公藤、独活、青黛中含有损害肝脏的化学成分如：花椒毒素、靛玉红等。

5. 泌尿系统　常见的毒性症状有腰痛、浮肿、尿频、尿少、尿闭、尿毒症、肾衰竭。对肾脏有毒性的中药有：斑蝥、木通、马兜铃、粉防己、延胡索、钩藤、青木香等。这些中药所含有的钩藤碱、斑蝥素、马兜铃酸对肾脏有较大的损害作用，主要是引起肾小管坏死。

6. 造血系统　常见的毒性症状有白细胞减少，粒细胞缺乏，溶血性贫血，紫癜，再生障碍性贫血，甚至死亡。对造血系统有毒性的中药有洋金花、芫花、狼毒、斑蝥、雷公藤等。穿琥宁注射液多次(10次以上)静脉滴注可导致血小板减少症。

7. 生殖系统　常见的毒性症状有闭经、月经不调、性功能障碍、不孕不育症、早产、流产、死胎等。对生殖系统有毒性的中药有天花粉及其注射液、红花油、月见草油胶囊、复方青黛片、速效伤风胶囊等。斑蝥、大戟、乌头、蜈蚣、半夏、天南星等，在孕妇易感期内可损害胎儿发育而致畸。

二、毒性成分复杂性

中药品种众多，毒性成分复杂，现代文献报道较多的有以下几类毒性成分。

1. 生物碱类　如乌头、附子、天雄、雪上一枝蒿等含有的乌头碱，内服 0.2mg 即可中毒，2～5mg 即可致死；如雷公藤、昆明山海棠等中药含有的雷公藤碱；马钱子中的士的宁（番木鳖碱）；洋金花中的莨菪碱、东莨菪碱；苦楝子中的苦楝碱；半夏、天南星中的毒芹碱等。

2. 苷类　如洋地黄、万年青、夹竹桃、蟾酥、八角枫等含有的强心苷；杏仁、桃仁等含有的氰苷；商陆、黄药子等含有的皂苷；芫花、广豆根等含有的黄酮苷。

3. 毒蛋白类　如巴豆、苍耳子、蓖麻子中含有毒蛋白，对胃肠道黏膜有强烈的刺激和腐蚀作用。

4. 萜及内酯类　主要毒理作用是对局部的强烈刺激，内服引起肝细胞损害，抑制中枢神经系统。如细辛中的黄樟醚和艾叶中的挥发油、苦艾素对皮肤有强刺激，内服可刺激胃肠道，并引起肝损伤；马桑内服，其内酯的主要毒性表现为兴奋大脑、延髓的血管运动中枢、呼吸中枢及迷走神经中枢，可产生惊厥。

5. 硝基菲羧酸类　马兜铃酸主要存在于马兜铃属和细辛属植物中，是天然产物中发现的第一类含硝基化合物。毒性以肾毒性为主，同时有肝毒性和致癌性。

6. 重金属　一是含砷、汞、铅类重金属的矿物药，如砒霜、雄黄、水银、轻粉、朱砂、密陀僧、铅丹、铅粉等；二是中药材种植过程环境污染所致的重金属残留。

三、中药毒性的可控性

中药的毒理研究是中药药理学的重要研究内容之一，其主要目的是对中药及其制剂的安全性作出评价，为临床合理用药提供科学依据，保证临床用药安全。中药药理学基础实验研究存在所使用的动物与人种属差异，同时又存在临床研究特定疾病的志愿者数量、病情状况等诸多局限性，其研究结果不能十分准确地反映药物的毒理作用，但中医药在长期的实践中，积累形成了选用道地药材、依法炮制、对证用药、合理配伍、正确煎服等一系列减毒或控毒增效的方法。

鱼腥草注射液案例分析

1. 选用道地药材　如 2015 年版《中国药典》，收录有大毒的川乌、草乌，有毒的制川乌、制草乌、附子，其来源均为毛茛科乌头（北乌头）的根或子根。其产地不同，乌头碱及总生物碱含量不同。四川产的乌头和附子含量比较稳定，因此选择四川的道地药材可控制乌头碱含量和毒性。

2. 依法炮制　附子的饮片品种较多，有生附子、盐附子、白附片、黑顺片等。其中，白附片、黑顺片乌头碱含量低，毒性明显减轻。

3. 对证用药　附子有回阳救逆、补火助阳、逐风寒湿邪的功效，用于休克和风湿性关节炎、关节痛、腰腿痛等疾病时，表现出治疗作用，并不显示其毒副作用。

4. 合理配伍　四逆汤中，附子（制）与干姜、炙甘草配伍，能强心、升压，改善微循环，表现出温中祛寒，回阳救逆的功效；参附汤中附子与人参配伍，能回阳益气固脱，用于心律失常及风湿性、高血压心脏病所致心力衰竭患者，增加了疗效。

5. 正确煎服 2015 年版《中国药典》明确规定了附子的用量为 3~15g，要先煎、久煎，通过不同剂量与煎煮时间的对比实验，结果表明随煎煮时间的延长与剂量的增加，药效增强；随煎煮时间的缩短与剂量的增加，毒性增强。

总体上，有些中药的不良反应是发生率较低的小概率事件，只有在广泛和长期的临床应用中才会被发现。

点滴积累

1. 中药毒性表现多样性，体现在中枢神经系统、心血管系统、呼吸系统、消化系统、泌尿系统、造血系统、生殖系统等方面。
2. 中药的毒性成分复杂性，主要是生物碱类、苷类、毒蛋白类、萜及内酯类、硝基菲羧酸类、重金属。
3. 中药毒性可控性，体现在选用道地药材、依法炮制、对证用药、合理配伍、正确煎服等方面。

目标检测

一、单项选择题

1. 中药成分多，功效涉及范围广，容易产生（ ）

A. 毒性反应　B. 副作用　C. 变态反应　D. 后遗效应

2. 葡萄糖-6-磷酸脱氢酶有缺陷的患者，使用板蓝根糖浆剂可发生溶血现象，属于（ ）

A. 特异质反应　B. 副作用　C. 变态反应　D. 后遗效应

3. 含有氰苷成分的中药，其毒性反应主要表现有（ ）

A. 中枢神经系统　B. 心血管系统　C. 呼吸系统　D. 泌尿系统

4. 容易对胃肠道黏膜有强烈的刺激和腐蚀作用的中药毒性成分是（ ）

A. 毒蛋白类　B. 生物碱类　C. 萜及内酯类　D. 硝基菲羧酸类

5. 含有硝基菲羧酸类成分的中药，其主要毒性是（ ）

A. 心脏毒性　B. 肾毒性　C. 肝毒性　D. 胃肠道刺激

6. 其毒性成分不是乌头碱的中药是（ ）

A. 乌头　B. 马钱子　C. 天雄　D. 雪上一枝蒿

7. 不含强心苷成分的药物是（ ）

A. 蟾酥　B. 罗布麻叶　C. 商陆　D. 黄花夹竹桃

8. 含砷的中药是（ ）

A. 砒霜　B. 水银　C. 密陀僧　D. 轻粉

9. 药物中所含内酯能兴奋大脑、延髓的血管运动中枢、呼吸中枢及迷走神经中枢的是（ ）

A. 细辛黄樟醚　B. 艾叶苦艾素　C. 马桑内酯　D. 青蒿内酯

10. 鱼腥草注射剂产生过敏反应的成分是(　　)

A. 植物蛋白　　B. 多糖　　C. 毒芹碱　　D. 重金属

二、多项选择题

1. 对动物或人具有致癌作用的中药有(　　)

A. 槟榔　　B. 千里光　　C. 关木通
D. 雄黄　　E. 安宫牛黄丸

2. 在孕妇易感期内使用,可损害胎儿发育而致畸的中药是(　　)

A. 斑蝥　　B. 大戟　　C. 半夏
D. 蜈蚣　　E. 天南星

3. 有肾毒性的中药、天然药物或成分有(　　)

A. 斑蝥素　　B. 木通　　C. 马兜铃
D. 粉防己　　E. 钩藤碱

4. 含有马兜铃酸,能引起肾小管坏死的中药是(　　)

A. 关木通　　B. 雷公藤　　C. 广防己
D. 斑蝥　　E. 青木香

5. 中医药在长期的实践中,积累形成减毒或控毒增效的方法有(　　)

A. 选用道地药材　　B. 依法炮制　　C. 对证用药
D. 合理配伍　　E. 正确煎服

三、简答题

为什么来源于天然植物的中药会有不良反应?

ER-04章习题

(袁先雄)

各　论

第五章

解表药

学习目标

1. 掌握解表药的主要药理作用。
2. 掌握麻黄、柴胡、葛根的药理作用、药效物质基础与临床应用。
3. 熟悉细辛、桂枝的药理作用与临床应用。
4. 了解正柴胡饮颗粒、银翘散的药理作用与临床应用。

导学情景

情景描述:

下午天气突变, 风雨交加。 小明未带雨伞, 从教室跑到宿舍, 不禁打了几个寒战。 晚自习, 小明开始头痛, 浑身酸痛, 流清涕, 鼻塞, 到学校门诊就医。 校医确认为感冒, 让他服用正柴胡饮颗粒, 嘱用热水冲服, 注意休息。 翌日, 小明便觉得感冒好了许多。

学前导语:

感冒, 是日常生活中最常见的疾病之一。 感冒属中医所述的表证, 临床上多用解表药进行治疗。 本章我们将带领同学们学习解表药的相关知识, 使大家了解解表药治疗表证的机制。

第一节　概述

凡以发散表邪、解除表证为主要作用的药物称为解表药。本类药物多味辛,主要归肺、膀胱经,偏行肌表,临床主要用于外感表证,部分药物可用于咳喘、水肿、风疹、麻疹初期、风湿痹症等兼表证者。

表证是指外邪侵犯人体浅表部位所出现的症状群,其临床表现主要有恶寒(或恶风)、发热、头痛、肌肉酸痛、鼻塞、喷嚏、咳嗽、咽喉痒痛、无汗或有汗、苔薄白、脉浮数等。恶寒是诊断表证的重要依据,中医认为,有一分恶寒便有一分表证。表证的症状相似于现代医学的上呼吸道感染(感冒、流行性感冒等)及传染病初期的症状。上呼吸道感染的主要原因在于机体受到不良因素的影响,抵抗力降低,造成寄生在上呼吸道的病原微生物(细菌、病毒等)乘机侵入黏膜上皮细胞,生长繁殖,导致炎症反应而出现诸多临床症状。

解表药一般具有发汗的功效,通过发汗使外邪从汗而解,表证得以解除。部分药物兼有利尿消肿、止咳平喘、透疹、止痛等作用。

解表药根据其性味和临床功效的不同，分为两类：辛温解表药（发散风寒药），多属辛温，适用于表寒证，代表药物有麻黄、桂枝、荆芥、防风等；辛凉解表药（发散风热药），多属辛凉，适用于表热证，代表药物有柴胡、葛根、牛蒡子、薄荷、菊花等。

现代研究认为解表药与功效有关的主要药理作用如下：

1. 发汗　发汗是中医治疗表证的方法。中医学认为通过发汗或者促进发汗使表邪从汗而解，有所谓"其在皮者，汗而发之""体若燔炭，汗出而散"的理论。发汗有温热性发汗和精神性发汗两种方式，前者是指受到体内、外温度的刺激（如发热或外界的温度高于体温）时，全身汗腺分泌汗液；后者是精神紧张或情绪激动时的出汗。

解表药的发汗多属于温热性发汗，以辛温解表药的发汗作用较强。如麻黄所含的挥发油、麻黄碱等能使处于高温环境中的人出汗快而多，以麻黄配桂枝的作用尤为显著，因为桂枝所含挥发油能扩张末梢血管，促进皮肤表面的血液循环，所以古典医籍中记载应用麻黄汤、桂枝汤等方剂时要"温服"和"温覆"。

解表药的发汗机制可能是：直接影响汗腺功能，促进汗液分泌；通过改善血液循环而促进发汗；通过兴奋外周 α 受体而促进汗液的分泌。

2. 解热　发热是表证的常见症状。解表药中大多有不同程度的解热作用，使实验性致热动物体温降低，如柴胡、桂枝、荆芥、防风、葛根、生姜、银翘散等；有些药物也可使正常动物体温降低，如柴胡皂苷、葛根素等。解表药的解热机制可能是：①增加散热，通过发汗与汗液蒸发或扩张皮肤黏膜血管，散热增加使体温下降；②减少产热，通过抗炎、抗菌和抗病毒等作用减少内生致热原的产生，而促使体温下降；③作用于体温调节中枢，调节体温调定点，使体温维持在正常值。

3. 镇痛、镇静　头痛、肌肉酸痛是表证的基本症状。大多数解表药物对多种动物的实验性疼痛均有明显的镇痛作用。镇痛作用部位大多数在外周，部分药物通过作用中枢发挥效应。多数解表药有不同程度的镇静作用，可使实验动物自主活动减少，或具有协同中枢抑制药物作用。

4. 抗病原微生物　表证是外邪犯表所致，细菌、病毒是重要的外邪之一。体外试验证明，大多数解表药具有抗菌、抗病毒作用，阐明了药物对表证病因的治疗作用。

5. 抗炎　呼吸道炎症是引起咳、痰、喘症的重要原因，也是表证的基本临床病理过程，解表药的抗炎作用是其发挥解表功效的药理学基础之一。解表药中大部分有抗炎作用，如麻黄、柴胡、细辛、辛夷等对多种实验性炎症有明显的抑制作用。抗炎机制可能与下列作用有关：抑制花生四烯酸代谢；抑制炎症介质如组胺等的合成和释放；增强肾上腺皮质的分泌功能；清除自由基。

6. 调节免疫　外感寒邪是风寒表证的主要诱因，寒冷应激可造成免疫功能低下。大部分解表药可提高机体免疫功能，提高机体的抗病能力，有利于表邪的解除，由此体现"正气存内，邪不可干"。如柴胡、葛根、麻黄汤等能促进巨噬细胞的吞噬作用，增强机体免疫功能，提高机体抗病能力。部分方药如麻黄、桂枝等对变态反应有抑制作用。

综上所述，解表药的发汗、解热、抗炎、镇痛和抗病原微生物作用是解除表证的药理学基础，调节免疫功能对解除表邪也具有积极的作用。

常用解表药的主要药理作用见表5-1。

表5-1　解表药的主要药理作用总括表

类别	药物	发汗	解热	抗菌	抗病毒	镇痛	镇静	抗炎	抗过敏	其他
辛温解表药	麻黄	+	+	+	+	+		+	+	平喘、利尿、升血压、兴奋中枢
	桂枝	+	+	+	+	+	+	+	+	强心、扩血管、利尿
	细辛		+	+	+	+	+	+	+	强心、升压、平喘、祛痰
	生姜	+			+	+		+	+	止吐，促进消化液的分泌
	荆芥		+	+	+	+	+	+	+	止血、抗氧化
	防风		+	+	+	+	+	+	+	促进免疫功能
	紫苏		+	+	+	+	+			止咳、祛痰、平喘、止血
	白芷		+	+		+	+			光敏作用
	苍耳子					+	+			
辛凉解表药	柴胡		+	+	+	+	+	+	+	保肝、利胆、降血脂、镇咳
	葛根		+			+			+	降血糖、对心脑血管作用、降血脂
	薄荷		+	+	+	+	+	+		祛痰、止痒、保肝、利胆
	桑叶		+	+	+	+				祛痰、镇咳
	菊花			+	+	+				降压、增加冠脉血流量
	牛蒡子		+	+		+	+			利尿
	蔓荆子					+	+			
	升麻					+	+	+		抗肿瘤、抗骨质疏松、调整平滑肌

点滴积累

1. 解表药的主要药理作用有发汗、解热、抗炎、镇痛、抗病原微生物、免疫调节及抗变态反应。
2. 解表药味辛发散，可促使患者汗出，使外邪从汗而解，表证得以解除。

第二节　常用中药

麻　黄

麻黄科植物草麻黄、中麻黄或木贼麻黄的干燥草质茎。含生物碱、挥发油、鞣质等成分。生物碱中的主要有效成分是左旋麻黄碱，占生物碱总量的80%～85%，其次为右旋伪麻黄碱以及微量的L-*N*-甲基麻黄碱、D-甲基麻黄碱、去甲基麻黄碱、去甲基伪麻黄碱等。挥发油中含有2,3,5,6-四甲基吡嗪和 L-α-萜品烯醇。

麻黄味辛、微苦，性温。归肺、膀胱经。具有发汗解表，宣肺平喘，利水消肿的功效。主治风寒感冒，胸闷喘咳，风水浮肿等。

【药理作用】

1. 发汗 麻黄水煎剂、水溶性提取物、麻黄挥发油、麻黄碱、L-甲基麻黄碱等均有发汗作用。其发汗特点是：口服或注射给药均有效，起效快，作用强，持续时间长；温服或处于温热环境、配伍桂枝后发汗作用更明显。麻黄发汗受到环境温度的影响，在温热环境中服用麻黄碱比未用者汗腺分泌更多更快；麻黄发汗与中枢功能的状态有关，在麻醉状态下，发汗作用明显减弱。这表明麻黄的发汗机制可能是：①阻碍汗腺导管对钠离子的重吸收，使汗液分泌增加；②兴奋汗腺 α 受体，使汗液分泌增加；③通过兴奋中枢神经的有关部位，促进汗液的分泌。

2. 平喘 实验研究证实麻黄碱、伪麻黄碱、麻黄挥发油是平喘的主要成分，2,3,5,6-四甲基吡嗪和 L-α-萜品烯醇是近年来从麻黄中分离出来新的平喘成分。麻黄平喘特点：起效较慢，温和而持久，口服有效。麻黄的平喘机制主要是：①直接兴奋支气管平滑肌 β 受体，激活腺苷酸环化酶，增加 cAMP 浓度，使平滑肌松弛；②直接兴奋支气管黏膜血管平滑肌 α 受体，使血管收缩、血管壁通透性下降、减轻黏膜水肿；③促进去甲肾上腺素能神经和肾上腺嗜铬细胞释放去甲肾上腺素和肾上腺素，间接发挥拟肾上腺素作用；④阻止过敏介质（如组胺、5-羟色胺等）的释放。

3. 利尿 麻黄的多种成分均有利尿作用，以 D-伪麻黄碱作用最强。麻黄生物碱静脉注射利尿作用明显，口服用药作用较弱。麻黄的利尿作用强度有限，超过一定剂量后反而使利尿作用减少。其利尿机制可能是通过扩张肾血管，增加肾小球的滤过率，或影响肾小管钠离子的重吸收。

4. 解热、抗炎 麻黄挥发油有解热作用，也可降低正常小鼠的体温。麻黄的多种成分有抗炎作用，以伪麻黄碱最强，甲基麻黄碱、麻黄碱次之。麻黄抗炎作用可能与抑制花生四烯酸代谢有关。抗炎的环节是：抑制炎症早期的血管通透性增加；抑制炎症后期肉芽组织形成。

5. 抗病原微生物 麻黄煎剂、麻黄挥发油对甲、乙型溶血性链球菌，金黄色葡萄球菌，肺炎双球菌，流感嗜血杆菌，炭疽芽孢杆菌，白喉棒状杆菌，大肠埃希菌等均有不同程度的抑制作用。

6. 强心和升压 麻黄碱能直接激动 α 受体和 β 受体，又有促进去甲肾上腺素神经末梢释放递质、间接兴奋受体作用。兴奋心肌 β_1 受体，使心脏兴奋，表现为心肌收缩力加强、心排血量增加。兴奋血管平滑肌 α_1 受体，使皮肤黏膜血管和内脏血管收缩。骨骼肌血管、冠状血管和脑血管扩张，总外周阻力有所增加，血压升高，升压缓慢、温和、持久。由于血压升高反射性引起迷走神经兴奋，故心率不变或稍慢。

7. 中枢兴奋 麻黄碱对中枢神经系统有明显兴奋作用，较大剂量能兴奋大脑皮质和皮质下中枢，可引起不安以及失眠等精神兴奋症状。

8. 其他作用 麻黄还有抑制肠平滑肌、抗过敏等作用。

综上所述，麻黄发汗散寒、主治风寒感冒的功效与其发汗、解热、抗炎抗病原微生物体的药理作用相关；麻黄宣肺平喘、主治胸闷喘咳的功效与其平喘、镇咳祛痰及抗炎的药理作用相关；麻黄利水消肿、治疗风水浮肿的功效与其利尿的药理作用相关。

【临床应用】

1. **感冒**　以麻黄为主的复方制剂可治疗感冒和流感。

2. **支气管哮喘**　麻黄碱口服,可用于预防和治疗支气管哮喘的发作,对急性发作效果差。

3. **预防某些低血压状态**　麻黄碱注射可防治硬膜外麻醉引起的低血压;口服可治疗低血压。

4. **肾炎**　以麻黄为主的方剂(如麻黄连翘赤小豆汤)能改善肾炎的全身浮肿症状。

5. **缓慢型心律失常**　麻黄的复方麻黄附子细辛汤加味治疗缓慢型心律失常疗效好。

6. **鼻塞**　0.5%~1%麻黄碱溶液滴鼻,可治疗鼻黏膜充血引起的肿胀鼻塞。

此外,能缓解荨麻疹和血管神经性水肿等过敏反应引起的皮肤黏膜症状。

【不良反应】麻黄毒性较小。麻黄碱毒性较伪麻黄碱大,能引起鼠眼球突出、举尾反应、发绀和眼眶内出血等。麻黄碱过量可引起烦躁不安、失眠、心悸、高血压等,甚至导致心肌梗死或死亡。心脏病、精神病、孕妇应避免使用。短期内反复应用易产生快速耐受性,其原因可能与连续用药受体逐渐饱和及递质逐渐损耗有关。麻黄碱不得与咖啡因配伍使用。

ER-5-1

解热作用比较

知识链接

麻黄碱类的特殊管理

去甲基麻黄碱(苯丙醇胺)因长期使用会增加中风的危险,在2000年被禁用。麻黄碱可化学合成去氧麻黄素(又称甲基苯丙胺、亦称冰毒),是易制毒化学药品,属于特殊管理药品。《关于加强含麻黄碱类复方制剂管理有关事宜的通知》(国食药监办〔2012〕260号),规范了含麻黄碱类复方制剂的销售行为,明确“除处方药按处方剂量销售外,一次销售不得超过2个最小包装”;《关于进一步加强麻黄草药品生产经营管理的通知》(食药监办药化监〔2013〕84号),加强了药品生产经营过程涉及麻黄草采挖、销售、收购、加工、使用的管理。

柴　胡

伞形科植物柴胡或狭叶柴胡等的干燥根。含柴胡皂苷,α-菠菜甾醇、豆甾醇及少量挥发油(柴胡醇、丁香酚)、黄酮类等,此外,尚含多糖、生物碱、氨基酸、脂肪油等。

柴胡味辛、苦,性微寒。归肝、胆、肺经。具有疏散退热、疏肝解郁、升举阳气的功效。主治感冒发热,寒热往来,肝郁气滞,胸胁胀痛,月经不调等。

【药理作用】

1. **解热**　柴胡煎剂、柴胡醇浸膏、柴胡挥发油及粗皂苷有明显的解热作用,并能使正常动物体温降低。解热的主要成分是柴胡皂苷、皂苷元A和挥发油,其中挥发油的解热作用最强,且毒性小。柴胡挥发油能抑制下丘脑部位cAMP的合成和释放,使体温调定点的下移,而使体温降低,产生解热作用。

2. **抗炎**　柴胡粗皂苷、柴胡皂苷、柴胡挥发油均有抗炎作用,抗炎机制与下列因素有关:降低毛细血管通透性；抑制白细胞游走；兴奋下丘脑-垂体-肾上腺素轴，使糖皮质激素分泌增加；抑制炎症介质组胺、5-羟色胺等的释放。

3. 保肝利胆 柴胡皂苷、柴胡醇、α-菠菜甾醇对多种原因引起的实验性肝损伤有防治作用，能使丙氨酸转氨酶（ALT）和天冬氨酸转氨酶（AST）显著降低，减轻肝细胞损伤，能促进肝功能恢复。柴胡保肝作用以复方制剂效果最强，其保肝机制可能是：柴胡皂苷对生物膜（如线粒体膜）有保护作用；柴胡皂苷能促进脑垂体分泌 ACTH，提高机体对非特异性刺激的抵抗能力，减轻对肝脏的损害；促进肝细胞 DNA 的合成，有利于肝细胞的恢复。柴胡能增加实验动物胆汁排出量，并使胆汁中的胆酸、胆色素和血中胆固醇浓度降低，利胆的有效成分是黄酮类。醋制柴胡利胆作用最强。

4. 降血脂 柴胡皂苷注射可降低实验性高脂血症动物的胆固醇、甘油三酯和磷脂水平，其中甘油三酯下降尤为显著；还能加速^{14}C-胆固醇及其代谢产物从粪便中排泄，从而使血脂下降。但柴胡对正常动物血脂水平无明显影响。

5. 抗病原微生物 柴胡对金黄色葡萄球菌、溶血性链球菌、霍乱弧菌、结核杆菌、钩端螺旋体有一定的抑制作用。对流感病毒、肝炎病毒、牛痘病毒有抑制作用，同时也能对抗Ⅰ型脊髓灰质炎病毒引起的细胞病变。柴胡与黄芩配伍后，对流感病毒和肺炎病毒的抵抗作用显著增强。

6. 镇静、镇痛、镇咳 柴胡煎剂、总皂苷、柴胡皂苷元对中枢神经系统有明显的抑制作用，能使动物的自主活动减少，条件反射抑制，并能延长巴比妥类的睡眠时间，拮抗咖啡因、苯丙胺等中枢兴奋剂的作用；柴胡皂苷能使实验动物的痛阈值明显提高，呈现镇痛作用，并且该作用可部分被纳洛酮所拮抗；柴胡及粗皂苷有较好的镇咳作用，镇咳作用强度略低于可待因。

7. 促进免疫 柴胡多糖对非特异性和特异性免疫有促进作用。柴胡多糖能增强库普弗细胞（肝巨噬细胞）的吞噬功能，增强自然杀伤细胞和巨噬细胞的功能；提高病毒特异抗体滴度；提高淋巴细胞转化率和皮肤迟发型超敏反应。

【临床应用】

1. 发热 柴胡注射液、柴胡口服液、柴胡糖浆对感冒、流感、支气管炎、肺炎、扁桃体炎、疟疾等引起的发热均有较好的解热作用。柴胡注射液滴鼻给药用于小儿解热。

2. 病毒性肝炎 柴胡注射液或复方柴胡制剂对急慢性肝炎均有较好的疗效。

3. 高脂血症 柴胡注射液可明显降低甘油三酯。

4. 流行性腮腺炎 柴胡注射液疗效较好。

【不良反应】柴胡毒性小。柴胡皂苷和煎剂有溶血作用，口服溶血效应不明显。口服较大剂量时可出现嗜睡或深睡现象；还可出现腹胀、食欲减退等；柴胡注射液能引起过敏反应，严重时有过敏性休克。

葛　根

豆科植物野葛的干燥根。化学成分主要为黄酮类化合物，有大豆苷（黄豆苷）、大豆苷元（黄豆素）、葛根素等，还含有尿囊素、β-谷甾醇、淀粉等。

葛根味甘、辛，性凉。归肺、胃、肺经。具有解肌退热，透疹，生津止渴，升阳止泻的功效。主治表证发热，项背强痛，麻疹不透，热病口渴，阴虚消渴，热泻热痢，脾虚泄泻等。

【药理作用】

1. 解热 葛根中黄酮类物质是其解热作用的成分，葛根素解热尤为突出，可使体温降至正常水平以下。野葛的解热作用与阿司匹林相似，特点为起效快，服药后3~5小时解热作用最明显。甘葛藤作用较弱，维持时间也较短。解热机制可能与以下环节有关：葛根扩张皮肤血管，促进血液循环散热增加。葛根素则通过拮抗中枢部位的β受体而使cAMP生成减少，产生解热效应。

2. 降血糖 葛根煎剂有轻度降血糖作用。葛根素是降糖的有效成分。葛根素对四氧嘧啶性高血糖小鼠灌胃，能使血糖降低，作用时间能维持24小时，并改善糖耐量；同时有一定的抗肾上腺素升血糖作用。葛根的复方治疗糖尿病效果显著。

3. 心脑血管作用

(1)改善心脏功能：葛根黄酮、葛根素静脉注射后可使心率减慢，心排血量无明显改变；扩张冠状血管作用，能使正常和痉挛的冠脉扩张，增加冠脉血流量。葛根的多种制剂(水煎剂、醇浸膏)均对缺血心肌及缺血再灌注心肌有保护作用，使缺血区的冠脉血液量增加，促使侧支循环形成，显著降低梗死心肌面积；同时减少心肌乳酸生成，降低肌酸激酶释放，保护心肌超微结构，改善梗死心肌代谢。

(2)抗心律失常：葛根乙醇提取物、大豆苷灌胃及葛根素灌胃、静脉注射都具有抗心律失常作用，抗心律失常机制目前认为是：降低心肌细胞膜对K^+、Na^+、Ca^{2+}的通透性，降低心脏兴奋性、自律性与传导性。

(3)扩张外周血管、降低血压：葛根素、葛根总黄酮静脉注射后，对外周血管有一定的扩张作用。葛根水煎剂、醇浸膏、葛根总黄酮、葛根素、大豆苷元对高血压模型动物均有一定的降压效果。葛根素、大豆苷元能降低血浆肾素和血管紧张素水平，葛根素尚可降低血浆儿茶酚胺含量。其降压机制可能是：拮抗β受体效应；抑制肾素-血管紧张素系统；影响血浆儿茶酚胺类代谢；改善血管的顺应性。

(4)扩张脑血管：葛根总黄酮、葛根素给麻醉犬注射用药可使脑血管扩张、脑血流量增加，改善脑循环。葛根能减弱去甲肾上腺素所致的脑动脉血管收缩，也能减弱醋甲胆碱所致的脑动脉血管扩张，能使处于异常状态的脑血管功能恢复至正常水平。

(5)抗血栓：葛根总黄酮能降低大鼠全血黏度、血小板黏附率，明显抑制腺苷二磷酸(ADP)诱导的体内血栓形成。葛根素能显著改善血小板活化状态与内皮细胞功能，使内皮细胞壁上的胶原或胶原纤维含量相对减少，防止血小板黏附、聚集和血栓形成。

4. 降血脂、抗动脉硬化 葛根素可明显降低血清胆固醇。对大鼠饮酒所致血清载脂蛋白A1降低及甘油三酯升高有显著对抗作用。葛根素能使牛动脉内皮细胞中糖胺多糖代谢明显减慢，动脉内壁表面糖胺多糖相对减少，能防止动脉硬化；葛根素对大鼠胸主动脉Ⅰ型胶原增生有抑制作用；对培养的人主动脉内皮细胞，葛根素能逆转脂质过氧化所致的内皮细胞损害，对培养的人脐静脉内皮细胞，葛根素能对抗高血压引起的内皮细胞损害，其作用机制与抑制血管内皮细胞表达ICAM-1，避免炎症因子对内皮细胞损伤有关。

此外，葛根总黄酮、葛根素、大豆苷元、多糖等显示有抗实验性肿瘤作用；葛根总黄酮、葛根素有抗氧化、抗衰老、促进记忆作用。

【临床应用】

1. 偏头痛 葛根片口服有效。

2. 突发性耳聋 口服葛根片或葛根乙醇提取物片，葛根总黄酮肌内注射或葛根素静脉注射均有较好效果。

3. 冠心病、心绞痛 可静脉滴注或静脉注射葛根素。葛根片或葛根复方制剂口服，有较好的治疗效果。

4. 高血压 用葛根片治疗伴有项强颈痛的高血压，可明显改善症状。

5. 感冒、头痛、发热 常用葛根复方制剂（如葛根汤、桂枝加葛根汤等）。

6. 麻疹初起、发热、疹出不畅 用升麻葛根汤治疗。

【不良反应】少数患者口服葛根片后有头胀感，减量后可消失。个别患者静脉滴注葛根素后出现皮疹、皮肤瘙痒症状，对症处理即可。

细 辛

马兜铃科植物北细辛、汉城细辛或华细辛的干燥根和根茎。其成分主要含挥发油，挥发油中的成分有 α-蒎烯、樟烯、β-蒎烯、月桂烯、香桧烯、柠檬烯、黄樟醚、甲基丁香酚、细辛醚、*N*-异丁基十二碳四烯酰胺等。此外，还含去甲乌药碱、氨基酸及无机盐。

细辛味辛，性温。归心、肺、肾经。具有解表散寒，祛风止痛，通窍，温肺化饮的功效。主治风寒感冒，头痛，牙痛，风湿痹痛，鼻渊，肺寒咳嗽等。

【药理作用】

1. 对中枢神经系统的作用

（1）解热镇痛：细辛解热镇痛的药理作用与其“解表散寒止痛”的功效相一致。细辛挥发油灌胃对家兔实验性发热有明显的解热作用，正常大鼠或人工发热大鼠腹腔注射甲基丁香酚均有明显的降温作用。解热作用部位可能是在中枢神经系统，但比氯丙嗪为弱。细辛挥发油灌胃或腹腔注射对实验动物物理或化学性疼痛均有明显抑制作用，腹腔注射能明显提高动物痛阈值。

（2）镇静催眠：细辛有明显的中枢抑制作用，明显协同阈下剂量的戊巴比妥钠发挥催眠作用。细辛挥发油中所含的甲基丁香酚小剂量给药可使动物安静、驯服，自主活动明显减少；大剂量可使动物出现睡眠，有明显的抗惊厥作用。细辛挥发油小鼠腹腔注射可使其安静，自主活动减少，行走稍有不稳，呼吸轻度减慢。小鼠腹腔注射甲基丁香酚能与阈下剂量的戊巴比妥钠有协同催眠作用，能明显延长硫喷妥钠的睡眠时间；大鼠腹腔注射甲基丁香酚可明显加强氯丙嗪的中枢抑制作用，表明细辛有协同中枢抑制作用。

2. 对心血管系统的作用 细辛能增强实验动物的心肌收缩力和改善冠脉血流量。细辛乙醇提取物、去甲乌药碱可使麻醉犬心率加快，心输量增加，血压升高。应用 β 受体拮抗剂，细辛增加心排血量的作用仍然存在，其原因可能与细辛乙醇提取物使心率增快、心室舒张较完全有关。细辛对实验性心源性休克犬可提高平均动脉压、左心室室内压峰值和冠脉血流量，和多巴胺作用相似，但多巴胺加快心率，而细辛不加快心率。

3. 抗炎　细辛挥发油灌胃和注射给药，均有明显的抗炎作用。细辛对炎症渗出、白细胞游走及肉芽组织增生均有抑制，其作用机制与多个环节有关：具有 ACTH 样作用，增强肾上腺皮质功能；抑制炎症介质释放；抗炎症介质作用；抗氧化、清除自由基。

4. 抗变态反应　从北细辛中分得的甲基丁香酚、*N*-异丁基十二碳四烯酰胺和去甲乌药碱等，均可明显抑制组胺所致豚鼠离体回肠的收缩。细辛的水或乙醇提取物均能使速发型变态反应总过敏介质释放量减少 40%以上，表明细辛具有抗变态反应的作用。

5. 对呼吸系统的影响　细辛挥发油、甲基丁香酚、细辛醚均能松弛支气管平滑肌，具有平喘作用；细辛醚有一定的祛痰作用。华细辛醇浸剂静脉注射于家兔，可对抗吗啡所致的呼吸抑制。甲基丁香油酚对豚鼠离体气管有显著的松弛作用。北细辛醇浸剂对离体肺灌流量先呈短暂降低，而后持续增加。其醇浸剂静注，可对抗吗啡所致的呼吸抑制。

6. 抑菌　体外试验显示，细辛对溶血性链球菌、痢疾杆菌、伤寒杆菌和结核杆菌有一定抑制作用。细辛还能抑制黄曲霉毒素的产生。

此外，细辛挥发油对兔离体子宫、肠管平滑肌在低浓度使张力先增加后下降，振幅增加；高浓度则呈抑制；对大鼠离体子宫呈抑制作用。另外细辛挥发油具有表面麻醉、浸润麻醉作用，同时提高机体代谢功能。

【临床应用】

1. 止痛　细辛止痛力强，对于头痛、牙痛都有较显著的疗效，头痛可配合羌活、白芷等同用，牙痛可配合白芷、石膏等同用。

2. 慢性支气管炎　用细辛醚片治疗，效果较好。

3. 心绞痛　细辛挥发油与冰片制备成气雾剂，在发作时气雾吸入。

4. 缓慢型心律失常　以细辛为主的复方制剂治疗有疗效。

5. 局部麻醉　细辛经乙醚提取的挥发油制成 3%麻醉液，作为局部浸润麻醉与神经阻滞麻醉剂，用于耳鼻咽喉科、口腔科及眼科手术。

6. 口疮糜烂　细辛研为细末，以米醋调如糊状，敷于脐眼，用于口腔溃疡有效。

【不良反应】细辛煎剂小鼠灌胃与静脉注射，其半数致死量分别为 123.75mg/10g 及 7.78mg/10g。细辛挥发油小鼠腹腔注射 LD_{50}为 0.55ml/kg。细辛挥发油所含黄樟醚毒性较大，将其掺入饲料，两年后有 28%的实验大鼠出现肝癌。细辛挥发油长期喂食动物，可致肝、肾脂肪性变，肾功损害，甚至诱发肝癌。

细辛每日用量超过 20 g，可致口唇、舌尖和(趾)指发麻，停药后恢复。细辛对肾脏有一定毒性，肾功能不全者慎用。

桂　枝

樟科植物肉桂的干燥嫩枝。桂枝有效成分为挥发油(桂皮油)，油中主要成分为桂皮醛、桂皮酸，并含少量苯甲酸苄酯、乙酸肉桂酯、β-荜澄茄烯、菖蒲烯、香豆素等。

桂枝味辛、甘，性温。归肺、心、膀胱经。具有发汗解表，散寒止痛，助阳化气的功效。主治风寒感冒，寒凝血滞诸痛症，痰饮，蓄水证，心悸等。

【药理作用】

1. 扩张血管促发汗 桂枝单独应用发汗作用较弱,常与麻黄配伍,促进汗液分泌。桂枝能扩张血管,增加和调节血液循环,促使血液流向体表,从而有利于发汗和散热。

2. 解热、镇痛 桂枝煎剂、桂皮醛、桂皮酸对实验性发热家兔具有解热作用,并能降低正常小鼠的体温和皮肤温度。其解热和降温作用与其扩张皮肤血管,使机体散热增加以及促进发汗有关。桂枝煎剂给小鼠灌服,能提高动物痛阈值,呈现镇痛作用。

3. 镇静、抗惊厥 桂枝镇静、抗惊厥作用明显。桂枝总挥发油、水提物、桂皮醇能显著抑制小白鼠自主活动,增强巴比妥类药物的催眠时间,对抗苯丙胺所致中枢神经系统兴奋,并能延长士的宁所致小白鼠强直性惊厥潜伏期和死亡时间,减少烟碱引起小白鼠的强直性惊厥及死亡,还能抑制小白鼠听源性惊厥,但对戊四氮所致的惊厥无效。

4. 抗炎、抗过敏 桂枝煎剂、挥发油能抑制多种致炎物质所致的急性炎症,能明显降低血管通透性,挥发油尚能抑制小鼠棉球肉芽肿。抗炎机制与其抑制组胺生成、PGE 的合成和释放、清除自由基等有关。其挥发油经呼吸系统排出,对呼吸道炎症有抗炎作用。桂枝还能抑制 IgE 所致肥大细胞脱颗粒,减少过敏介质的释放,同时抑制补体活性。总挥发油对过敏性炎症模型大鼠佐剂性关节炎有抑制效应,表明桂枝有抗过敏作用。

5. 抗病原微生物 体外试验显示,桂枝醇提取物对金黄色葡萄球菌、肺炎球菌、大肠埃希菌、炭疽杆菌、霍乱弧菌等有抑制作用;桂皮油、桂皮醛对变形杆菌、结核杆菌有抑制作用,对亚甲型流感病毒京科 68-1 株和孤儿病毒均有抑制作用;桂枝煎剂对皮肤真菌亦有一定的抑制作用。

6. 对心血管作用 桂枝能改善微循环,增加冠脉血流量及心肌营养性血流量,改善心功能;抑制血小板凝集,抗凝血酶作用。

7. 利尿作用 桂枝有一定的利尿作用。用含桂枝的五苓散给麻醉犬静脉注射,可使犬尿量明显增加,单用桂枝静注利尿作用比其他四药单用显著。

此外,桂枝醛尚能促进胃肠平滑肌蠕动,增加消化作用;桂皮酸有利胆作用。

【临床应用】均以复方为主治疗。

1. 流行性感冒 复方桂枝气雾剂(桂枝、香薷)喷咽喉部,预防流行性感冒有一定疗效。

2. 风湿性关节炎 桂枝为主的复方制剂治疗风湿、类风湿关节炎疗效较好。

3. 水肿 桂枝为主的复方制剂治疗心源性、肾性水肿有疗效。

4. 慢性荨麻疹 治疗慢性荨麻疹有一定疗效。

点滴积累

1. 麻黄抗菌、抗病毒作用是发散表邪的药理学依据,麻黄强心、升压,促进血液循环是解除恶寒、酸痛等表证的药理学基础。
2. 柴胡善解“寒热往来”的半表半里之热。这种热象就是弛张热和间歇热,前者多见于风湿热和化脓性感染,后者多见于疟疾。
3. 葛根的主要药理作用有:改善心脏功能、扩张冠状血管、抗心律失常、扩张外周血管、扩张脑血管、解热、降血糖；主要用于偏头痛、突发性耳聋、冠心病、高血压及感冒等。

4. 细辛的主要药理作用有：解热镇痛、镇静催眠、增加心肌收缩力、改善冠脉血流量、抗炎抗过敏、松弛支气管平滑肌、抑菌等。

5. 桂枝临床应用以复方为主，配伍麻黄发汗最强。

第三节 常用制剂

正柴胡饮颗粒

【组成】柴胡，陈皮，防风，甘草，赤芍，生姜。

【功效主治】发散风寒，解热止痛。用于外感风寒所致的发热恶寒，无汗，头痛，鼻塞，喷嚏，咽痒咳嗽，四肢酸痛，流感初起，轻度上呼吸道感染见上述证候者。

【药理作用】

1. 抗病毒 体外抗病毒实验证明，正柴胡饮颗粒对流感病毒、肠道孤儿病毒、柯萨奇 B 族病毒、腺病毒 3 型等均有抑制作用。

2. 解热 正柴胡饮可明显降低内毒素引起的兔体温发热，给药约 2 小时后发挥解热作用，解热效应可连续保持 5 小时，且显示有明显的量效关系。大剂量的正柴胡饮(1. 11g/kg)解热作用效果与阿司匹林(0. 10g/kg)解热作用相当。

3. 抗炎 正柴胡饮能明显对抗前列腺素(PGE_2)、5-羟色胺(5-HT)引起的大鼠皮肤毛细血管通透性增高，对蛋清或角叉菜胶致受试大鼠足趾炎症性肿胀反应均有明显的抑制作用，且能明显抑制对受试大鼠腹腔注射羧甲基纤维素引起的渗出液量和白细胞游走。

4. 对免疫功能的影响 可明显增强与提高正常受试小鼠腹腔巨噬细胞吞噬鸡红细胞的百分率和吞噬指数，提高单核-吞噬细胞系统对血清炭粒清除的能力；流感病毒感染受试小鼠后会引起巨噬细胞系统活性显著受抑，而正柴胡饮能显著改善巨噬细胞系统活性受抑状况，提高其功能，使之恢复至正常水平。

此外，正柴胡饮还具有抗组胺的药理作用。

【临床应用】

1. 普通感冒、流行性感冒 能缓解感冒引起的发热、恶寒、头痛等症状。

2. 呼吸道炎症 上呼吸道感染、急性上呼吸道感染、咽痒咳嗽等。

3. 其他 对乳腺炎、心肌炎及肿瘤引起的发热有一定治疗作用。

课堂活动

同学们自身及家人在患感冒期间常常使用哪些中成药进行治疗？ 它们的药理作用分别是什么？

银 翘 散

【组成】银花，连翘，桔梗，薄荷，淡豆豉，淡竹叶，牛蒡子，荆芥，芦根，甘草。

【功效主治】辛凉透表,清热解毒。用于外感风寒,发热头痛,口干咳嗽,咽喉疼痛,小便短赤。

【药理作用】

1. 解热镇痛 银翘散有明显的解热作用。属于中枢性解热药,其作用原理不完全同于解热镇痛类药物。

2. 抗炎与抗过敏 银翘散具有很强的抗炎与抗过敏作用,能增强巨噬细胞对异物的吞噬能力,对多型变态反应均有明显的抗过敏作用。其抗过敏活性主要是通过抗组胺作用而实现。

3. 抗菌、抗病毒 抗菌谱广,对金黄色葡萄球菌、溶血型链球菌、变形杆菌、铜绿假单胞菌等效果明显,并有明显的抗病毒作用。

4. 其他 ①对抗新斯的明诱发的肠蠕动增加。②发汗:银翘散能促进大鼠的汗腺分泌,并呈显著的量效相关。

【临床应用】

1. 流行性感冒、急性上呼吸道感染。

2. 肺炎、急性支气管炎。

3. 急性传染病 麻疹、腮腺炎、乙脑、流脑、出血热、登革热、猩红热、钩端螺旋体病。

4. 多种皮肤变态反应性疾病 如药物性皮炎、荨麻疹、银屑病、湿疹和水痘。

此外,可用于子宫内膜炎,产褥热、疖肿等的治疗。

【注意事项】本品可引起过敏反应。外感风寒及湿热病初起禁用。

ER-5-2

麻黄汤

点滴积累

1. 正柴胡饮颗粒主要的药理作用有:抗病毒、解热、抗炎及对免疫功能的影响。临床上主要用于风寒感冒的治疗。
2. 银翘散主要的药理作用有:解热镇痛、抗炎抗过敏、抗菌及抗病毒等。临床上主要用于风热感冒的治疗。

目标检测

一、单项选择题

1. 柴胡皂苷抗炎的作用机制可能是(　　)

A. 免疫抑制作用　　B. 抑制花生四烯酸的代谢

C. 与垂体-肾上腺皮质系统有关　　D. 直接作用于下丘脑体温调节中枢

2. 关于柴胡解热作用的描述中正确的是(　　)

A. 解热主要机制在于柴胡的抗病毒、抗菌和抗炎作用

B. 解热的主要成分可能是挥发油和柴胡皂苷

C. 常用于现代医学的弛张热等热型

D. 解热机制与其扩张外周血管有关

3. 最能体现解表药发散表邪的药理作用为(　　)

A. 解热镇痛 B. 镇咳 C. 抗菌、抗炎 D. 发汗

4. 麻黄中最为显著的利尿成分为( )

A. 麻黄碱 B. 麻黄挥发油 C. D-伪麻黄碱 D. 甲基麻黄碱

5. 体现柴胡升阳举陷的药理作用的是( )

A. 解热镇痛 B. 镇咳

C. 保肝利胆 D. 调节胃肠道和子宫功能

6. 与柴胡肝解郁有关的药理作用不包括( )

A. 抗炎 B. 保肝利胆 C. 降血脂 D. 镇痛、镇静

7. 以下不属于麻黄主治范围的是( )

A. 支气管哮喘 B. 低血压 C. 肾炎与水肿 D. 白细胞减少症

8. 麻黄与何配伍能增加解热发汗作用( )

A. 甘草 B. 桂枝 C. 葛根 D. 连翘

9. 葛根可用于治疗突发性耳聋的药理学基础是( )

A. 解热 B. 降血糖 C. 扩张冠脉 D. 改善脑循环

10. 细辛的毒性成分是( )

A. α-蒎烯 B. 樟烯 C. 细辛醚 D. 黄樟醚

二、多项选择题

1. 有关麻黄的发汗作用正确的叙述有( )

A. 温热环境可加强发汗作用 B. 与中枢神经系统(CNS)功能有关

C. 阻碍汗腺导管对钠的重吸收 D. 抑制外周 α 受体,扩张血管

E. 兴奋外周和中枢的 α 受体

2. 葛根解热机制可能是( )

A. 扩张皮肤血管、促进血液循环 B. 兴奋中枢有关部位和外周的 α 受体

C. 抗病原微生物及抗病毒、抗炎 D. 直接作用于下丘脑体温调节中枢

E. 拮抗中枢部位的 β 受体而使 cAMP 生成减少

3. 葛根对心血管的影响有( )

A. 改善心功能 B. 降压 C. 改善脑循环

D. 抗心肌缺血 E. 抗心律失常

4. 麻黄汤的药理作用有( )

A. 解热 B. 抗炎 C. 发汗

D. 松弛平滑肌 E. 平喘

5. 银翘散的现代应用有( )

A. 流行性感冒 B. 支气管炎 C. 咳嗽

D. 肺炎 E. 关节炎

三、简答题

1. 试述麻黄平喘的作用机制。

2. 试述对“发散表邪”的现代认识。

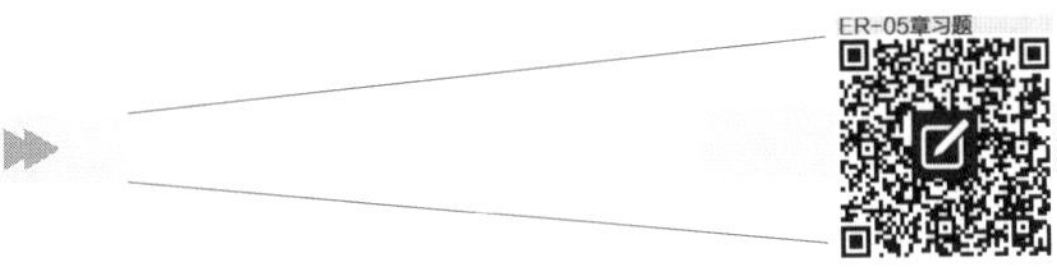

（刘一文）

第六章

清热药

学习目标

1. 掌握清热药的主要药理作用。
2. 掌握黄芩、黄连、金银花、知母的药理作用与临床应用。
3. 熟悉苦参、穿心莲、板蓝根（大青叶）、鱼腥草、青蒿、栀子、生地黄、牛黄的药理作用与临床应用。
4. 了解黄连上清丸、双黄连口服液、牛黄解毒片的药理作用与临床应用。

导学情景

情景描述：

小王因为准备期末考试，连续3天熬夜复习，考试结束后和同学们吃烧烤庆祝。当晚出现高热、咽喉肿痛、吞咽困难的情况，并伴有呕吐，泄泻。其母亲带他到医院治疗。医生诊断为里热实证，给予口服黄连上清丸、双黄连口服液，用药3天后退热，病情减轻，扁桃体不再红肿，咽喉部位恢复正常。

学前导语：

里热实证多相当于临床上的急性感染和炎症性疾病，清热药用于治疗里热实证是因为具有抗菌、抗病毒、抗炎等药理活性，下面我们一起来学习清热药的药理作用。

第一节　概述

清热药是以清解里热为主要作用的药物。里热证，是由外邪内传入里化热，或因内郁化热所致的一类证候群，如温热病高热、痢疾、痈肿疮毒及目赤肿痛、咽喉肿痛等。相当于现代医学中的急性传染病，也包括一些非感染性疾病，如变态反应性疾病、白血病和某些心血管疾病等。里热证根据其性质的不同，可分为实热和虚热两大类。实热证又可进一步分为气分热、血分热、湿热和热毒疮疡等各种类型。

清热药的药理作用

根据清热药的主要性能，大体分为清热泻火药、清热凉血药、清热燥湿药、清热解毒药和清虚热药5类，主要药理作用如下：

1. 抗病原微生物　病原微生物可视为外邪，是引起各种感染、炎症性疾病的主要因素。

（1）抗菌：本类药物中的大多数药物和清热药复方都有一定的抗菌作用，但其抗菌范围和抗菌强度各不相同，如金银花、连翘、黄芩、黄连、秦皮、大青叶、板蓝根、鱼腥草、苦参等对革兰阳性菌（如金黄色葡萄球菌、溶血链球菌、肺炎双球菌等)、革兰阴性菌(如大肠埃希菌、变形杆菌、痢疾杆菌、伤寒杆菌、脑膜炎双球菌等)都有一定的体外抑制作用,其中黄连、秦皮、金银花、知母、黄芩、黄柏及黄连解毒汤、龙胆泻肝汤等对淋病双球菌的抑制作用较强;知母、蒲公英、黄柏有抗变形链球菌作用;黄连、黄芩、秦皮等对幽门和空肠弯曲杆菌有抑制作用。抗菌的有效成分有小檗碱、黄芩素、绿原酸、异绿原酸、木犀草素、癸酰乙醛、秦皮乙素、紫草素、苦参碱和穿心莲内酯等,这些有效成分为清热药的深入研究奠定了物质基础。

清热药除体内试验有效外,也得到一些体外试验的印证。黄连解毒汤对实验性细菌性腹膜炎、小檗碱对实验性败血症和清热药组成的清解剂对家兔大肠埃希菌性腹膜炎等均有明显的治疗效果。在研究抗菌作用时,必须注意排除和严格控制各种干扰因素。用含药血清进行体外抑菌试验是研究中药抗菌作用的方法之一。

本类药物的抗菌作用与临床疗效存在差异,如穿心莲内酯、苦参、白花蛇舌草等临床有效,而体外抑菌试验无效。相反,有的清热药体外试验有效(穿心莲水溶性黄酮部分)而进入体内后却无效;复方也有类似情况。因此,单纯以抗菌作用解释清热药的作用是不够的,但也不能否认清热药在治疗感染性疾病中的重要地位。如近年来的研究发现,黄连、蒲公英、土槿皮及黄柏复方等在低浓度时就可破坏细菌超微结构,从膜的损伤至核膜、线粒体的破坏;黄柏复方还能消除卡那霉素不能消除的白念珠菌和小鼠肠道的定居,这些研究对揭示清热药的抗感染机制具有重要意义。

(2)抗病毒:体外试验和临床实践都证明,多种清热药及其复方对多种病毒有一定的抑制作用,如金银花、连翘、黄芩、牡丹皮、赤芍、大青叶、板蓝根、鱼腥草、地骨皮、紫草、野菊花、射干、青蒿素等对流感病毒亚甲型、京科68-1株有明显的抑制作用;蒲公英、败酱草、夏枯草、赤芍、金银花等对单纯疱疹病毒有抑制作用;大青叶对乙型脑炎病毒、腮腺炎病毒以及赤芍对副流感病毒、肠道病毒均有一定的抑制效果;夏枯草、栀子、蚤休、半枝莲等对乙型肝炎病毒有效;黄芩、赤芍、马勃、大青叶、蒲公英、板蓝根、半枝莲、知母、连翘、鱼腥草等对乙肝抗原有抑制作用;苦参碱有抑制乙肝病毒复制等作用。近年来还发现黄连、黄芩、生地黄、蒲公英还能诱生干扰素,阻碍病毒复制。紫花地丁、黄连、紫草、穿心莲、金银花、螃蜞菊、夏枯草等还有抑制艾滋病病毒(HIV)作用,黄芩对HIV反转录酶的抑制作用也很强。

2. 抗毒素 清热药有明显的直接和间接抗毒素作用。

(1)直接作用:清热药具降解内毒素作用。清热药中的金银花、连翘、蒲公英、败酱草等有抗内毒素的作用,龙胆泻肝汤能明显降低实验性内毒素血症动物血浆中内毒素的含量;清热药复方“清解灵”(白头翁、蒲公英、败酱草、大黄、甘草)、“热毒清”(金银花、蒲公英、大青叶、鱼腥草)等能直接破坏和降解内毒素的形态结构,使其失去毒性。如经“清解灵”处理过的内毒素与多黏菌素B处理过的内毒素从电镜下观察到两者结构变化相同,使内毒素的链状盘绕结构崩解呈板状或短片状。热毒清还对内毒素所致的溶酶体膜损伤有保护作用。清热药具有拮抗外毒素作用。外毒素是细菌分泌到体外的物质,毒力大,对机体组织有选择性的毒害作用,小檗碱能使霍乱弧菌毒素所致腹泻潜伏期延长以及腹泻程度减轻,显示其抗外毒素的作用。

（2）间接作用：降低细菌的毒力。抗透明质酸酶作用，清热药如射干等有抗透明质酸酶的作用，阻止细菌、毒素在结缔组织中的扩散，间接降低细菌的毒力。抑制凝固酶的形成，黄芩、知母、牡丹皮及黄连上清丸在低于抑菌浓度时能抑制凝固酶的形成，有利于细菌在体内的消灭。

知识链接

内毒素与外毒素

清热药治疗“里热证”最重要的药理学基础就是抗菌、抗病毒和抗毒素作用。病原菌产生的毒素分为外毒素和内毒素两种。内毒素是当革兰阴性细菌死亡溶解或用人工方法破坏菌细胞后，细胞壁中释放出来的一种脂多糖。当细菌内毒素进入血液后会引起的反应为发热（所以内毒素又称为热原）、绝大多数被革兰阴性菌感染的患者血流中白细胞总数都会增加、严重时会发生内毒素休克。外毒素是革兰阳性细菌和某些革兰阴性细菌分泌或者死亡溶解后释放出来的一种蛋白质。外毒素毒性强，对组织细胞有选择性毒害作用，会引起强烈特殊的临床表现，如白喉棒状杆菌产生的白喉毒素，易结合在外周神经末梢、心肌等处，抑制细胞中蛋白质的合成，从而导致外周神经麻痹和心肌炎等。

3. 解热　发热是温热病的主要症状，患者体温的变化也是临床观察药效和病情发展的重要特征。细菌、病毒、内毒素均可引起内热原释放而致热，清热药中大部分药物和方剂均有明显的解热作用，如石膏、知母、水牛角、羚羊角、黄芩、黄连、金银花、鱼腥草、大青叶、板蓝根、地骨皮、紫草、穿心莲、青蒿、白虎汤、清瘟败毒饮、黄连上清丸等均有较好的退热作用，清热药的退热作用与解表药和西药阿司匹林有所不同，清热药退热时一般不伴有明显发汗，提示解热机制与其有所不同。

课堂活动

解表药和部分清热药都有解热作用，它们的作用机制相同吗？有何不同之处？

4. 抗炎　炎症是产生里热证候的重要原因。清热药对炎症反应均有抑制作用。穿心莲、秦皮等能明显兴奋垂体-肾上腺系统的作用；黄芩、紫草、鱼腥草等对环氧化酶、脂氧化酶二途径多种产物生成有抑制作用；紫草素能抑制白三烯 B_4 的合成。这可能是其抗炎、解毒、解热作用的主要机制。

5. 对免疫功能的影响　机体免疫功能低下是外界致病因素侵入的重要条件；免疫功能异常是多种自身免疫性疾病的原因，清热药对机体免疫功能有很明显的影响，具体表现为：

（1）对非特异性免疫功能的影响：增加白细胞计数，促进白细胞和单核-巨噬细胞的吞噬功能，如蒲公英、金银花、生地黄、牡丹皮、鱼腥草、野菊花、穿心莲等。提高体内自身的抗菌物质，如鱼腥草能提高体内溶菌酶的活性和血浆备解素的水平。以清热药组成的一些复方能使血清总补体水平增加。

（2）对特异性免疫功能的影响：山豆根、黄连、黄芩、蒲公英、金银花等可提高淋巴细胞的转化率和玫瑰花结反应，呈现促进细胞免疫作用。白鲜皮和黄连解毒汤等对细胞免疫具有明显的抑制作用。此外，氧化苦参碱、紫草萘醌、穿心莲内酯、青蒿素、丹皮酚及白鲜皮、鱼腥草、黄芩等均具有抗过敏作用。黄柏、白鲜皮和黄连解毒汤有抑制体液免疫的作用。

清热药对免疫功能的影响与免疫抑制剂糖皮质激素不同，清热药只对免疫过程的某个环节有效，而糖皮质激素对多个环节均有影响。

6. 抗肿瘤 “清热解毒”是中医治疗恶性肿瘤的基本治则，广豆根、青黛、紫草、苦参、知母、半枝莲、白花蛇舌草、地骨皮、穿心莲、青蒿素、赤芍和六味地黄汤等对多种实验性癌肿有明显的抑制作用。对 39 种清热解毒类中药水提液对人早幼粒细胞白血病细胞株（HL-60）杀伤作用的观察，表明 25 种中药对靶细胞有明显的杀伤作用。近年来，中药中常用的抗肿瘤方药有抗癌乙丸（山豆根、拳参、夏枯草、白鲜皮、败酱草、黄药子）、清瘤片（拳参、肿节风、山豆根、半枝莲、白花蛇舌草等）等，均有一定的抗癌效果。

7. 消除自由基 自由基是体内的有“毒”物质，可视为内毒，因此中医所说的“毒”不仅包括细菌、病毒、毒素，也包括自由基。研究证实，清热药复方“热毒清”有较强的清除自由基作用，并认为致病菌和内毒素在体内可诱发自由基。即可谓“外毒入内，内毒中生”，从以上事实说明，清热方药既能清外毒，又能清内毒。其清除自由基的机制尚待深入研究。

此外，黄芩、羚羊角、赤芍、牡丹皮有镇静、抗惊厥作用；知母有抗血小板聚集作用；黄连、黄芩、牡丹皮有降压作用；黄芩、连翘、蒲公英、栀子等有保肝作用；生地黄有强心作用；秦皮、黄连、苦参、马齿苋有利尿作用；黄连、黄柏有抑制胃肠运动的作用；七叶一枝花、穿心莲、龙葵还有抗蛇毒作用。常用清热药的主要药理作用见表 6-1。

表 6-1 清热药的主要药理作用总括表

分类	药物	抗病原体	抗毒素	抗炎	解热	抗肿瘤	调节免疫	其他作用
清热解毒	金银花	+	+	+	+	+	+	保肝利胆、降血脂、降血糖、抗氧化、抗血小板聚集
	连翘	+	+	+	+	+		镇吐、保肝、抗过敏
	大青叶	+	+	+	+	+	+	保肝利胆、抗血小板聚集
	板蓝根	+	+	+	+	+	+	抗氧化、抗血小板聚集
	鱼腥草	+	+	+	+		+	抗过敏、肾保护
	穿心莲	+	+	+	+	+	+	抗蛇毒、保肝利胆、抗血小板聚集、降血糖、抗心肌缺血、终止妊娠
	山豆根	+		+	+	+	+	保肝、抗心律失常、改善血液流变学、平喘、解痉、抗溃疡、中枢抑制
	青黛	+				+	+	保肝
	野菊花	+	+	+		+	+	降血压
	蒲公英	+	+			+	+	保肝、抗溃疡、抗氧化

续表

分类	药物	抗病原体	抗毒素	抗炎	解热	抗肿瘤	调节免疫	其他作用
清热燥湿	黄芩	+	+	+	+	+	+	抗过敏、降脂、护肝、利胆、镇静、降压、抗氧化、抗血栓
	黄连	+	+	+		+	+	正性肌力、负性频率、降血压、抗心律失常、抑制血小板聚集、降血糖、抗溃疡
	黄柏	+		+	+			抗变态反应、降血压、抗溃疡、抗痛风
	苦参	+		+	+	+	+	抗心律失常、抗心肌缺血、抗溃疡、平喘
	龙胆草	+		+			+	保肝利胆、健胃、降血压
清热凉血	牡丹皮	+		+	+	+	+	镇痛、抗过敏、降血糖、降血脂、抗动脉粥样硬化、抗心律失常、改善微循环、保肝、中枢抑制
	赤芍	+	+	+		+		抑制血小板聚集、降血脂、抗动脉粥样硬化、抗脑缺血、保肝、镇静、解痉、抗溃疡
	生地黄	+						对糖皮质激素的影响、抗衰老、对机体环苷酸系统反应性的调节作用
	紫草	+	+	+	+	+	+	抗过敏、镇静、保肝、止血、抗生育
清虚热	青蒿	+	+	+	+	+	+	抗疟、利胆、镇咳、平喘
	地骨皮	+	+	+	+		+	降血糖、降血脂、兴奋子宫
	胡黄连	+						利胆

点滴积累

1. 清热药药性寒凉，主要用于治疗各种“热证”，相当于现代医学中的细菌、病毒感染引起的各种疾病。
2. 清热药的主要药理作用是抗病原微生物、抗细菌内毒素、抗炎、解热和对免疫系统的影响。
3. 清热药的解热作用机制不同于解表药，清热药不通过发汗的作用来解热。

第二节 常用中药

黄 芩

唇形科植物黄芩的干燥根。其有效成分主要是黄酮类化合物，目前已分离出三十多种，有黄芩苷元、黄芩苷、白杨黄素、千层纸素 A、汉黄芩素、汉黄芩苷、黄芩新素Ⅰ、黄芩新素Ⅱ、二氢黄芩苷等，还含有 14 种氨基酸、挥发油、豆甾醇和黄芩酶等。

黄芩味苦，性寒。归肺、脾、胆、大肠、小肠经。具有清热燥湿，泻火解毒，止血安胎的功效。主治热病高热烦渴，肺热咳嗽，血热吐衄，痈肿疮毒，胎动不安等。

【药理作用】

1. 抗病原微生物 黄芩抗菌谱较广。其煎剂对多种革兰阳性菌如金黄色葡萄球菌、溶血性链球菌、肺炎球菌、白喉杆菌、炭疽杆菌等有不同程度的抑制作用；对革兰阴性菌如大肠埃希菌、痢疾杆菌、铜绿假单胞菌、变形杆菌、伤寒杆菌、副伤寒杆菌、霍乱弧菌、结核杆菌、淋病双球菌、幽门弯曲杆菌以及脑膜炎双球菌、钩端螺旋体等亦有抑制作用；对多种致病性皮肤真菌，如堇色毛癣菌、大小芽孢菌、许兰毛癣菌、白念珠菌等亦有一定的抑制作用。黄芩素和汉黄芩苷元是抗菌的有效成分。黄芩煎剂、水浸出液对甲型流感病毒眠株和亚洲甲型有抑制作用。近年来还发现，5，7，4′-三羟基-8-甲氧基黄酮是黄芩抗流感病毒的有效成分之一。此外，黄芩还有抑制乙型肝炎病毒（HBV）抗原的作用，对 HBV 的 3 种抗原即乙肝病毒表面抗原（HBsAg）、乙肝病毒核心抗原（HBcAg）和乙肝病毒 e 抗原（HBeAg）均有显著的体外抑制作用。黄芩苷、黄芩素能抑制艾滋病病毒反转录酶。

2. 抗炎、抗过敏 黄芩的甲醇提取物、黄芩素、黄芩苷和汉黄芩素等均能降低血管通透性，减轻肿胀及抑制关节炎骨质退行性变的继发损害。对急、慢性炎症反应均有抑制作用。抗炎作用机制与其抑制组胺释放及花生四烯酸代谢有关。此外，黄芩苷对 PGE_2 的合成有抑制作用，汉黄芩素还可抑制花生四烯酸转化为 PGE_2。黄芩苷对脂加氧酶的活性有明显抑制作用。黄芩水和甲醇提取物及黄芩苷锌等对Ⅰ型变态反应均有明显的抑制作用。黄芩抗过敏的作用机制与其抗组胺释放、抑制磷酸二酯酶的活性及抑制脂加氧酶的活性有关。

3. 镇静、降血压 黄芩煎剂、浸剂或黄芩苷均有明显的镇静作用，其镇静作用与加强大脑皮质的抑制过程有关。黄芩有明显的降血压作用，其降压作用是直接扩张外周血管的结果，或抑制血管运动中枢所致。

4. 降脂、保肝、利胆 黄芩的主要有效成分黄酮类化合物有明显的降血脂作用。如汉黄芩苷元、黄芩新素Ⅱ能使其血清甘油三酯降低；血清游离脂肪酸的含量减少；黄芩苷元和黄芩苷能使肝组织的胆固醇和甘油三酯含量降低；黄芩苷还能提高血清高密度脂蛋白胆固醇（HDL-C）的水平；对维生素 C-Fe^{2+} 诱导脂质过氧化的大鼠，黄芩素、黄芩苷能使其血清磷脂水平升高，而肝组织磷脂水平降低。黄芩、黄芩苷等对实验性肝损伤有明显的防治作用，能使肝糖原含量增加，转氨酶降低。黄芩煎剂、乙醇提取物、黄芩素和黄芩苷均有利胆作用，能使实验动物的胆汁分泌量增加，其作用以黄芩素最强。

5. 抗氧化　黄芩有明显的抗氧化作用。黄芩苷、黄芩素、汉黄芩素、汉黄芩苷、黄芩新素Ⅱ等对过氧化脂质（LPO）的生成均有显著抑制作用。黄酮的氧化还原能力及亲水亲脂平衡性对其抑制LPO的生成和保护肝脏免受LPO的损伤有关。此外，黄芩苷锌和黄芩苷铜对超氧自由基有明显的清除作用，并呈量效关系。

6. 抗凝血和抗血栓形成　黄芩中的木蝴蝶素因结构与维生素 K_3 相似，可竞争性地抑制凝血过程中维生素 K_3 而发挥抗凝血作用，类似结构的黄酮化合物均有抗凝血效果。黄芩素、汉黄芩素、千层纸素、黄芩新素Ⅱ及白杨素均能抑制由胶原诱导的血小板聚集作用；黄芩素和黄芩苷能抑制由凝血酶诱导的纤维蛋白原转化为纤维蛋白，并能防止内毒素引起的弥散性血管内凝血；白杨素、黄芩素和汉黄芩素还能抑制由ADP和花生四烯酸诱导的血小板聚集作用。黄芩的多种黄酮成分均能抑制血栓的形成。其抗凝血机制与其抑制花生四烯酸的代谢有关。

此外，黄芩还具有促进细胞免疫和抗肿瘤、利尿、解痉作用。黄芩水煎液、黄芩苷对动物实验性白内障有一定的防治作用。黄芩注射液与庆大霉素合用还能减轻后者对肾脏的毒性损害。

【临床应用】

1. 小儿肺炎　黄芩加银花藤制成颗粒。

2. 小儿菌痢　黄芩、黄连、黄柏等研末，灌肠。

3. 预防流脑　用20%黄芩煎剂喉头喷洒。

4. 猩红热　单味黄芩汤有较好的预防作用。

5. 钩端螺旋体病　将等量的黄芩、金银花、连翘制成浸膏片口服。

6. 病毒性肝炎　黄芩苷注射液肌内注射。

7. 急性胆囊炎　黄芩苷静注加口服。

8. 沙眼　用2%~3%黄芩苷眼药水滴眼。

9. 睑腺炎　黄芩、金银花各20g作成水煎液口服。

【不良反应】黄芩毒性低。黄芩苷或黄芩注射给药，少数患者可出现胃部不适和腹泻。点眼有胀痛感。

黄　连

毛茛科植物黄连、三角叶黄连或云连的干燥根茎。其成分主要为小檗碱（黄连素，占7%~9%）、黄连碱、甲基黄连碱、掌叶防己碱（巴马亭、棕榈碱）和药根碱等多种生物碱。近年来又分离出3,4-二羟基苯乙醇葡萄糖苷等。

黄连味苦，性寒。归心、脾、胃、肝、胆、大肠经。具有清热燥湿，泻火解毒的功效。主治湿热内蕴，胸中烦热痞满，舌苔黄腻，黄疸，以及肠胃湿热留恋，呕吐，泻痢，痔疮等症。

【药理作用】

1. 抗病原微生物　黄连和小檗碱均有明显的抗菌作用，且抗菌谱广。对痢疾杆菌、葡萄球菌、链球菌、肺炎双球菌、淋球菌、霍乱弧菌、炭疽杆菌均有较强的抑制作用；对肺炎杆菌、白喉杆菌、鼠疫杆菌、结核分枝杆菌和幽门弯曲杆菌等也有效；对大肠埃希菌、变形杆菌、伤寒杆菌作用较弱。黄连或小檗碱单独应用易产生抗药性。小檗碱和其他清热药或与抗生素伍用，其抗菌作用可成倍增加，且与青霉素、链霉素、异烟肼之间无交叉抗药性。

抗菌机制较为复杂:①黄连和小檗碱能抑制细菌糖代谢中间环节丙酮酸的氧化脱羧过程;②黄连可与菌体内 DNA 形成复合物,从而影响 DNA 等的复制,干扰细菌的生长繁殖;③从超微结构的观察中发现黄连对金黄色葡萄球菌的作用与青霉素相似,可使细菌细胞中隔弯曲,粗细不一,细胞质出现高电子密度的颗粒,这种颗粒很可能是核糖体的异常聚集,从而干扰了细菌蛋白质的生物合成而达到抗菌的效果。

此外,黄连对钩端螺旋体和多种皮肤致病性真菌也有抑制作用。对真菌的作用认为主要作用于真菌细胞膜,改变其渗透性,药物进入细胞后,与核膜中的磷脂结合,导致细胞器消失而抗菌。黄连和小檗碱对各型流感病毒如甲型 PRs 株、EML 株、乙型 Lee 株、丙型 1233 株以及新城鸡瘟病毒均有直接的抑制作用。黄连制剂和小檗碱对体内外阿米巴原虫、阴道滴虫、锥虫均有抑制作用。

2. 抗毒素 黄连和小檗碱能对抗多种病原微生物的毒素而改善毒血症。如小檗碱能对抗霍乱毒素所致的腹泻作用;黄连也可对抗大肠埃希菌毒素引起的腹泻。

3. 解热 实验证明黄连注射液有明显的解热作用,其解热机制可能与抑制中枢 PO/AH 区神经元 cAMP 的生成有关。

4. 抗炎和提高机体的防御功能 黄连的甲醇提取物、小檗碱对多种实验性大鼠足肿胀和肉芽肿有明显的抑制作用。其抗炎机制可能与刺激促皮质激素释放有关。黄连和小檗碱在体内、外均能增强白细胞和单核-吞噬细胞系统的吞噬功能,从而提高机体的防御功能。

5. 对心血管系统的影响

(1)抗心律失常:小檗碱对室性及室上性心律失常均有较好疗效,是一种广谱抗心律失常药。小檗碱能降低心肌自律性、延长动作电位时程及有效不应期,消除折返冲动,抑制心肌 Na^+ 的内流、阻滞 Ca^{2+} 通道。

(2)抗心肌缺血:降低心肌耗氧量,提高整体耐缺氧能力。低剂量小檗碱可使心肌收缩力增强,大剂量小檗碱可抑制心肌收缩力。对心率的影响,主要以负性频率为主。

(3)降压:小檗碱有明显的降压作用,并以舒张压的下降更明显,其降压作用与剂量呈正相关,重复给药无快速耐受性,降压时还伴有肢体和内脏容积增加,小檗碱不仅能扩张外周阻力血管,也能扩张容量血管,从而减轻心脏前后负荷。其降压机制主要是拮抗血管平滑肌 α_1 受体、减慢心率及降低外周血管阻力所致。

6. 抗血小板聚集 小檗碱抑制 ADP、花生四烯酸、胶原及钙离子载体诱导的家兔血小板聚集及 ATP 释放。其中以对胶原诱发的血小板聚集抑制作用最强。

7. 降血糖 黄连煎剂和小檗碱灌服能使正常或高血糖动物的血糖降低,并且有一定的量效关系。小檗碱并不影响胰岛素的分泌与释放,也不影响肝细胞膜胰岛素受体的数目与亲和力,其作用认为是通过抑制糖原异生和促进糖酵解而实现的。

此外,黄连还具有抗肿瘤、抗缺氧、抗胃溃疡、利胆、抑制胃肠平滑肌等作用。

【临床应用】

1. 细菌性痢疾 单味黄连的多种制剂口服,具有显效快、疗程短、副作用小等优点。

2. 急性胃肠炎 黄连粉（加豆蔻）口服。

3. 慢性胆囊炎 小檗碱口服可降低胆汁中胆红素水平，增加胆囊中胆汁量。

4. 呼吸道感染 双黄连粉针剂可治疗急性扁桃体炎、肺炎。

5. 心律失常 小檗碱口服可治疗室性心律失常。

6. 糖尿病 小檗碱口服可用于治疗2型糖尿病。

7. 急性肾盂肾炎 双黄连粉针静滴。

此外，黄连及小檗碱对肺结核、白喉、百日咳、萎缩性胃炎、结核性胸膜炎、上颌窦炎，以及外用对沙眼、化脓性中耳炎、宫颈糜烂、疱疹性角膜炎、烧伤等均有一定的疗效。

ER-6-2

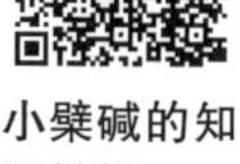

小檗碱的知识链接

【不良反应】 毒性小。黄连煎剂和小檗碱可引起过敏反应，轻者表现为药疹，重者可引起过敏性休克；黄连煎剂、小檗碱片口服可出现胃肠道反应，如腹胀、腹泻、恶心、呕吐等；小檗碱静滴可引起急性心源性脑缺氧综合征，甚至死亡；还可引起循环和呼吸衰竭。此外，小檗碱长期口服偶见血红蛋白和血细胞减少以及溶血性贫血。

金 银 花

忍冬科植物忍冬的干燥花蕾或带初开的花。化学成分含绿原酸类、黄酮类、挥发油、皂苷等，主要为绿原酸类，即绿原酸和异绿原酸。黄酮类化合物如木犀草素、木犀草素-7-葡萄糖苷、忍冬苷等。

金银花味甘，性寒。归肺、心、胃经。具有清热解毒的功效。主治外感风热或温病初起，疮痈肿毒，咽喉肿痛，热毒引起的泻痢便血。

【药理作用】

1. 抗病原微生物 金银花抗菌谱较广，对金黄色葡萄球菌、溶血性链球菌、肺炎双球菌、百日咳杆菌等革兰阳性菌有抑制作用；对志贺痢疾杆菌、伤寒杆菌、大肠埃希菌、铜绿假单胞菌、结核杆菌、脑膜炎双球菌、淋病双球菌等革兰阴性菌也有一定的抑制作用，对钩端螺旋体也有效。本品与青霉素合用可明显增强对耐药金黄色葡萄球菌的抑制作用。此外，金银花水浸剂对多种皮肤真菌如堇色毛癣菌、许兰毛癣菌、铁锈色小芽孢癣菌、红色表皮癣菌、星形奴卡菌等均有抑制作用。人胚肾细胞培养试验证明，金银花水煎液对流感病毒、孤儿病毒、疱疹病毒均有抑制作用。

2. 抗内毒素 金银花提取液有很强的拮抗内毒素作用，作用是对内毒素的直接破坏作用。抗内毒素作用是其治疗“里热证”等重要的药理学基础。

3. 抗炎、解热 金银花既能抑制炎症的渗出，又能抑制炎性增生。黄褐毛忍冬总皂苷对炎症早期的毛细血管通透性增加及炎性渗出水肿均有明显的抑制作用。此外，金银花有明显的退热作用。

4. 对免疫功能的影响 金银花煎剂和注射液能促进白细胞和炎症细胞的吞噬功能，金银花还能激活T淋巴细胞功能，提高淋巴细胞的转化率。

此外，金银花还具有降脂、抗早孕等作用。

【临床应用】

1. 呼吸道感染 金银花注射液肌注治疗气管炎、肺炎。金银花加贯众、甘草水煎浓缩液喷入或滴入咽喉部，用于防治儿童上呼吸道染。

2. **小儿肺炎** 金银忍冬颗粒(金银花加黄芩)口服。

3. **阑尾炎、阑尾脓肿** 以金银花离子透入法可治疗急性阑尾炎和阑尾脓肿。

4. **钩端螺旋体病** 金银花加千里光注射液注射。

5. **皮肤病** 金银花加没药水煎液外用治急、慢性湿疹,接触性皮炎,脚癣等。

6. **肿瘤放疗、化疗口干症** 金银花露。

此外,金银花对菌痢、慢性肠炎、高脂血症、传染性肝炎等也有一定疗效。鲜金银花煎服还可治疗荨麻疹。

【不良反应】金银花和银黄注射液可发生过敏反应。

穿 心 莲

爵床科植物穿心莲的干燥地上部分。含有内酯、内酯苷、黄酮类化合物。

穿心莲味苦,性寒。归心、肺、大肠、膀胱经。具有清热解毒,消肿止痛的功效。主治温病初起,肺热咳嗽,肺痈,咽喉肿痛,痈肿疮毒,毒蛇咬伤。

【药理作用】

1. **抗感染** 对肠炎痢疾、呼吸道感染疗效显著。治疗痢疾,穿心莲内酯比黄酮成分效果好。穿心莲内酯体外无抗菌活性,其抗感染与提高机体非特异性免疫功能、解热和抗炎等作用有关。

2. **抗炎** 穿心莲内酯对急性渗出性炎症有抑制作用,能降低毛细血管通透性。抗炎作用与兴奋垂体-肾上腺皮质系统功能有关。

3. **对免疫功能的影响** 含穿心莲内酯及黄酮类化合物的注射液肌注可明显增强巨噬细胞及外周血中性粒细胞的吞噬能力,并能提高外周血溶菌酶活性,能增强机体非特异性免疫功能。穿心莲内酯灌胃给药能抑制单核-吞噬细胞系统的吞噬功能,使小鼠胸腺萎缩,有免疫抑制作用。

4. **解热** 穿心莲甲、乙、丙、丁素有显著的解热作用,穿心莲丁素作用最明显。

5. **抗肿瘤** 穿心莲内酯及某些衍生物,对多种实验性移植性肿瘤有抑制作用;穿心莲黄酮本身虽无抗肿瘤作用,但能增强环磷酰胺的抗肿瘤作用。

6. **抗心肌缺血** 穿心莲提取物静脉注射对缺血再灌注致心肌损伤有保护作用,能降低心肌细胞内 Na^+、Ca^{2+} 含量,增加 K^+、Mg^{2+} 含量及 K^+/Na^+ 比值,减少心律失常的发生率。抗心肌缺血再灌注损伤作用与抗氧化作用有关。

7. **保肝利胆** 穿心莲内酯对肝损伤有保护作用,降低血清 ALT 和 AST。能明显促进大鼠及豚鼠胆汁分泌,增加胆酸和胆盐的排泄。

8. **终止妊娠** 穿心莲各种提取物静脉注射、腹腔注射、宫内注射,均能终止妊娠,此作用可能与抗孕激素及直接损伤胎盘绒毛滋养层细胞有关。

【临床应用】

1. **肠道感染** 穿心莲总内酯片、穿心莲乙素片可用于治疗急性肠炎痢疾。

2. **呼吸道感染** 穿心莲甲素注射液可治疗急性扁桃体炎、肺炎。穿琥宁注射液(脱水穿心莲内酯琥珀酸半酯)可治疗病毒性肺炎及上呼吸道感染。

3. **绒毛膜上皮癌及恶性葡萄胎** 穿心莲注射液对绒毛膜上皮癌及恶性葡萄胎有一定疗效。

4. 湿疹及荨麻疹 穿心莲内酯注射液可治疗湿疹、顽固性荨麻疹,也用于治疗神经性皮炎、带状疱疹等皮肤病。

【不良反应】口服引起胃部不适、食欲减退等。穿心莲内酯连续大剂量口服,可引起血清 ALT 升高,停药恢复正常。穿心莲注射液及穿琥宁注射液可引起过敏反应,甚至过敏性休克。

牛 黄

牛科动物黄牛的胆囊结石。由牛胆汁或猪胆汁经提取加工而成的称人工牛黄,用作天然牛黄的代用品。天然牛黄的主要化学成分是胆酸、去氧胆酸、胆红素、牛磺酸、胆固醇、麦角固醇、卵磷脂等,其中胆红素含量高达 40%以上,牛黄中还含有 2 种平滑肌收缩物质(SMC)。

牛黄味苦、甘,性凉。归心、肝经。具有清心开窍,豁痰定惊,清热解毒的功效。主治用于高热烦躁,神昏谵语及惊痫抽搐,咽喉肿痛,各种热毒疮痈等症。

【药理作用】

1. 抗病毒 牛黄对乙型脑炎病毒有直接灭活作用,天然牛黄作用比人工牛黄作用强,含胆红素制剂比不含者作用强。

2. 解热 牛黄具有解热和降温作用,能降低发热动物体温,且能降低正常动物体温。牛磺酸是牛黄解热作用的有效成分之一。

3. 抗炎 牛黄对实验性急性和慢性炎症均有抑制作用,能减轻二甲苯致小鼠耳肿胀及蛋清致大鼠足跖肿胀,且能降低醋酸所致小鼠腹腔毛细血管通透性增加,抑制多核细胞游走。

4. 镇静、抗惊厥 天然牛黄口服能减少小鼠的自主活动,对抗咖啡因引起的中枢兴奋,并能协同戊巴比妥的催眠作用,延长小鼠睡眠时间。天然牛黄可对抗咖啡因、戊四氮等引起的小鼠惊厥,延长惊厥潜伏期。牛磺酸是牛黄中枢抑制作用的有效成分。

5. 降压 牛黄口服对自发性高血压大鼠及肾性高血压大鼠,均可产生显著而持久的降压作用。

6. 镇咳祛痰平喘 牛黄、胆酸、去氧胆酸钠等有一定的镇咳祛痰平喘作用。

【临床应用】

1. 高热惊厥 常用牛黄制剂有醒脑静脉注射液、牛黄醒脑注射液、安宫牛黄丸、牛黄清心丸等,治疗小儿高热惊厥、急性感染性疾病高热惊厥、肝性脑病昏迷惊厥等,疗效显著。

2. 急性呼吸道感染 牛黄制剂常用于治疗流感、上呼吸道感染及肺炎等。

3. 其他感染 广泛用于急性咽炎、扁桃体炎、牙周炎、痈疽疔毒等。

【不良反应】有一些不良反应如过敏反应、消化道出血、血小板减少等。使用时应注意。天然牛黄小鼠灌胃 LD_{50}超过 15g/kg,腹腔注射 LD_{50}为 675.8mg/kg。

青 蒿

菊科植物黄花蒿的干燥地上部分。其成分多达 45 种以上,可分为非挥发性和挥发性成分两大类,非挥发性成分主要含多种倍半萜类,有青蒿素、青蒿甲素、青蒿乙素、青蒿丙、丁、戊素,此外还有青蒿酸、青蒿酸甲酯、青蒿醇、棕榈酸、香豆素、莨菪亭和黄酮类化合物;挥发性成分主要是挥发油,有蒿酮、异蒿酮、桉叶素等 20 多种。

青蒿味苦、辛,性寒。归肝、胆经。具有清虚热,除骨蒸,解暑热,截疟,退黄的功效。主治暑热外感,发热,无汗,或温热病,发热,恶寒,寒清热重,以及疟疾等症。

【药理作用】

1. 抗病原微生物 青蒿水煎液对葡萄球菌、卡他球菌、炭疽杆菌、白喉杆菌有较强的抑制作用。青蒿醇提物、醚提物、青蒿酯钠对金黄色葡萄球菌的抑制作用最强,对痢疾杆菌、大肠埃希菌等亦有一定的抑制作用;1%青蒿挥发油对多种皮肤癣菌有抑杀作用。青蒿素对流感病毒 A_3 型京科-2 株有抑制作用;青蒿中的谷甾醇和豆甾醇亦有一定的抗病毒效果。

青蒿醚提取物和醇浸膏对疟原虫有明显的抑制作用。青蒿素具有高效、速效、低毒等特点。其抗疟机制主要是影响疟原虫的膜结构,它能抑制疟原虫表膜、食物泡膜、线粒体膜细胞色素氧化酶的功能而直接杀灭疟原虫。青蒿素分子结构中所独有的过氧基是产生抗疟作用的必要基团。此外,青蒿素及其衍生物还有抗动物血吸虫、华支睾吸虫等作用。

2. 解热、镇痛 青蒿水提物能使正常动物的体温下降;对实验性发热动物的体温也有明显降低作用,青蒿的解热活性物质在花前期含量较高。青蒿水提物能明显提高痛阈和抑制疼痛反应。

3. 抗炎、免疫调节 青蒿水提物有明显的抗炎作用。其较强的抗炎效果是其清热的科学依据。青蒿素能增强巨噬细胞的吞噬功能;促进淋巴细胞的转化率;青蒿琥酯可阻止白细胞介素和各类炎症介质的释放,对体液免疫具有抑制或调节作用。

此外,青蒿酸和青蒿 B 衍生物等具有抗肿瘤作用;青蒿挥发油有祛痰、镇咳、平喘作用;青蒿素尚有抑制心肌收缩力、降低冠脉流量和血压的作用,并有抑制外周白细胞和诱生干扰素作用,还有利胆及耐高温作用。

【临床应用】

1. 疟疾 青蒿素片剂、油剂、油混悬剂、水混悬剂等治疗间日疟、恶性疟,在疗效、低毒方面优于氯喹和其他抗疟药。缺点是复发率高。青蒿素在抢救脑型疟和抗氯喹的恶性疟方面疗效突出。

2. 慢性气管炎 青蒿挥发油的多种剂型(滴丸、胶囊、微囊),有较好的祛痰、镇咳、平喘作用。

3. 退热 青蒿水煎液或注射液对各种发热均有一定的疗效。

4. 硅沉着病 青蒿浸膏片长期口服,有较好的预防和治疗效果。

5. 皮肤真菌病 青蒿油搽剂外用。

此外,青蒿及其有效成分对盘状红斑狼疮、尿潴留、登革热、婴幼儿秋季腹泻、神经性皮炎、鼻出血和口腔黏膜扁平苔藓等均有一定的治疗效果。

ER-6-3

青蒿素的知识链接

【不良反应】青蒿毒性低,其浸膏片口服少数患者可出现恶心、呕吐、腹痛、腹泻等消化道症状。青蒿注射液可引起过敏反应,应予注意。

知 母

百合科植物知母的干燥根茎。主要含甾体皂苷类,主要有菝葜皂苷元,还含有黄酮类,如芒果苷、异芒果苷和知母多糖及烟酸等。

知母味苦、甘,性寒。归肺、胃、肾经。具有清热泻火,滋肾润燥的功效。用于外感发热,高热烦渴,肺热燥咳,内热消渴,肠燥便秘。

【药理作用】

1. 抗病原微生物作用 知母煎剂对金黄色葡萄球菌、伤寒杆菌、痢疾杆菌、副伤寒杆菌、大肠埃希菌、变形杆菌、结核杆菌、霍乱弧菌、肺炎双球菌、溶血性链球菌、淋病双球菌、白念珠菌等都有不同程度的抑制作用;对多种致病性皮肤真菌如许兰毛癣菌、同心性毛癣菌等亦有抑制作用。

2. 解热 知母浸膏有明显的解热效应,其解热特点是慢而持久。解热机制与抑制 Na^{+}-K^{+}-ATP酶,使产热减少相关。

3. 对β肾上腺素受体的调节作用 知母及其有效成分对"甲高"模型中过多的β受体有下调作用,下调机制主要是使β受体蛋白质合成过快的速率变慢。因此,用知母水煎液及其皂苷元后,能使甲状腺素和氢化可的松所致的"阴虚"模型动物脑、肾中β受体的功能下降,血中cAMP含量减少。这可能是知母清热泻火的重要机制。此外,知母还能调节失调的β受体和M受体功能,使之恢复正常。

4. 降血糖 知母水提物和多糖能降低正常动物的血糖,对高血糖动物的降糖作用更强。知母能促进脂肪组织对葡萄糖的摄取,并能使肝糖原含量下降,知母聚糖A、B、C、D是降血糖的有效成分,其中以知母聚糖B的活性最强。

5. 其他作用 知母皂苷具有抗肿瘤作用;芒果苷有明显的利胆作用;知母甲醇提取物有抑制血小板聚集作用;知母中的烟酸有维持皮肤与神经健康及促进消化功能的作用。知母能保护肾上腺皮质,减轻糖皮质激素所致的副作用。

【临床应用】可用于结核病、慢性支气管炎和急性传染病的治疗,以改善症状。

苦 参

豆科植物苦参的干燥根。主要成分为生物碱和黄酮类。现已分离出的生物碱多达20余种,目前认为具有药理活性的5种主要生物碱是苦参碱、氧化苦参碱、槐果碱、槐胺碱及槐定碱。黄酮类为二氢黄酮、黄酮醇和二氢黄酮醇等。

苦参味苦,性寒。归心、肝、胃、大肠、膀胱经。具有清热燥湿,祛风杀虫的功效。主治湿热下痢,黄疸,赤白带下,阴部瘙痒,周身风痒,疥疮顽癣,麻风等症。

【药理作用】

1. 抗菌 苦参醚提物及醇提物对金黄色葡萄球菌有较强的抑菌作用;苦参水浸剂对堇色毛癣菌、同心性毛癣菌、许兰毛癣菌、奥杜盎小芽孢癣菌等有抑制作用。

2. 抗炎 苦参碱对小鼠巴豆油引起的耳郭肿胀、醋酸引起的小鼠腹腔渗出增加、大鼠角叉菜胶性足垫肿胀,均有抑制作用。

3. 抗肿瘤 苦参碱在体内外对小鼠艾氏腹水癌及肉瘤S_{180}有抑制作用。

4. 升高白细胞计数 苦参总碱及氧化苦参碱有明显的升白作用,对环磷酰胺、X射线与钴射线照射引起的白细胞减少有明显的治疗作用。

5. 抗心律失常 苦参碱能对抗三氯甲烷-肾上腺素诱发的猫室性纤颤;也可对抗乌头碱诱发的大鼠心律失常及哇巴因诱发的豚鼠室性纤颤．对三氯甲烷吸入所致的小鼠心室纤颤、乌头碱诱发的大鼠心律失常、三氯甲烷-肾上腺素诱发的兔心律失常有明显对抗作用;苦参总黄酮能对抗心肌细胞团自发及哇巴因诱发的搏动节律失常。

6. 其他作用 苦参有明显的利尿作用;苦参生物碱尚有解热、免疫抑制作用。

【临床应用】

1. 急性肠炎 复方苦参对滴虫性肠炎、慢性结肠炎均有一定的治疗作用。

2. 滴虫性阴道炎 苦参粉末阴道局部外用,对滴虫性阴道炎、真菌性阴道炎均有一定疗效。

3. 皮肤病 苦参水煎液口服治疗急慢性湿疹、荨麻疹、药物性剥脱性皮炎及肛门周围皮肤炎(外用),均获得一定疗效。

4. 心律失常 苦参合剂治疗冠心病、风湿性心脏病、病毒性心肌炎等并发的心律失常,取得一定疗效。

【不良反应】 苦参制剂常见胃肠刺激反应,如上腹部灼热感、恶心、呕吐、泛酸、腹泻、食欲减退等,临床反应高达30%;少数患者出现头晕、耳鸣、烦躁、颤抖等神经、精神症状,为避免这些副作用,不宜大剂量使用。

板蓝根(大青叶)

十字花科植物菘蓝的干燥根为板蓝根,干燥叶为大青叶。主要化学成分为靛蓝、靛玉红等。靛蓝系由其所含的菘蓝苷(大青素B)经弱碱水解生成吲哚醇,继而变为靛蓝及果糖酮酸。

大青叶与板蓝根味苦,性大寒。归心、胃经。具有清热解毒,凉血的功效。主治时行热病、热入血分、高热神昏及热毒发斑,丹毒,咽喉肿痛,口疮,肿毒等症。

【药理作用】

1. 抗病原微生物 大青叶煎剂体外试验对金黄色葡萄球菌、甲型链球菌、脑膜炎双球菌、肺炎链球菌、卡他球菌、伤寒杆菌、大肠埃希菌、流感嗜血杆菌、白喉杆菌及痢疾杆菌有一定抑制作用;大青叶对乙型脑炎病毒、腮腺炎病毒、流感病毒等也有抑制作用。此外,大青叶有杀灭钩端螺旋体的作用。

2. 抗内毒素 体内外试验表明大青叶有抗大肠埃希菌内毒素的作用。

3. 抗炎、解热 板蓝根煎剂给兔灌服,可抑制二甲苯引起的局部皮肤炎症反应,降低毛细血管通透性。灌胃可使大鼠甲醛性脚肿胀减轻或消退加速,可使霍乱、伤寒混合疫苗引起发热的家兔体温明显下降。

4. 其他 靛玉红对小鼠白血病L7212的抑制率较高。

【临床应用】

1. 防治上呼吸道感染 对病毒、细菌混合感染具有较好疗效;小儿病毒性上呼吸道感染,可用板蓝根颗粒或注射剂治疗。

2. 流行性乙型脑炎 用药4~5天即见退热,头痛、呕吐、抽搐以及脑膜刺激症状等减轻或消失,但对已出现后遗症者无效。

3. 流行性感冒 本品有防治效果。

4. 急性传染性肝炎 大青叶、板蓝根用于大规模肝炎流行的预防,可减少发病率;用于治疗,能缓解或消退症状。

5. **细菌性痢疾、急性胃肠炎、腮腺炎。**

【不良反应】大青叶与板蓝根内服，未见明显毒副作用，少数病例可见轻度消化道不适症状；注射剂肌注或静注，少数患者可引起过敏反应，如皮炎、药疹等，重者可致过敏性休克。

鱼 腥 草

三白草科植物蕺菜的新鲜全草或干燥地上部分。主要成分为挥发油（约 0.05%），油中主要有效成分为鱼腥草素（即癸酰乙醛），尚含甲基正壬酮等。

鱼腥草味辛，性微寒。归肺经。具有清热解毒，消痈肿的功效。主治肺痈，痰热壅滞，咳吐脓血，各种实热性的痈毒肿痛等症。

【药理作用】

1. **提高机体免疫力** 鱼腥草可以增强白细胞的吞噬能力，在治疗慢性气管炎时，合成鱼腥草素可使患者白细胞对白色葡萄球菌的吞噬能力明显提高。

2. **抗菌** 鱼腥草中提得的一种黄色油状物，对酵母菌、霉菌、溶血性链球菌、金黄色葡萄球菌、流感嗜血杆菌、卡他球菌、肺炎球菌、大肠埃希菌、痢疾杆菌、伤寒杆菌有明显的抑制作用。人工合成的癸酰乙醛亚硫酸氢钠加成物称为合成的鱼腥草素。合成的十二酰乙醛亚硫酸氢钠加成物称为新色腥草素，体内外试验表明对多种细菌均有较明显的抑制作用：对金黄色葡萄球菌及耐青霉素 MIC 为 62.5～80mg/ml，对流感嗜血杆菌为 1.25mg/ml。

3. **抗病毒** 用人胚肾原代单层上皮细胞组织培养，鱼腥草煎剂对流感亚洲甲型京科 68-1 株有抑制作用，并能延缓孤儿病毒 ECHO11 的生长。其中鱼腥草素Ⅲ对流感病毒感染小鼠有预防性保护作用，合成鱼腥草素的衍生物亦有较强的抗病毒作用。鱼腥草提取物对复流感病毒感染的小鼠有明显的预防保护作用，而对脑心肌炎病毒及疱疹病毒Ⅱ型感染无明显保护作用。并证明鱼腥草抗流感病毒成分存在于非挥发物中。

4. **止咳、平喘** 鱼腥草煎剂对氨水喷雾引起的小鼠咳嗽有止咳作用。鱼腥草油能明显拮抗 SRS-A 增加豚鼠肺溢流的作用；并能明显抑制致敏豚鼠离体回肠的过敏性收缩，拮抗组胺、乙酰胆碱对豚鼠回肠的收缩，对豚鼠过敏性哮喘具有明显的保护作用。

5. **抗炎** 鱼腥草煎剂对大鼠甲醛性足肿胀有显著抑制作用，对冰醋酸引起的腹腔毛细血管染料渗出也有显著抑制作用。

【临床应用】

1. **呼吸系统感染** 鱼腥草多种制剂及合成鱼腥草素注射液对上呼吸道感染、支气管炎、肺炎、肺脓肿及慢性气管炎均有较好疗效。

2. **皮肤病** 鱼腥草等蒸馏液或鲜品捣烂局部外敷，治疗单纯性疱疹，脓皮病，疖痈及创口感染疗效显著。

3. **外科感染** 鱼腥草注射液用于防治外科手术后感染、输液引起的静脉炎有效。

4. **妇科感染** 慢性宫颈炎、子宫糜烂，鱼腥草制剂外用，有较好疗效。

5. **钩端螺旋体病** 流行季节服用鱼腥草片或注射液肌内注射，对钩端螺旋体有预防作用。

【不良反应】鱼腥草毒性小，口服有鱼腥味；肌注局部可产生疼痛。鱼腥草注射液可引起过敏反应，如药物皮炎，末梢神经炎等，重者可引起过敏性休克，应引起重视。

栀 子

茜草科植物栀子的干燥成熟果实。有效成分为苷类，如栀子苷、去羟栀子苷（京尼平苷）等。此外，尚含有β-谷甾醇、藏红花苷、栀子素、藏红花酸、熊果酸等成分。

栀子味苦，性寒。归心、肝、肺、胃经。具有清热泻火，凉血解毒的功效。主治热病发热，心烦不宁，热毒、实火引起的吐血，鼻出血，尿血，目赤肿痛和疮疡肿毒等症。

【药理作用】

1. 抗病原微生物 栀子对金黄色葡萄球菌，卡他球菌，淋球菌，脑膜炎双球菌及多种皮肤真菌均有不同程度的抑制作用。对乙肝病毒-DNA聚合酶也有抑制作用。

2. 降血压 栀子煎剂和醇提物灌胃或腹腔注射给麻醉或不麻醉的猫、大鼠，均有较持久的降压作用。切断两侧迷走神经或给予阿托品后，其降压作用显著减弱或完全消失，故认为其降压部位在中枢，主要可以通过增强延髓副交感神经中枢紧张度而发挥降压效应。

3. 镇静、降温 栀子醇提物能减少小鼠自发活动，延长环己巴比妥钠睡眠时间而具有镇静作用；栀子醇提物还能使正常大小鼠体温显著下降，作用持久，熊果酸可能是栀子镇静、降温的有效成分。

4. 抗炎 栀子醇提物、水提物、乙酸乙酯部分和京尼平苷均具有一定抗炎和治疗软组织损伤的作用。

5. 利胆、保肝 栀子利胆作用与去氢胆酸钠相同，人服用栀子煎剂后，造影可见胆囊收缩、容积缩小，亦表明栀子促进胆汁排泄。栀子还能减轻四氯化碳引起的肝损伤，具有保肝作用。

【临床应用】

1. 急性黄疸型肝炎 栀子煎剂治疗急性黄疸型肝炎有一定疗效。

2. 扭挫伤 生栀子粉用蛋清和面粉调敷患处，或用温水调成糊状，加少许酒精调敷均有效。

【不良反应】 栀子毒性小，煎剂灌服对小鼠的 LD_{50} 为172.21g/kg，腹腔注射为20.96g/kg。

生 地 黄

玄参科植物地黄的干燥块根。主要含有植物甾醇、糖类、氨基酸、环烯醚萜苷以及梓醇。

生地黄味甘，性寒。归心、肝、肾经。具有滋阴凉血的功效。主治热病发斑疹，身热舌绛，或热病伤阴，低热不退，舌红，口干，唇燥，以及血热妄行等症。

【药理作用】

1. 对糖皮质激素的影响 给家兔连续灌胃地塞米松，血浆皮质酮浓度明显受到抑制，如果同时灌胃生地黄水煎液，可使血浆皮质酮浓度升高，对垂体-肾上腺皮质系统有保护作用。

2. 抗衰老 过多自由基诱发组织老化。生地黄水煎液在体外能抑制大鼠肝匀浆过氧化脂质的生成，能清除超氧自由基，可减轻自由基对机体组织的破坏，达到延缓组织老化的目的。

3. 对机体环磷酸腺苷系统反应性的调节作用 给小鼠肌内注射甲状腺素或醋酸氢化可的松，可形成模拟阴虚的动物模型，前者简称“甲亢”，后者简称“氢考Ⅰ型”，上述动物模型皮下注射异丙肾上腺素后，血浆磷酸腺苷浓度迅速上升，给予生地黄和龟甲水提液后，能使动物血浆环磷酸腺苷水平明显下降,提示生地黄等滋阴药是通过调节环磷酸腺苷系统的异常起作用的。

4. 抗真菌 利用体外试管法试验发现,地黄水浸液对须疮癣菌、石膏样小芽孢菌、羊毛状小芽孢菌均有抑制作用。

【临床应用】

1. 免疫性疾病 用于治疗风湿性关节炎、心肌炎、干燥综合征、肾炎等自身免疫性疾病有一定疗效。

2. 皮肤病 生地黄水煎液治疗湿疹、神经性皮炎有显著疗效。

【不良反应】大量使用生地黄,个别患者可出现腹痛、腹泻,与山药配合使用可减轻症状。其他不良反应还有头晕、疲乏、心悸等,用药过程中逐渐减轻。

点滴积累

1. 黄芩的主要药理作用 抗病原微生物、抗炎抗过敏、降脂保肝利胆、镇静、降血压、抗凝血和抗血栓形成等。
2. 黄连的主要药理作用 抗病原微生物、解毒、解热、抗炎、对心血管系统的降压、正性肌力和负性频率以及抗心律失常、降血糖。 主要用于:细菌性痢疾、急性肠胃炎等。
3. 金银花的主要药理作用 抗病原微生物、抗内毒素及抗炎、解热、对免疫功能的影响。 主要用于:呼吸道感染、小儿肺炎及皮肤病等。
4. 穿心莲的主要药理作用 抗感染、抗炎、解热、保肝利胆、抗心肌缺血、对免疫功能的影响等。 主要用于:呼吸道感染、肠道感染等。
5. 牛黄的主要药理作用 抗病毒、解热、抗炎、镇静抗惊厥、降压、镇咳祛痰平喘。
6. 青蒿的主要药理作用 抗病原微生物,对疟原虫红细胞内期有直接杀灭作用、解热、镇痛、抗炎和免疫作用。 主要用于:疟疾、慢性气管炎和退热。
7. 知母的主要药理作用 抗病原微生物、抑制 Na^+-K^+-ATP 酶减少产热而解热、对 β 肾上腺素受体的调节作用是其清热泻火的药理学基础,而降低血糖的作用是其生津润燥的药理学基础。
8. 苦参的主要药理作用 抗菌、抗炎、升高白细胞计数和抗心律失常等。
9. 板蓝根(大青叶)的主要药理作用 抗病原微生物、抗内毒素和抗炎、解热。
10. 鱼腥草的主要药理作用 抗菌、抗病毒、抗炎、提高免疫力、止咳平喘。
11. 栀子的主要药理作用 抗病原微生物、镇静降温、降压、抗炎、利胆保肝。
12. 生地黄的主要药理作用 对糖皮质激素的影响、抗衰老、对机体环磷酸腺苷系统反应性的调节作用、抗真菌。

第三节 常用制剂

黄连上清丸

【组成】黄连,黄芩,黄柏(酒炒),栀子(姜制),连翘,蔓荆子(炒),防风,荆芥穗,白芷,菊花,薄荷,酒大黄,桔梗,川芎,石膏,旋覆花,甘草。

【功效主治】清热通便,散风止痛。用于上焦风热所致的头晕脑胀,牙龈肿痛,口舌生疮,咽喉红肿,耳痛耳鸣,大便干燥,小便黄赤。

【药理作用】

1. 抗病原微生物 黄连、黄芩、黄柏等对细菌、病毒、真菌、原虫等有抑制作用。

2. 镇静、解热 石膏成分为 $CaSO_4 \cdot 2H_2O$,具有解热、止渴的作用;栀子含有栀子苷,具有抑制中枢神经系统功能的作用;连翘含有连翘醇苷,具有解热、抑菌的作用;桔梗含有桔梗皂苷,具有解热镇、抗炎、镇咳祛痰作用。黄连、黄芩、黄柏、防风、连翘、石膏有不同程度的解热镇静作用。

3. 降血压 本方对心脏 β 肾上腺素受体有兴奋作用,是其降压的重要机制之一。本方中黄芩、黄柏具有较强的钙离子拮抗剂样活性成分,此与降压亦有关系。

【临床应用】

1. 急性口腔炎、急性牙龈炎。

2. 咽喉炎、扁桃体炎。

3. 急性结膜炎、急性中耳炎。

【不良反应】偶见急性肝损害;偶见腹泻或伴轻度腹痛。

双黄连口服液

【组成】金银花,黄芩,连翘。

【功效主治】辛凉解表,清热解毒。用于外感风热所致的感冒,症见发热、咳嗽、咽痛。

【药理作用】

1. 抗病原微生物 方中连翘含连翘醇苷,金银花含绿原酸、异绿原酸,均有抑菌作用,黄芩含有黄芩苷、黄芩素,具有抗菌消炎的作用。体外抑菌试验结果表明,双黄连口服液对金黄色葡萄球菌、表皮葡萄球菌、溶血性链球菌、肺炎克雷伯菌、变形杆菌、伤寒杆菌等均有抑制作用,尤其对金黄色葡萄球菌、表皮葡萄球菌和变形杆菌的抑制作用较强,其抑菌力与药物浓度呈正相关。此外,有抗流感病毒作用,对呼吸道合胞病毒、副流感病毒均有直接抑制作用。

2. 增强免疫 本药可增强家兔淋巴细胞产生干扰素的能力;促进小鼠溶血素形成,双黄连气雾剂能增强人外周血和家兔血自然杀伤(NK)细胞活性。

【临床应用】适用于病毒和细菌感染引起的肺炎、气管炎、支气管炎、咽炎、扁桃体炎等上呼吸道感染,及感冒、病毒性流感引起的发热、咽痛、咳嗽和老年性哮喘。

【不良反应】无明显毒副作用,长期或重复服用不产生残毒和抗药性,偶见过敏反应。

牛黄解毒片

【组成】牛黄,雄黄,石膏,冰片,大黄,黄芩,桔梗,甘草。

【功效主治】泻火解毒,消肿止痛。用于火热内盛,咽喉肿痛,牙龈肿痛,口舌生疮,目赤肿痛。

【药理作用】

1. 解热 本方中的牛黄、桔梗、石膏均有解热作用。甘草对发热的小鼠、大鼠和家兔均有退热作用,可抑制体温调节中枢对致热原的反应。此外,甘草有皮质激素样作用,可降低机体对细菌内毒素的反应性，抑制炎症反应，也有助于退热。

2. 抗炎 本方具有明显的非特异性抗炎作用。实验表明，对蛋清诱发大鼠足跖水肿，巴豆油诱发小鼠耳郭肿胀及冰醋酸诱发腹腔炎症有明显抑制作用。

3. 抗菌 本方体外对革兰阳性球菌显示较强的抑菌活性，对革兰阴性菌中除变形杆菌在一定药液浓度下呈现较强的抑菌作用外，其余对肺炎、大肠埃希菌和铜绿假单胞菌均无作用。

【临床应用】

1. 咽喉炎、扁桃体炎 口服本方汤剂或提取物片剂。

2. 牙龈炎 本方提取物溶于水，含漱。

3. 便秘 口服片剂可治疗阳明实热证之大便秘结。

4. 外治带状疱疹 用本方水煎剂外用。

黄连解毒汤

【不良反应】

1. 过敏反应 常用剂量时偶见皮肤过敏反应，皮肤剧痒、潮红、粟粒样丘疹；也有出现多例过敏性休克的报道。

2. 出血倾向 有报道用牛黄解毒片后引起血小板减少，出现皮肤、黏膜出血。

3. 其他 偶致支气管哮喘、肝功能损害。

点滴积累

1. 黄连上清丸的主要药理作用　抗病原微生物、镇静、解热和降压。 主要用于：急性口腔炎、牙龈炎、咽喉炎、扁桃体炎和中耳炎等。
2. 双黄连口服液的主要药理作用　抗病原微生物、增强免疫。 主要用于：上呼吸道感染及感冒、病毒性流感引起的发热、咽痛、咳嗽和老年性哮喘。
3. 牛黄解毒片的主要药理作用　解热、抗炎和抗菌。 主要用于咽喉炎、扁桃体炎、牙龈炎和便秘。

目标检测

一、单项选择题

1. 下列不是清热药主要药理作用的是(　　)

A. 发汗　　B. 抗菌　　C. 抗炎　　D. 抗毒素

2. 清热药抗细菌内毒素作用的主要环节是(　　)

A. 中和细菌内毒素　　B. 抑制细菌的生长繁殖

C. 直接降解细菌内毒素　　D. 抑制细菌内毒素的释放

3. 下列不属于清热药的抗菌有效成分的是(　　)

A. 小檗碱　　B. 苦参碱　　C. 绿原酸　　D. 原儿茶酸

4. 下列具有正性肌力作用的清热药是(　　)

A. 金银花　　B. 穿心莲　　C. 板蓝根　　D. 黄连

5. 可抑制小鼠皮肤被动过敏反应的药物是(　　)

A. 黄芩　　B. 黄连　　C. 金银花　　D. 板蓝根

6. 黄芩抗炎作用的主要环节是(　　)

A. 提高机体免疫功能　　B. 抑制炎症介质的生成和释放

C. 抑制成纤维细胞的增生　　D. 抑制细胞因子的转录

7. 黄芩降压作用的机制可能是(　　)

A. 抑制血管运动中枢　　B. 阻断交感神经

C. 拮抗心脏 β 受体　　D. 阻滞血管壁钙通道,扩张血管

8. 与黄连功效相关的药理作用不包括(　　)

A. 抗炎、解热　　B. 抗溃疡　　C. 中枢兴奋　　D. 抗细菌毒素

9. 小檗碱降血糖的作用特点是(　　)

A. 对正常小鼠血糖无明显影响

B. 对自发性糖尿病 KK 小鼠无明显影响

C. 抑制糖原异生和促进糖酵解,降低血糖

D. 促进胰岛素的释放、增加肝细胞膜胰岛素受体数量

10. 治疗糖尿病可选用的清热药是(　　)

A. 黄芩　　B. 黄连　　C. 苦参　　D. 金银花

11. 板蓝根的药理作用不包括(　　)

A. 抗病毒　　B. 抗菌

C. 抗心律失常　　D. 提高机体免疫功能、保肝

12. 下列哪项是鱼腥草的抗菌有效成分(　　)

A. 小檗碱　　B. 黄芩素　　C. 绿原酸　　D. 癸酰乙醛

13. 栀子的主要药理作用不包括(　　)

A. 抗病原体　　B. 抗炎　　C. 镇静、镇痛　　D. 抗肿瘤

14. 小檗碱对心血管系统的作用是(　　)

A. 降压作用　　B. 加快心率

C. 缩短动作电位时程及有效不应期　　D. 促进心肌细胞 Na^+ 内流

15. 金银花常用于治疗(　　)

A. 流行性脑脊髓膜炎　　B. 急性呼吸道感染

C. 滴虫性阴道炎　　D. 慢性湿疹

16. 青蒿素抗疟作用发生在(　　)

A. 红细胞内期　　B. 红细胞前期

C. 红细胞外期　　D. 疟原虫配子体

17. 知母解热作用的机制是(　　)

A. 抑制体温调节中枢的功能　　B. 抑制 Na^+,K^+-ATP 酶活性

C. 抑制前列腺素的合成　　D. 稳定溶酶体膜

18. 知母与天花粉、麦冬等配伍可治疗(　　)

A. 甲状腺功能亢进　　B. 糖尿病　　C. 胰腺炎　　D. 胆囊炎

19. 与知母生津润燥功效相关的药理作用是(　　)

A. 降血糖　　B. 降血脂　　C. 降血压　　D. 抗惊厥

20. 下列属于研究药物抗炎作用的实验方法的是(　　)

A. 抑制醋酸所致小鼠腹腔毛细血管通透性增高的实验

B. 抑制小鼠被动皮肤过敏反应的实验

C. 对抗组胺引起豚鼠离体气管痉挛性收缩的实验

D. 降低干酵母引起大鼠发热作用的实验

二、多项选择题

1. 清热药的主要药理作用是(　　)

A. 抗病原体　　B. 解热　　C. 抗炎

D. 抑制免疫　　E. 抗溃疡

2. 黄连抗溃疡作用环节包括(　　)

A. 抑制胃酸分泌　　B. 对抗盐酸-乙醇损伤胃黏膜

C. 增加胃黏膜血流量　　D. 抑制幽门螺杆菌

E. 增加胃黏液分泌

3. 黄芩的临床应用包括(　　)

A. 小儿呼吸道感染　　B. 急性菌痢　　C. 病毒性肝炎

D. 糖尿病　　E. 室性期前收缩

4. 小檗碱的临床应用包括(　　)

A. 细菌性痢疾　　B. 慢性胆囊炎　　C. 室性期前收缩

D. 糖尿病　　E. 胃及十二指肠溃疡

5. 黄连抗菌作用的特点是(　　)

A. 低浓度抑菌,高浓度杀菌

B. 金黄色葡萄球菌等对黄连不易产生耐药性

C. 对阿米巴原虫无明显抑制作用

D. 小檗碱对多种病毒有抑制作用

E. 小檗碱对耐药菌株的耐药质粒有消除作用

三、简答题

1. 试述清热药的主要药理作用。

2. 试述黄连抗病原体作用的特点和机制。

3. 黄芩抗炎作用的环节包括哪些方面?

4. 试述知母解热作用的特点和作用机制。

5. 与金银花清热解毒功效相关的药理作用有哪些?

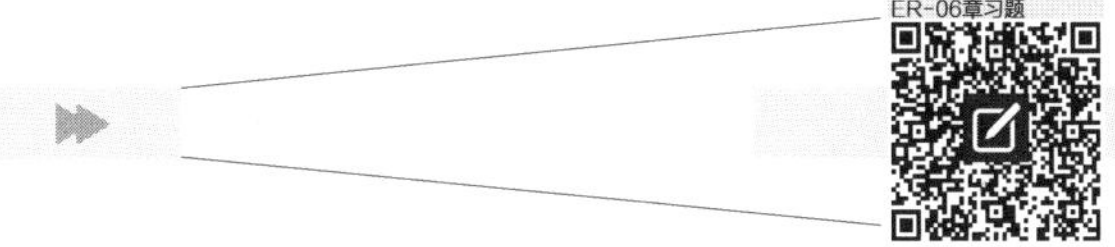

（曹露晔）

第七章

泻下药

学习目标

1. 掌握泻下药的主要药理作用。
2. 掌握大黄的药理作用、有效成分与作用机制、临床应用。
3. 熟悉芒硝、番泻叶、火麻仁的药理作用与临床应用。
4. 了解九制大黄丸、麻仁润肠丸的药理作用与临床应用。

导学情景

情景描述：

王女士正处于哺乳期，因便秘自行购买麻仁润肠软胶囊服用。 结果王女士没有好转，孩子却开始腹泻。

学前导语：

便秘在人群中的患病率很高，但只有一小部分便秘者就医。 便秘可以影响各年龄段的人，其中女性多于男性，老年人多于青、壮年人。 便秘发病率高、病因复杂，严重时会影响生活质量，且常伴有腹痛或腹部不适。 部分患者还伴有失眠、烦躁、多梦、抑郁、焦虑等精神心理障碍。 中医所述里实证的临床表现与便秘症状相似，临床上多用泻下药进行治疗。本章将带领同学们学习泻下药的药理作用。

第一节　概述

凡能通利大便，排除积滞，攻逐水饮的药物称为泻下药。本类药物多味苦、咸，性寒，入大肠经，其主要功效为泻下通便、消除积滞、通腑泻热、祛除水饮，主要适用于大便秘结、肠道积滞、实热内积及水饮内停等里实证。里实证的主要病因是胃肠道蠕动功能减弱、病原微生物感染等，其病理过程包括便秘、发热、腹痛、炎症等。本类药物可用于急腹症、高氮质血症及感染性疾病的治疗。泻下药根据作用强度和适应证，分为：润下药，如火麻仁、郁李仁等；攻下药，如大黄、芒硝、番泻叶等；峻下逐水药，如芫花、甘遂等。

本类药物以泻下作用为主，但与西药的泻下药不尽相同，其作用与临床应用比较广泛。

现代研究认为泻下药与功效有关的主要药理作用如下：

1. 泻下　本类药物及其复方均有明显泻下作用，按其作用机制分为：①容积性泻药，如芒硝因含硫酸钠，在体内不易被吸收，致使肠内渗透压升高，大量水分保留在肠腔，使肠容积增大、肠管扩张，机械性地刺激肠壁，引起肠蠕动增加，引起泻下；②接触性泻药，如大黄、番泻叶含蒽醌类，牵牛子因所含的牵牛子苷分解出牵牛子素，芫花中的芫花素，与肠黏膜接触，改变肠黏膜的通透性，使电解质和水分向肠腔扩散，使肠腔内水分增加，肠蠕动增强而引起泻下；③润滑性泻药，如火麻仁因含脂肪油，通过润滑肠壁、软化粪便而发挥泻下作用。

课堂活动

治疗便秘，你所知道的药物有哪些？ 其作用机制分别是什么？

2. 利尿 芫花、大戟、商陆、牵牛子、大黄等均有不同程度的利尿作用。芫花煎剂给大鼠灌胃可明显促进水钠排泄，增加尿量；大戟可使实验性腹水大鼠明显利尿；大黄所含蒽醌亦有轻度利尿作用，利尿机制与肾小管上皮细胞 Na^+-K^+-ATP 酶有关。

3. 抗病原体 甘遂、芫花、大戟和大黄对革兰阴性菌、革兰阳性菌中的多种细菌有效，且对某些病毒、真菌以及有些致病性原虫均有抑制作用。商陆、番泻叶的煎剂，芫花的水、醇提取物等对肺炎球菌、流感嗜血杆菌、痢疾杆菌及某些皮肤真菌分别有不同程度的抑制作用。

4. 抗炎 大黄、商陆能抑制炎症早期水肿及后期肉芽组织的增生。芒硝、芦荟也有一定的抗炎作用。大黄酸具有显著的抗炎作用，其前体药物双乙酰大黄酸（双醋瑞因，diacerein）作为治疗骨关节炎的药物，在人体内被迅速代谢成大黄酸而发挥治疗作用。其抗炎机制与抑制花生四烯酸代谢有关。商陆皂苷是通过兴奋垂体-肾上腺皮质系统发挥抗炎作用。

5. 抗肿瘤 大黄、商陆、芦荟、大戟、芫花有抗肿瘤作用。大黄酸、大黄素及芦荟大黄素能抑制小鼠黑色素瘤、乳腺癌和艾氏腹水癌。抗癌机制为抑制肿瘤细胞代谢，影响 RNA、DNA 及蛋白质合成。

综上所述，泻下药的药理作用表现为泻下、利尿、抗感染、抗炎、抗肿瘤等作用。泻下是治疗里实证的药理学基础。常用泻下药的主要药理作用见表 7-1。

表 7-1 泻下药的主要药理作用总括表

类别	药物	泻下	利尿	抗菌	抗病毒	抗肿瘤	利胆	其他
攻下药	大黄	+	+	+	+	+	+	止血、抗溃疡、降血脂、改善肾功能
	芒硝	+		+			+	
	番泻叶	+		+				止血、肌松
	芦荟	+		+		+		增强免疫、降血脂、愈创
润下药	火麻仁	+						降压、降血脂
	郁李仁	+						降压
峻下逐水药	牵牛子	+	+					
	芫花	+	+	+		+		镇咳祛痰、致流产、抗早孕
	商陆		+	+	+	+		镇咳祛痰、增强免疫、抗炎
	大戟	+	+	+		+		
	甘遂	+	+	+				

点滴积累

1. 泻下药是一类增加肠内水分、软化粪便或润滑肠道、促进肠蠕动、加速排便的药物。 按机制可分容积性、接触性、润滑性泻药。
2. 泻下药除具有泻下作用外，还具有利尿、抗菌、抗炎、抗肿瘤等多种药理作用，可消除六腑之瘀、热、结、厥等里实证。

第二节 常用中药

大 黄

蓼科植物掌叶大黄、药用大黄或唐古特大黄的干燥根及根茎。大黄的主要成分为蒽醌苷及游离蒽醌衍生物，占2%~5%。蒽醌苷和二蒽醌苷为大黄的主要泻下成分。大黄还含有大量鞣质，如没食子酸、*d*-儿茶素，以及多糖等。

大黄味苦，性寒。归脾、胃、大肠、肝、心包经。具有泻下攻积，清热泻火，凉血解毒，逐瘀通经，利湿退黄的功效。用于实热积滞便秘，血热吐衄，目赤咽肿，痈肿疔疮，肠痈腹痛，瘀血经闭，产后瘀阻，跌打损伤，湿热痢疾，黄疸尿赤，淋证，水肿；外治烧烫伤。

【药理作用】

1. 对消化系统的作用

(1)泻下：大黄致泻的主要有效成分为结合型蒽醌苷，其中番泻苷A致泻作用最强。大黄泻下作用的机制：蒽酮有胆碱样作用，加快肠蠕动；抑制肠平滑肌上的 Na^+-K^+-ATP 酶，抑制 Na^+ 向细胞内转移，使肠腔渗透压升高，容积增大，机械性刺激肠壁，使肠蠕动加快；大部分结合型的蒽醌苷直抵大肠，水解成苷元，刺激肠黏膜及肠壁肌层内的神经丛，促进肠蠕动；部分原形蒽苷自小肠吸收，经肝转化后还原成苷元，经血液或胆汁运至大肠而致泻。此外，大黄素也可刺激肠壁组织中的含5-羟色胺的细胞，使其分泌增加，促进肠道收缩和肠液的分泌，导致泻下。大黄致泻作用部位主要在大肠，不影响小肠对营养物质的吸收。

大黄含鞣质及没食子酸类，有收敛止泻作用，大剂量使用，可先泻下后便秘；大黄久煎，结合型蒽醌易被水解成苷元，苷元在小肠内可破坏，同时鞣质的溶出增加，致泻作用减弱。生大黄的致泻作用比酒炒大黄及醋炒大黄强，大黄炒炭后几乎没有致泻作用。

(2)保肝利胆：大黄对肝损伤有保护作用，明显降低ALT值，减轻肝细胞变性和坏死。大黄能促进胆红素与胆汁酸的分泌，使胆囊奥迪括约肌松弛，胆囊收缩，胆汁排出量增加。

ER-7-1

泻下作用的比较

(3)保护胃黏膜：大黄能增加胃壁 PGE_2 的含量，增强胃黏膜的屏障功能，对胃黏膜具有保护作用。大黄还能降低胃液量、胃液游离酸及胃蛋白酶的活性。大黄酒制无此作用。

(4)促进胰液分泌及抑制胰酶活性：大黄能促进胰液的分泌与排出，使胰液流量增加，并对多种胰酶有抑制作用。这种作用可减轻胰酶对胰腺细胞的自我消化。

2. 改善肾功能 大黄能明显降低血中非蛋白氮,对慢性肾衰竭和氮质血症患者有治疗作用。大黄治疗氮质血症的机制是:泻下作用使肠内氨基酸吸收减少;血中必需氨基酸的增高使蛋白质的合成增加;抑制体蛋白质的分解,从而减少尿素氮的来源;促进尿素和肌酐排泄;抑制肾代偿性肥大、缓解高代谢状态。大黄能抑制肾小球系膜细胞的生长及系膜细胞 DNA 和蛋白质的合成,延缓肾衰竭的发展,改善肾功能不全。

大黄、大黄酸、大黄素、芦荟大黄素有利尿作用,与抑制 Na^+-K^+-ATP 酶使 Na^+ 的重吸收减少有关。

3. 对血液系统的影响

(1)止血:大黄能明显缩短出血和凝血时间。止血的有效成分为没食子酸、*d*-儿茶素。止血机制:大黄促进血小板的黏附和聚集,有利于血栓的形成;降低抗凝血酶Ⅲ的活性,促进血凝;降低毛细血管的通透性,增加局部血管的收缩性;使血小板计数和纤维蛋白含量增加,凝血时间缩短。

(2)改善微循环:大黄抑制细胞膜的 Na^+-K^+-ATP 酶活性,提高血浆的渗透压,使血压稀释,从而降低血液的黏度、改善微循环障碍。

(3)降血脂:大黄可使高脂模型动物血清和肝脏总胆固醇(TC)、甘油三酯(TG)、低密度脂蛋白(LDL)、极低密度脂蛋白(VLDL)及过氧化脂质降低。其原因是泻下作用影响胆固醇吸收,以及促进胆汁分泌排泄有关。

4. 抗菌 大黄对多种细菌都有抑制作用,其中以葡萄球菌、链球菌最敏感;白喉杆菌、炭疽杆菌、伤寒和副伤寒杆菌以及痢疾杆菌等较敏感。抑菌的有效成分为蒽醌衍生物,其中以大黄酸、大黄素和芦荟大黄素的作用最强。其抗菌机制与抑制菌体核酸蛋白质合成和糖代谢有关。大黄对许兰毛癣菌、趾间毛癣菌、红色表皮癣菌等多种真菌也有抑制作用。

5. 抗炎 大黄对早期炎症的渗出、肿胀和后期的肉芽增生均有抑制作用。大黄抗炎作用的药理学基础与抑制花生四烯酸代谢有关。大黄可抑制环氧化酶,使 PGE 的合成减少,并抑制白三烯 B_4 的合成。

6. 抗肿瘤 大黄抗肿瘤是其"逐瘀通经"功效的相关作用。大黄蒽醌衍生物、大黄素、芦荟大黄素和大黄酸对黑色素瘤、乳腺癌、胰腺癌、艾氏腹水癌均有抑制作用,大黄 *d*-儿茶素能抑制淋巴肉瘤的生长。大黄能抑制癌细胞氨基酸、糖代谢,也能降低肿瘤细胞的 DNA、RNA 和蛋白质的生物合成。对宿主正常细胞无明显影响。

此外,大黄还具有免疫抑制、抗精神病、强心等作用。

综上所述,大黄泻下、抗菌、抗炎的药理作用与泻下攻积,清热泻火功效相符,大黄利胆、降血脂、改善肾功能、利尿作用是利湿退黄功效的药理学基础;改善微循环、抗肿瘤作用与大黄逐瘀通经一致。

【临床应用】

1. 便秘 大黄为主药的复方治疗习惯性便秘、损伤性便秘。

2. 急性胆囊炎 大黄水煎口服。

3. 胃溃疡　大黄片治疗慢性胃炎、胃溃疡。

4. 急性胰腺炎　单味大黄及大黄的复方治疗急性胰腺炎。

5. 急慢性肾衰竭　对急性肾衰竭，有人采用大黄制剂灌肠有较好的疗效。长期服用小剂量的大黄制剂能有效延缓肾衰竭。

6. 各种出血性疾病　单味大黄粉或大黄醇提片对上消化道出血、支气管扩张咯血、蛛网膜下腔出血、痔疮等有效。

7. 急性感染性疾病　各种菌痢肠炎。

此外，大黄可用于治疗高脂血症、急性糜烂性胃炎、病毒性肝炎等。

【不良反应】 大黄毒性低，但生、鲜大黄过量使用，可引起恶心、呕吐、腹痛、头晕、小便黄染等，长期服用可引起肝毒性反应。大黄蒽醌衍生物部分可从乳汁分泌，哺乳期妇女服用后可致乳婴腹泻，故应慎用。

知识链接

便秘的症状及治疗

便秘是指排便次数减少、粪便量减少、粪便干结、排便费力等（同时存在 2 种以上时，可诊断为症状性便秘）。通常以排便频率减少为主，一般每 2~3 天或更长时间排便一次（或每周 <3 次）即为便秘。如连续 6 个月即为慢性便秘。便秘是临床常见的复杂症状，而不是一种疾病。泻下药物治疗只是临时之举，长期依赖泻药只会逐渐加重便秘程度，对因治疗与生活调摄才是根本。

芒　硝

硫酸盐类矿物芒硝族芒硝，经加工精制而成的结晶体。主含含水硫酸钠（$Na_2SO_4 \cdot 10H_2O$）。常夹杂微量氯化钠。芒硝经风化干燥制得的无水硫酸钠称玄明粉（元明粉）。

芒硝味咸、苦，性寒。归胃、大肠经。功效为泻下通便，润燥软坚，清火消肿。用于实热积滞，腹满胀痛，大便燥结，肠痈肿痛；外治乳痈，痔疮肿痛。

【药理作用】

1. 泻下　芒硝口服后产生大量硫酸根，不易被肠黏膜吸收，使肠腔内渗透压增高，体内水分向肠转移，致使肠内容积扩大，刺激肠壁引起肠蠕动增强而致泻。芒硝对大肠、小肠均有作用，由于小肠蠕动加快，肠内容物急速通过小肠，影响营养物的吸收。

2. 利胆　少量芒硝口服，可刺激小肠壶腹部，反射性地引起胆囊收缩，胆道括约肌松弛，促进胆汁排出。

3. 抗感染　10%~25%溶液外敷创面，对皮肤疮肿有消肿止痛的作用。

4. 利尿　4.3%的硫酸钠静脉注射，有利尿作用。

5. 抗肿瘤　芒硝可使致癌剂的促癌和诱癌率明显下降，其抗肿瘤的机制可能与酸化肠道内环境，减少脱氧胆酸含量，抑制肠上皮细胞 DNA 合成，降低对致癌物质的敏感性有关。

【临床应用】

1. **便秘**　一次6～8g,温开水溶后内服。

2. **急性乳腺炎**　芒硝局部外敷。芒硝外用还可回乳。

3. **肛肠病**　用3%芒硝坐浴,治疗痔疮、肛裂、肛瘘等常见肛肠病急性炎症期。

4. **利尿**　用4.3%硫酸钠无菌溶液静滴,可作为利尿药治疗无尿症和尿毒症。

【不良反应】口服高浓度芒硝,可产生胃不适感。水肿患者慎用。孕妇忌用。

番　泻　叶

豆科植物狭叶番泻或尖叶番泻叶的干燥小叶。含蒽醌衍生物及二蒽酮类衍生物,主要成分为番泻苷A、B、C、D、E、F,大黄酚葡萄糖苷,芦荟大黄素、大黄酸和多糖等。

番泻叶味甘、苦,性寒。归大肠经。功效为泻热行滞,通便,利水。用于热结积滞,便秘腹痛,水肿胀满。

【药理作用】

1. **泻下**　番泻苷A、B在胃肠道中吸收很少,大肠中的细菌能使番泻苷分解为大黄酸蒽酮、大黄酸,从而抑制肠道水、电解质的吸收,增加肠道分泌,使肠腔容积增加,结肠蠕动增强,加速肠道内容物的推进而致泻。少量番泻苷吸收后在肝脏中分解,分解产物经血液运行至大肠下部,兴奋骨盆神经节引起大肠收缩,而产生泻下作用。番泻叶的接触性泻下作用较含蒽醌类的同类泻药作用更强,适合用于急性便秘者。

番泻叶泻下作用与5-HT有关。番泻苷可能通过增加肠壁组织5-HT的释放,通过5-HT受体的介导,促进大肠的分泌及蠕动。此外,番泻叶的泻下作用与PG也有关,番泻苷能刺激结肠黏膜释放PG,5-HT也能增加PG的合成和释放,从而促进钙内流,诱发肠腔的分泌和蠕动。

2. **抗病原微生物**　10%番泻叶溶出液对大肠埃希菌、变形杆菌、痢疾杆菌、甲型链球菌和白念珠菌均有明显抑制作用。某些羟基蒽醌类成分具一定的抑菌作用。番泻叶醇提物对多种细菌如葡萄球菌及白喉杆菌、伤寒杆菌、副伤寒杆菌、大肠埃希菌等有抑制作用,其水提物仅对伤寒杆菌有效。番泻叶水浸剂(1∶4)在试管内对奥杜盎小芽孢癣菌和星形奴卡菌等皮肤真菌有抑制作用。

3. **止血**　番泻叶粉口服后可增加血小板和纤维蛋白原,能缩短凝血时间、复钙时间、凝血活酶时间与血块收缩时间,而有助于止血。以30%番泻叶水浸出液在纤维胃镜直视下直接喷洒于出血病灶,有即刻止血作用。总蒽醌苷(番泻叶苷)是止血作用的有效成分,具有促进内凝血与抗纤溶作用。番泻叶中的晶纤维和草酸钙簇晶则有局部止血作用。

4. **抗胃黏膜损伤**　番泻叶能通过刺激胃内PG合成而保护胃黏膜。

5. **肌肉松弛与解痉**　番泻叶有箭毒样作用,能在运动神经末梢和骨骼肌处阻断乙酰胆碱,从而使肌肉松弛。番泻叶中的某些羟基蒽醌类成分具有一定解痉作用。

【临床应用】

1. **便秘**　用于治疗老年性及顽固性便秘、药物性便秘。

2. **腹部术后恢复**　番泻叶浸剂灌肠可改善腹部手术后因胃肠迷走神经紊乱造成的肠蠕动减慢

症,恢复胃肠消化运动功能。番泻叶开水冲服也可预防术后腹胀。

3. 急性胃及十二指肠出血 对胃溃疡、十二指肠溃疡、胃癌等引起的急性出血有效。

4. 治疗急性菌痢 番泻叶煮沸口服即可获效。

此外,番泻叶可用于腹部X线摄片、肠道纤维镜检查和手术前肠道准备。

【不良反应】少数患者大剂量服用后,可出现腹痛,但排便后自行缓解。本品可刺激盆腔神经,使盆腔器官充血,月经期、妊娠期妇女慎用或禁用。

火 麻 仁

桑科植物大麻的干燥成熟果实。其主要成分为脂肪油,约占30%,还含有甾体化合物、木脂酰胺、酚酸性化合物大麻酸类及少量生物碱等。

火麻仁味甘,性平。归脾、胃、大肠经。功效润肠通便。用于血虚津亏,肠燥便秘。

【药理作用】

1. 通便 脂肪油能润滑肠壁与粪便,同时油脂可转化为脂肪酸刺激肠黏膜,增加肠的分泌与蠕动,减少大肠对水分的吸收而缓泻。

2. 降压 火麻仁酊灌胃可降低实验动物血压,其作用时间随剂量增加而延长。

3. 降血脂 火麻仁可明显降低实验性大鼠的血清胆固醇。

【临床应用】

1. 便秘 用麻子仁丸治疗老年人、体虚、产后便秘及习惯性便秘都有较好疗效。

2. 高血压 高血压兼便秘患者,可降低血压。

【不良反应】本品含有毒蕈碱和胆碱,大量服用可中毒,表现为恶心、呕吐、腹泻、麻木、烦躁不安、瞳孔散大、抽搐及昏迷。

点滴积累

1. 大黄的主要药理作用 泻下、保肝利胆、保护胃黏膜、促进胰液分泌及抑制胰酶活性,改善肾功能,止血、改善微循环、降血脂,抗菌、抗炎,抗肿瘤、免疫抑制等。 临床用于:便秘、急性胆囊炎、急性胰腺炎、胃溃疡、急慢性肾衰竭、肠炎及出血性疾病。
2. 芒硝的主要药理作用 泻下、利胆、抗感染、利尿、抗肿瘤。
3. 番泻叶的主要药理作用 泻下、抗菌、止血、抗胃黏膜损伤、肌肉松弛与解痉作用。
4. 火麻仁的主要药理作用 泻下、降血脂、降压。 临床用于:习惯性便秘、高血压。

第三节 常用制剂

九制大黄丸

【组成】大黄。

【功效主治】泻下导滞。用于胃肠积滞所致的便秘、湿热下痢、口渴不休、停食停水、胸热心烦、小便赤黄。

【药理作用】

1. **泻下** 九制大黄丸能加强肠蠕动,使收缩幅度加大,同时扩大肠容积,而具有显著的泻下作用。

2. **抗菌、抗炎** 本方抑制多种细菌的生长,对金黄色葡萄球菌、大肠埃希菌和变形杆菌敏感。抑制毛细血管通透性,减少炎症渗出。

3. **对内毒素的作用** 本方能够稳定肝、肠溶酶体膜,减少溶酶外逸;拮抗内毒素所诱导的脂质过氧化损伤,保护肝线粒体;减少肠道内毒素的吸收;明显抑制腹膜炎肠源性内毒素移位,并可增加内毒素的粪便排出量,降低内毒素对机体的损害。

4. **降血脂和改变血液流变性** 九制大黄丸中的蒽醌衍生物有降低实验性高血脂大白鼠血液TC、TG的作用和改善血液流变性的作用($P<0.01$),在1~4g/kg范围内,随着剂量增大,其降血脂和改变血液流变学作用有增强的趋势。

【临床应用】

1. **便秘** 可用于胃肠积滞所致的便秘。

2. **急性菌痢** 用于湿热下痢。

3. **急性扁桃体炎、尿路感染** 可控制炎症。

【注意事项】孕妇禁服;久病体弱者慎服;不宜久服。

麻仁润肠丸(软胶囊)

【组成】火麻仁,炒苦杏仁,大黄,木香,陈皮,白芍。

【功效主治】润肠通便。用于肠胃积热,胸腹胀满,大便秘结。

【药理作用】

1. **通便、促进肠运动** 火麻仁、大黄、木香和陈皮能增强肠管蠕动。促进全胃肠蠕动,使收缩幅度加大,增强全胃肠推进功能,能显著增加实验动物的排便频数,并呈量效关系,具有显著的泻下作用。大黄为接触性泻药,火麻仁和苦杏仁呈现出润滑泻下,诸药有协同作用。

2. **抗菌、解热** 大黄、白芍具有抗菌、解热作用。

【临床应用】

1. **便秘** 由肠胃积热所致。

2. **功能性便秘** 症见胸腹胀满,口苦,尿黄,舌红苔黄或黄燥,脉滑数证候者。

【不良反应】少数患者服用麻仁润肠软胶囊后出现腹痛、大便次数过多,大便偏稀,可酌情减量或停服。

【注意事项】

1. 对本品过敏者禁用。

2. 孕妇及哺乳期妇女禁用。月经期慎用。

3. 麻仁润肠软胶囊对严重器质性病变引起的排便困难,如结肠癌、严重的肠道憩室、肠梗阻及炎症性肠病等禁用。

大承气汤

4. 虚寒性便秘不宜用。忌食生冷、油腻、辛辣食物。有慢性病史者、儿童及年老体虚者不宜长期服用。

点滴积累

1. 九制大黄丸的主要药理作用 泻下、抗菌、抗炎、抗内毒素、降血脂和改变血液流变学等。临床用于：便秘、急性菌痢、急性扁桃体炎等。
2. 麻仁润肠丸的主要药理作用 增强肠管蠕动，抗菌，解热等。

目标检测

一、单项选择题

1. 大黄泻下的主要有效成分是( )
   A. 大黄酸、大黄素 B. 大黄多糖 C. 番泻苷 D. 芦荟大黄素
2. 大黄抑菌的主要作用机制是( )
   A. 抑制菌体核酸蛋白质合成和糖代谢 B. 抑制细菌细胞壁的合成
   C. 影响细菌胞浆膜的通透性 D. 影响叶酸代谢
3. 下列有关大黄的描述中错误的是( )
   A. 大黄保肝的作用可能与促进胆汁酸分泌与排出有关
   B. 大黄素对胰蛋白酶具有抑制作用
   C. 大黄蒽醌衍生物具有增强实验动物免疫功能的作用
   D. 大黄能减轻急慢性肾衰竭者的症状,保护肾功能
4. 大黄止血的有效成分是( )
   A. 大黄酸和大黄素 B. 鞣质和大黄酸
   C. *d*-儿茶素和没食子酸 D. 芦荟大黄素和 *d*-儿茶素
5. 泻下药常与理气药配伍使用是因为( )
   A. 缓和泻下药药性 B. 加强胃肠道蠕动 C. 增强理气药的作用 D. 促进肠液分泌
6. 芒硝泻下的成分是( )
   A. 硫酸镁 B. 硫酸钠 C. 氯化钠 D. 氯化镁
7. 火麻仁润下作用的部位是( )
   A. 小肠 B. 大肠 C. 胃、小肠、大肠 D. 小肠与大肠
8. 大黄泻下作用的部位是( )
   A. 小肠 B. 大肠 C. 胃、小肠、大肠 D. 小肠与大肠
9. 番泻叶泻下作用的主要成分是( )
   A. 脂肪油 B. 甾体化合物 C. 番泻苷 D. 大黄酸
10. 九制大黄丸泻下导滞的药理学基础是( )
    A. 泻下 B. 保护胃黏膜 C. 抗菌 D. 抗炎镇痛

二、多项选择题

1. 与大黄凉血解毒功效有关的药理作用是( )
   A. 抗菌、抗病毒 B. 抗炎 C. 解热

D. 调节免疫　　E. 降血脂

2. 大黄的临床应用有(　　)

A. 急性胆囊炎　　B. 急性胰腺炎　　C. 细菌性肠炎

D. 急慢性肾衰竭　　E. 胃溃疡

3. 芒硝的药理作用有(　　)

A. 泻下　　B. 抗感染　　C. 利胆

D. 抗肿瘤　　E. 利尿

4. 番泻叶的临床应用有(　　)

A. 乳腺炎　　B. 习惯性便秘　　C. 手术前肠道清洁

D. 急性胃出血　　E. 利尿

5. 麻仁润肠丸(软胶囊)的药理作用有(　　)

A. 泻下　　B. 抗菌、解热　　C. 对多器官损伤的保护

D. 保肝　　E. 抗溃疡

三、简答题

1. 大黄致泻时为何不宜久煎?

2. 简述大黄止血的主要成分、特点和作用机制。

3. 简述大黄泻下作用的机制。

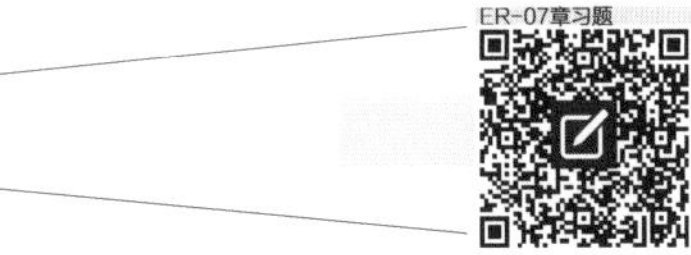

(石 青)

第八章

祛风湿药

学习目标

1. 掌握祛风湿药的主要药理作用。
2. 掌握雷公藤的药理作用、有效成分与作用机制、临床应用和不良反应。
3. 熟悉秦艽、防己、独活、五加皮的药理作用与临床应用。
4. 了解独活寄生合剂、舒筋活血丸的药理作用与临床应用。

导学情景

情景描述：

陈某，女，50岁，工人。四肢大小关节疼痛，痛有定处，得温而痛减，遇寒则加剧，关节不可屈伸。双手小关节晨僵2小时。于当地医院服中西药物治疗后病情未见好转，遂到市中医医院就诊。经过医学检查，中医医生诊断为"痛痹"，以"乌头汤加减"治疗。

学前导语：

中医所述痹证的临床表现与现代医学风湿热、风湿性和类风湿关节炎、多种结缔组织病等症状相似，临床上多用祛风湿药进行治疗。乌头汤加减（即乌头、麻黄、白芍、桂枝、生甘草、黄芪、独活、干姜），具有温经散寒，祛风除湿的功效。本章我们将带领同学们学习祛风湿药的相关知识，了解祛风湿药治疗痹证的机制。

第一节 概述

凡能祛除风湿、解除痹痛的药物称祛风湿药。祛风湿药有祛风散寒除湿、舒筋活络、止痛、强筋骨等功效，临床主要用于治疗痹证。

痹证是因机体正气不足，感受风寒湿邪、风湿热邪，邪气流注或痹阻经络关节而发病。痹症的发病部位主要在肌肉、经络、关节。临床症状表现以肌肉、筋骨、关节发生疼痛、变形或运动障碍为主。多见于现代医学骨与骨关节病，以及软组织疾病、结缔组织疾病、自身免疫性疾病、神经系统疾病等，如风湿热、风湿性关节炎、类风湿关节炎、硬皮病、系统性红斑狼疮等。机体免疫功能异常、内分泌功能紊乱以及感染是痹证的主要发病因素。

祛风湿药根据主要性能分为：祛风湿止痹痛药，如独活、威灵仙、秦艽、防己、雷公藤等；舒筋活络药，如木瓜、豨莶草、络石藤、海风藤、臭梧桐等；祛风湿强筋骨药，如五加皮、桑寄生等。祛风湿药主要有以下的药理作用。

1. 抗炎　祛风湿药对血管通透性增高、炎性渗出、肿胀、白细胞游走聚集均有抑制作用。表现在抑制或减轻炎症局部的基本病理变化，使局部组织红、肿、热、痛缓解。其抗炎机制为：通过兴奋下丘脑-垂体-肾上腺素轴，使ACTH分泌增多，增加肾上腺皮质功能，使肾上腺皮质激素合成释放增加而产生抗炎作用，如秦艽碱甲；抑制炎症介质的产生和释放，缓解炎症，如粉防己碱能抑制白细胞磷脂酶A_2的活性，从而减少炎症介质的释放；雷公藤红素抑制细胞释放PGE_2也与其抗炎作用有关。

2. 镇痛　秦艽、防己、独活、青风藤、细柱五加等均有镇痛作用，提高动物对热刺激、电刺激、化学刺激所致疼痛反应的阈值，也可减少小鼠乙酸扭体次数。青风藤碱、乌头碱和木防己碱的镇痛部位在中枢神经系统，结构与吗啡相似，镇痛作用强度与吗啡比较为0.1～0.4∶1，但无成瘾性。作用可能与去甲肾上腺素能系统或阿片系统有关。

3. 对免疫功能的影响　本类药物祛风湿作用与其抑制机体过高的免疫功能有密切关系。雷公藤、五加皮、豨莶草、独活和青风藤等对机体免疫功能有抑制作用。雷公藤总碱、雷公藤甲素、雷公藤红素等对非特异性免疫及特异性免疫均有明显的抑制作用。青风藤对体液免疫和细胞免疫均有明显抑制作用。豨莶草可明显抑制巨噬细胞的吞噬功能。本类药物中少部分有免疫增强作用，如细柱五加总苷能促进小鼠单核-吞噬细胞系统的吞噬功能，并能提高小鼠血清抗体滴度。

此外，粉防己、秦艽、青风藤、独活、臭梧桐、蝮蛇、川乌等能扩张血管而降低血压。粉防己、木瓜、川乌、马钱子等有抗肿瘤作用。

常用祛风湿药的主要药理作用见表8-1。

表8-1　祛风湿药的主要药理作用总括表

分类	药物	抗炎	镇痛	免疫	其他作用
止痹痛	雷公藤	+	+	−	抗菌、抗肿瘤、抑制生殖、杀虫、改善血液流变学
	独活	+	+	±	镇静、抗血栓、抗心律失常、降压
	川乌	+	+	−	强心、抗肿瘤、降血糖
	秦艽	+	+	−	镇静、解热、抗过敏、抗菌
	防己	+	+	−	抗肝纤维化、抗肿瘤、对心血管系统作用
	威灵仙	+	+	−	抗菌、抗疟、利胆
舒筋活络	木瓜	+	+		抗肿瘤、抗菌、保肝
	豨莶草	+	+	−	降压、扩血管、抗疟、抗菌、抗早孕
	臭梧桐	+	+		镇静、降压
强筋骨	五加皮	+	+	±	镇静、抗应激、降血糖、抗溃疡
	桑寄生	+	+		降压、抗心律失常

点滴积累

凡能祛除风湿、解除痹痛的药物称祛风湿药。其主要的药理作用有：抗炎、镇痛，以及影响免疫功能等。

第二节 常用中药

独 活

伞形科植物重齿毛当归的干燥根。主要成分为香豆素类,如甲氧基欧芹酚、佛手柑内酯、欧芹酚甲醚、花椒毒素、异欧前胡素、挥发油枞油烯等。

独活味辛、苦,性微温。归肾、膀胱经。具有祛风湿,止痛,解表的功效。主治风寒湿痹,腰膝酸软,手脚挛痛以及头痛、牙齿痛。

【药理作用】

1. **抗炎** 独活有抗炎作用,甲氧基欧芹酚抗炎作用较强。

2. **镇痛、镇静** 甲氧基欧芹酚、独活煎剂作用与非甾体类抗炎药具有相近镇痛作用。独活流浸膏、独活煎剂能明显抑制中枢神经系统,发挥安神与镇静作用。

3. **抗血栓形成** 独活有抗血栓形成的作用,独活醇提物、水浸物及甲基欧芹酚能抑制血小板聚集。

4. **对心血管系统的影响** 独活粗制剂静脉注射有降压作用,但持续时间短;切断双侧迷走神经,不影响降压效果,但可被阿托品部分或完全阻断。此外,甲氧基欧芹酚有拮抗钙通道的作用,能降低血压。独活煎剂对离体蛙心有抑制作用,并随剂量的加大而加强,最终可使心脏停止收缩。独活成分γ-氨基丁酸可对抗多种实验性心律失常。

5. **其他作用** 佛手柑内酯、花椒毒素、异欧前胡素等对家兔离体回肠具有明显解痉作用。独活还有抗菌、抗溃疡、抗肿瘤等作用。

【临床应用】

1. **风湿性、类风湿关节炎** 多与其他药物配伍应用。

2. **软组织损伤** 独活挥发油制成注射液及其搽剂治疗软组织损伤。

此外,独活配合长波紫外线用于治疗银屑病。以独活为主的独活寄生汤还可治疗过敏性哮喘、鼻炎、婴儿湿疹等。

【不良反应】有头晕、头痛、恶心等不良反应。独活中的香豆素类化合物为“光活性物质”,进入机体后,受日光照射,可使受照射部位发生红肿、色素增加、表皮增厚现象。

雷 公 藤

卫矛科雷公藤属植物雷公藤的干燥根茎。雷公藤主要成分为生物碱类、二萜类、三萜类,如雷公藤碱、雷公藤次碱、雷公藤甲素、雷公藤内酯、雷公藤红素等。

雷公藤味辛、苦,性寒。有大毒。归肝、肾经。具有祛风除湿,活血通络,消肿止痛,解毒杀虫的功效。用于湿热结节,癌瘤积毒。

【药理作用】

1. **对免疫系统的作用** 雷公藤的多种成分均有免疫抑制作用,如雷公藤甲素、雷公藤红素、雷公藤春碱、雷公藤新碱、雷酚内酯、雷公藤总苷等。雷公藤对非特异性免疫、细胞免疫和体液免疫都有抑制作用，可用于预防器官移植排斥反应。雷公藤红素抑制免疫功能的药理学基础与抑制白细胞介素-1、白细胞介素-2 活性和抑制细胞释放 PGE_2 有关。

2. 抗炎 雷公藤的多种化学成分均具有抗炎作用，如雷酚内酯、雷公藤红素、雷公藤总苷、雷公藤甲素等。雷公藤的抗炎作用是通过多个环节实现的，抑制炎症细胞趋化、抑制细胞释放 PGE_2 和其他炎症介质、抑制血小板聚集及炎症后期的纤维增生、降低细胞对酵母多糖的反应性。雷公藤总苷抗炎作用是兴奋垂体-肾上腺皮质系统所致。

3. 对血管和血液系统的作用 雷公藤可促进血管内皮细胞外基质成分的合成，抑制整合素的活性，并能轻度提高钙依赖性黏附分子的活性，从而调控血管的新生过程。雷公藤能降低佐剂性关节炎大鼠全血和血浆的黏度、血细胞比容、纤维蛋白原含量及血小板的最大聚集率。

4. 抗菌、杀虫 雷公藤水煎剂、醇浸液、醚提液、雷公藤红素和雷公藤生物碱能杀虫、蝇、蚕等。雷公藤对金黄色葡萄球菌、枯草杆菌、无核杆菌等均有明显的抑制作用，对革兰阴性菌、真菌也有抑制作用。

5. 抗肿瘤 雷公藤甲素、雷公藤内酯二醇及雷公藤浸膏提取物有抗肿瘤作用。雷公藤内酯和雷公藤羟内酯的抗肿瘤作用与其抑制癌细胞的 RNA 和蛋白质的合成以及使 DNA 复制过程中所必需的 RNA 聚合酶失活，从而干扰 DNA 的复制有关。

6. 抗生育 雷公藤制剂及其多种成分雷公藤总苷、雷酚内酯、总生物碱、总萜均有抗生育作用。雷公藤抗生育的作用与棉酚有相似之处。这种作用是可逆的，停止给药后 6~8 个月生育功能可恢复。

7. 其他作用 雷公藤煎剂及总碱、总苷等对迟发型过敏反应有抑制作用。雷公藤还有降压、改善血液流变性、改善微循环等作用。

【临床应用】

1. 治疗类风湿关节炎和强直性脊柱炎 雷公藤糖浆、浸膏片、雷公藤片、雷公藤总苷等均对类风湿关节炎和强直性脊柱炎有效。

2. 治疗肾脏疾病 雷公藤煎剂、雷公藤片、雷公藤总苷片、雷公藤浸膏片等对各型肾小球肾炎有效。

3. 治疗顽固性疼痛 雷公藤煎剂有镇痛作用，作用缓慢持久。

4. 治疗红斑狼疮 应用雷公藤制剂治疗本病有效。

5. 治疗皮肤病 雷公藤可用于银屑病、玫瑰糠疹、神经性皮炎、皮肤血管炎、红皮病、带状疱疹、脓疱病、斑秃等皮肤病的治疗。

6. 治疗白塞综合征 雷公藤是目前治疗白塞综合征较好的药物，煎剂和总苷有效。

【不良反应】 雷公藤的副作用以胃肠道反应最多见，出现恶心、呕吐、食欲缺乏、食管下部烧灼感、口干、肠鸣、腹痛、腹泻、便秘、便血。造血系统可见白细胞及血小板减少。神经系统可出现头晕、乏力、嗜睡等。内分泌系统可见月经紊乱及闭经。生殖系统主要影响睾丸生殖上皮，抑制精原细胞减数分裂，停药后可恢复。心血管系统表现为心悸、胸闷、心律不齐、心电图异常。还可出现过敏反应。中毒表现为：剧吐、腹绞痛、腹泻、心音弱快、心电图改变、血压下降、体温降低、休克、尿少、浮肿、尿液异常;后期发生骨髓抑制、黏膜糜烂、脱发等。主要死因为循环衰竭及肾衰竭。年老体弱、小儿、肝肾功能损害者慎用,孕妇忌用。

知识链接

白塞综合征

白塞综合征是一种全身性、慢性、血管炎症性疾病。临床上以口腔溃疡、生殖器溃疡、眼炎及皮肤损害为突出表现，又称为口-眼-生殖器综合征。该病常累及神经系统、消化道、肺、肾以及附睾等器官，病情呈反复发作和缓解的交替过程。本病目前尚无公认的有效根治办法。西药大多对症治疗，但停药后大多易复发。中药当中，雷公藤是目前治疗白塞综合征较好的药物。

秦 艽

龙胆科植物秦艽、麻花秦艽、粗茎秦艽或小秦艽的干燥根。秦艽主要成分为生物碱,如秦艽碱甲、秦艽碱乙及挥发油等。

秦艽味辛、苦,性平。归胃、肝、胆经。具有祛风湿,清湿热,止痹痛,退虚热的功效。用于风湿痹痛,筋脉拘挛,骨节酸痛,骨蒸潮热,疳积发热。

【药理作用】

1. **抗炎** 秦艽有明显的抗炎作用,秦艽碱甲能兴奋下丘脑-垂体,使 ACTH 分泌增多,增加肾上腺皮质功能,是其抗炎的药理学基础。

2. **镇痛、镇静、解热** 秦艽碱甲有镇痛、镇静、退热作用。

3. **抗过敏** 秦艽碱甲有抗组胺、降低毛细血管通透性作用。

4. **抗菌** 秦艽乙醇浸液对痢疾杆菌、伤寒杆菌、肺炎球菌、副伤寒杆菌、霍乱杆菌、炭疽杆菌等有抑制作用。

5. **其他作用** 秦艽碱甲有降低血压、减慢心率作用。其降压作用可能与直接抑制心脏有关。秦艽碱甲有升高血糖作用。此外,秦艽还有利尿等作用。

【临床应用】

1. **风湿性或类风湿关节炎** 秦艽总碱肌内注射。

2. **流行性脑脊髓膜炎** 秦艽注射液肌内注射。

3. **肩关节周围炎** 秦艽复方醇制剂每日连续服用,可减轻肩周炎症状。

4. **小儿急性黄疸型传染性肝炎** 以秦艽为主药,随症加减应用。

【不良反应】 秦艽碱甲口服后可出现恶心、呕吐等胃肠道反应,偶见一过性心悸反应。

防 己

防己科植物粉防己的干燥根。主要含有粉防己碱(汉防己甲素)、防己诺林碱(汉防己乙素)、轮环藤酚碱等。此外,防己中尚含有黄酮类、酚类、有机酸类等。

防己味苦、辛,性寒。归膀胱、肺经。具有利水消肿,祛风止痛的功效。用于水肿脚气,小便不利,湿疹疮毒,风湿痹痛。

【药理作用】

1. **抗炎** 粉防己碱和防己诺林碱具有较强的抗炎作用,能抑制中性粒细胞的黏附、游走、趋化、吞噬功能。粉防己碱直接作用于肾上腺,使肾上腺皮质功能增强而发挥抗炎作用;粉防己碱也可通过降低拮抗钙和钙调素而抑制炎症白细胞磷脂酶 A_2 活性,从而减轻炎症反应的病理生理过程。

2. **免疫抑制和抗过敏** 粉防己碱对细胞免疫和体液免疫均有抑制作用。粉防己碱以时间和剂量依赖方式抑制了以磷酸肌醇分解产物三磷肌醇和二酰甘油为第二信使的跨膜信号传递系统,这可能是粉防己碱抗炎和抑制免疫的共同机制。

3. **解热、镇痛** 粉防己碱有一定的解热作用,但较氨基比林弱。汉防己总碱及粉防己碱、汉防己乙素、汉防己丙素均有镇痛作用,总碱的作用最强,为吗啡的13%。

4. **对心血管系统作用** 粉防己碱具有减慢心率、抑制心肌收缩力和抗心律失常、扩张血管降低血压的作用。对心肌缺血有保护作用。

此外,粉防己碱还具有抗肝、肺纤维化作用,抗肿瘤作用,抗菌和抗阿米巴原虫作用。

【临床应用】

1. **高血压** 粉防己碱口服或静脉注射可用于高血压治疗。

2. **心绞痛** 可用粉防己碱静脉注射,患者心肌耗氧指数明显改善,对劳累型心绞痛效果最好。

3. **硅沉着病** 硅沉着病患者粉防己碱口服给药,症状可明显改善。

4. **神经性疼痛** 粉防己碱对腰骶神经根炎、椎间盘合并骶神经根炎、三叉神经痛等均有疗效。

5. **慢性肝病及肝纤维化** 口服粉防己碱可用于肝纤维化的治疗。

【不良反应】粉防己碱静脉注射可引起注射部位疼痛,大剂量出现血红蛋白尿、头晕、恶心、呼吸紧迫。连续服用7~8个月,个别患者出现指甲、面部、口腔黏膜、下肢紫褐色斑。可出现肝功能异常、食欲下降等症状。

五 加 皮

五加科植物细柱五加的干燥根皮,主要化学成分为刺五加苷 B_1,紫丁香苷,无梗五加苷 A、B、C、D,以及维生素 A、维生素 B 和多糖等。

五加皮味辛、苦,性温。归肝、肾经。具有祛风湿,补肝肾,强筋骨,利水的功效。用于风寒湿痹,腰膝疼痛,筋骨痿软。

【药理作用】

1. **抗炎** 细柱五加皮水煎醇沉液、正丁醇提取物能明显抑制炎症反应,连续给药能明显抑制肉芽组织增生。目前认为五加皮的抗炎作用主要是通过减少炎症介质的释放及抑制其致炎作用所致。

2. **对免疫功能影响** 细柱五加皮水煎醇沉液对免疫功能有抑制作用;五加皮总皂苷和多糖则有提高机体免疫功能的作用。

3. **镇静、镇痛** 细柱五加皮醇浸膏对阈下戊巴比妥钠产生协同作用,使睡眠时间明显延长;其正丁醇提取物及短梗五加醇提物均能提高痛阈,具有明显镇痛作用。

4. **抗镉致突变及抗应激作用** 镉是重金属诱导剂,对生殖细胞有强的致突变作用。五加皮水提取物可抑制镉引起的生殖突变。细柱五加总皂苷可明显延长小鼠游泳时间、热应激存活时间和常压耐缺氧时间。

此外，五加皮还具有促进核酸合成、性激素样作用、降血糖、抗溃疡、抗肿瘤作用。

【临床应用】

1. **风湿性关节炎、类风湿关节炎和强直性脊柱炎** 可单用五加皮泡酒服用，亦可用五加皮散。

2. **关节痛** 配马钱子、威灵仙、透骨草等外敷患处使用，如宣痹止痛膏。

3. **小儿行迟** 配木瓜、牛膝同用，共奏补肝肾、强筋骨之功，有较好的疗效。

4. **浮肿** 用五加皮饮可达消肿之作用。

【不良反应】五加皮品种较多，临床不良反应差别较大，细柱五加大剂量可出现中枢抑制，下肢软弱无力。北五加有一定毒性，中毒可致严重心律失常，并引起中毒性视神经炎及多发性神经炎。

点滴积累

抗炎、镇痛、对免疫系统的调节是祛风湿药祛除风湿、解除痹痛的药理基础。 其产生药理作用的物质基础是秦艽碱甲、粉防己碱、雷公藤碱、甲氧基欧芹酚等。

第三节 常用制剂

独活寄生合剂

【组成】独活，桑寄生，杜仲，牛膝，细辛，秦艽，茯苓，肉桂心，防风，川芎，人参，甘草，当归，芍药，干地黄。

【功效主治】祛风湿，止痹痛，益肝肾，补气血。用于风寒湿痹所致腰膝冷痛、屈伸不利。

【药理作用】

1. **抗炎、镇痛** 镇痛作用极其显著，抗炎作用强。

2. **对微循环的影响** 本方能够明显增加毛细血管管径，增加毛细血管开放数，对抗肾上腺素引起的毛细血管闭合。

【临床应用】慢性关节炎、腰肌劳损、骨质增生症、风湿性坐骨神经痛。

课堂活动

痹症相当于现代医学中的什么疾病？ 祛风湿药治疗痹症的药理学基础是什么？

舒筋活血丸

【组成】土鳖虫，桃仁，红花，骨碎补，怀牛膝，续断，熟地黄，白芷，栀子，当归，赤芍，桂枝，三七，乳香，苏木，自然铜，大黄，儿茶，马钱子，冰片。

【功效主治】祛风除湿，活络止痛。用于骨节风痛，腰膝酸痛。

【药理作用】

抗炎、镇痛 本方具有明显抗炎消肿和镇痛作用。相同剂量的舒筋活血丸对切除双侧肾上腺大鼠仍有显著的抗炎作用，提示其抗炎作用可能不是通过垂体-肾上腺皮质系统来完成的。

【临床应用】 多用于软组织挫伤、擦伤、脱臼、骨折及风湿性关节炎、类风湿关节炎。

点滴积累

1. 独活寄生合剂主要药理作用有：抗炎、镇痛、改善微循环。用于慢性关节炎、腰肌劳损、骨质增生症、风湿性坐骨神经痛。
2. 舒筋活血丸的药理作用为抗炎、镇痛。多用于软组织挫伤、擦伤、脱臼、骨折及风湿性关节炎、类风湿关节炎。

目标检测

一、单项选择题

1. 有关秦艽抗炎作用的机制叙述正确的是（　　）
   A. 对单核-吞噬细胞系统的吞噬功能有抑制作用
   B. 抑制细胞释放 PGE_2
   C. 兴奋下丘脑-垂体，使 ACTH 分泌增多，增加肾上腺皮质功能
   D. 抑制白细胞介素-2
2. 下面不属于秦艽的药理作用的是（　　）
   A. 抗炎、镇痛　B. 降压　C. 抗过敏　D. 降血糖
3. 关于雷公藤免疫抑制的机制，描述错误的是（　　）
   A. 抑制白细胞介素-1
   B. 抑制白细胞介素-2
   C. 对单核-吞噬细胞系统的吞噬功能有抑制作用
   D. 抑制细胞释放 PGE_2
4. 关于雷公藤的不良反应叙述错误的是（　　）
   A. 对机体多个器官和系统均呈现毒副作用
   B. 毒性较大
   C. 多数患者出现过敏反应
   D. 神经系统可见头晕、乏力、嗜睡等反应
5. 秦艽保肝、利胆作用的有效成分是（　　）
   A. 龙胆苦苷　B. 挥发油　C. 秦艽多糖　D. 蛋白成分
6. 独活中的“光活性物质”是（　　）
   A. α-蒎烯　B. L-枸橼酸烯　C. γ-氨基丁酸　D. 香豆素
7. 独活抗炎作用的主要成分是（　　）
   A. 东莨菪碱　B. 二氢欧山芹醇　C. 甲氧基欧芹酚　D. 花椒毒素
8. 青风藤碱、乌头碱和木防己碱的镇痛部位在（　　）
   A. 中枢神经系统　B. 心血管系统　C. 外周神经系统　D. 内分泌系统

9. 雷公藤抗肿瘤作用的成分是(　　)

A. 雷公藤红素　B. 雷公藤甲素　C. 雷公藤次碱　D. 雷公藤辛碱

10. 秦艽临床用于治疗(　　)

A. 胃绞痛　B. 冠心病

C. 失眠　D. 风湿性或类风湿关节炎

二、多项选择题

1. 雷公藤的主要药理作用是(　　)

A. 免疫抑制　B. 抗炎　C. 调控血管的新生

D. 杀虫抗菌　E. 抗生育作用

2. 独活对心血管系统的作用是(　　)

A. 降低血压　B. 扩张冠脉　C. 增强心肌收缩力

D. 抑制血小板聚集　E. 抗心律失常

3. 五加皮的主要药理作用有(　　)

A. 抗镉致突变　B. 免疫抑制或促进　C. 抗炎

D. 镇痛　E. 抗应激

4. 秦艽碱甲的中枢作用有(　　)

A. 镇痛　B. 镇静　C. 解热

D. 镇咳　E. 降压

5. 独活寄生汤临床可用于(　　)

A. 慢性关节炎　B. 腰肌劳损　C. 骨质增生症

D. 风湿性坐骨神经痛　E. 预防器官移植排斥反应

三、简答题

1. 简述祛风湿药的主要药理作用。

2. 简述秦艽抗炎的作用机制。

3. 简述雷公藤对免疫的影响及其机制。

4. 简述雷公藤抗炎的作用机制。

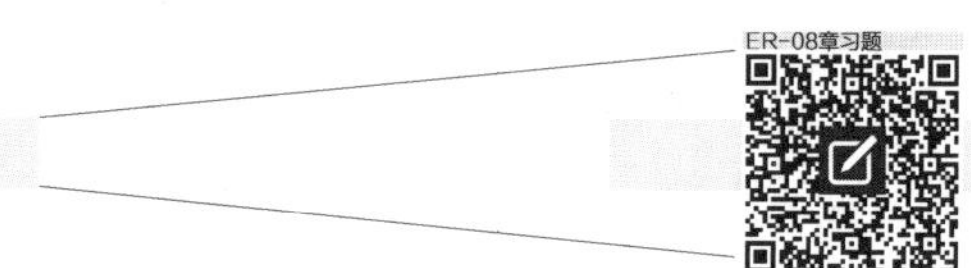

（雷 霞）

第九章

芳香化湿药

学习目标

1. 掌握芳香化湿药的主要药理作用。
2. 掌握厚朴、广藿香的药理作用、药效物质基础与临床应用。
3. 熟悉苍术的药理作用与临床应用。
4. 了解藿香正气水的药理作用与临床应用。

导学情景

情景描述：

王某，男，40岁，2015年8月20日就诊。主诉在旅游时漂流中曾落水，头晕沉，有汗不畅，食后胃胀，食欲缺乏，脉沉缓，舌淡胖润。医生用藿香正气散治疗，服药后病情好转。

学前导语：

此例为夏季伤于湿邪，头部受困则昏沉，胃气失和则胀。患者以头晕，胃胀为主要表现，病程短，且发生在天气炎热的夏季，其各项表现为暑湿感冒之症状。藿香正气散解表化湿，理气和中，为夏季常用成药，对夏季伤湿感寒、脾胃失和者尤为适宜。本章我们将带领同学们学习芳香化湿药的相关知识，使大家了解芳香化湿药治疗消化系统疾患的机制。

第一节　概述

气味芳香，具有化湿运脾作用的药物称为化湿药。湿为重着黏腻之邪。湿浊中阻证，以脘腹胀满，食少便溏或泄泻、舌苔白腻或浊为主要特征。本类药物气味芳香，能醒脾化湿；性偏温燥，能健脾燥湿，故适于上述证候。现代研究认为：消化系统疾患如急、慢性胃肠炎，痢疾，胃肠过敏，溃疡病，胃无力或胃下垂，胃神经官能症，消化不良等多有上述表现，故可用本类药物进行治疗。部分药物尚可与化药配合，治疗夏日感冒、妊娠呕吐等。

化湿药的现代药理研究尚不充分。这类药物的共同特点是都含有芳香性挥发油，如厚朴含挥发油约1%，广藿香含挥发油1.5%，苍术含挥发油因品种不同差异较大，为1%～9%，佩兰含挥发油1.5%～2%，砂仁含挥发油1.7%～3%。这类药物的主要药理作用如下：

1. 对胃肠功能的影响 本类药物均含有挥发油,可作为祛风健胃剂,具有调节胃肠运动的作用,有助于胃肠功能的恢复。如厚朴煎剂对小鼠及豚鼠的离体肠管活动作用随剂量变化呈现不同的效应:小剂量表现为兴奋作用,大剂量则为抑制;砂仁也有调节肠管运动功能,能松弛过度兴奋、痉挛的肠管,又能使肠管推进运动增强。苍术对胃酸分泌有抑制作用,苍术、厚朴、砂仁对实验性胃溃疡有抑制作用,苍术尚有保肝作用。

由于本类药物多味辛,部分药兼有苦味,服用时可通过刺激味觉器官反射性兴奋或直接刺激消化道腺体,引起消化液分泌增多。如广藿香、厚朴、白豆蔻、草豆蔻、草果均有促进胃腺分泌的作用。

2. 抗病原微生物 厚朴、苍术、佩兰、白豆蔻等有抗菌作用,厚朴、藿香对多种致病性皮肤真菌有抑制作用。厚朴及其有效成分厚朴酚等对龋齿致病菌链球菌突变株有较强的抑制作用,并能阻止龋齿病原菌在平滑面上的附着,从而能预防龋齿的发生。佩兰有抗流感病毒作用。藿香有杀灭钩端螺旋体的作用。

3. 对中枢神经系统的作用 厚朴、苍术对中枢神经系统表现为抑制性效应,可使动物自发性活动减少。厚朴脂溶性成分尚可对抗中枢兴奋剂甲基苯丙胺及阿扑吗啡所致的兴奋。大剂量苍术挥发油则可导致动物呼吸麻痹。

由于本类药的药理作用多与其所含的挥发油有关,煎煮时间过长,挥发性成分损失过多,将影响其功效,因此入药不宜久煎。

常用芳香化湿药的主要药理作用见表 9-1。

表 9-1 芳香化湿药的主要药理作用总括表

药物	胃肠平滑肌		促消化液分泌	抗溃疡	抗菌	抗病毒	抗炎	中枢抑制作用	其他作用
	兴奋	抑制							
厚朴	+	+	+	+	+	+	+	+	降压、肌肉松弛、抗过敏、保肝、抗肿瘤
苍术	+	+		+	+		+	+	利尿、抗糖尿病、心脏抑制、保肝
广藿香	+	+	+		+	+	+		解热镇痛、调节免疫
砂仁	+			+					抗血小板聚集、镇痛、免疫抑制
白豆蔻	+				+				平喘
草豆蔻	+		+						增强胃蛋白酶活性
佩兰	+				+	+			祛痰

点滴积累

1. 芳香化湿药多气味芳香，主要的有效成分为挥发油，入汤剂不宜久煎，以免影响疗效。
2. 所有芳香化湿药都具有调整胃肠运动、抗病原微生物作用。

第二节　常用中药

厚　朴

木兰科植物厚朴或凹叶厚朴的干燥干皮、根皮及枝皮。含挥发油约1%，油中主要含β-桉叶醇。另含厚朴酚、和厚朴酚、四氢厚朴酚、异厚朴酚等。尚含少量木兰箭毒碱、生物碱和皂苷。

厚朴味苦、辛，性温。归脾、胃、肺、大肠经。具有行气化湿，燥湿除满，降逆平喘的功效。主治食积气滞，腹胀便秘，湿阻中焦，反胃呕吐，痰壅气逆，胸满喘咳等。

【药理作用】

1. 对胃肠活动的影响　厚朴煎液低浓度对离体肠管有兴奋作用，高浓度则转为抑制；厚朴碱静脉注射，可使在体小肠的张力下降。并对组胺所致的十二指肠痉挛有一定的抑制作用。厚朴生品、姜制品均有抗胃溃疡的作用。而厚朴姜制后抗胃溃疡作用增强。厚朴酚腹腔注射或皮下注射对实验性胃溃疡亦有抑制作用。厚朴促进消化液分泌的主要成分是挥发油。

2. 抗病原微生物　厚朴煎剂有广谱抗菌作用，其抗菌成分较稳定，不易被热、酸、碱等破坏。煎剂在体外对金黄色葡萄球菌、溶血性链球菌、白喉杆菌、枯草杆菌、痢疾杆菌及常见致病性皮肤真菌等都有抑制作用。厚朴酚对炭疽杆菌有明显的抗菌活性。厚朴、厚朴酚、和厚朴酚、四氢厚朴酚等有十分显著的抗龋齿作用。厚朴在一定程度上可改善小鼠实验性病毒性肝炎造成的实质性病理损害。厚朴中所含新木脂素对EB病毒激活有抑制作用。

3. 肌肉松弛和中枢抑制　厚朴中分离出一种水溶性生物碱，对横纹肌有松弛作用，无快速耐受现象。厚朴碱可能属于非去极化肌肉松弛剂。厚朴对中枢神经有抑制作用，其乙醚浸膏可抑制小鼠自发活动，亦能对抗由甲基苯丙胺或阿扑吗啡所致的兴奋作用。

4. 降压和抑制血小板聚集　厚朴松弛血管平滑肌而产生的降压作用与其钙通道阻滞作用有关，抑制血小板聚集作用与其钙通道阻滞作用和抑制TXA_2的合成有关。

此外，厚朴的提取物还具有抗过敏、保肝和抗肿瘤作用。

【临床应用】治疗急性肠炎或细菌性痢疾，单用厚朴散剂口服，或用厚朴注射剂均有效。用厚朴煎剂内服可治疗阿米巴痢疾。厚朴制剂可用于防治龋齿。

【不良反应】厚朴大剂量可引起呼吸抑制而死亡。厚朴所含毒性成分主要是木兰箭毒碱。

苍　术

菊科植物茅苍术或北苍术的干燥根茎。含挥发油苍术素、β-桉叶醇、茅术醇、羟基苍术酮等。

苍术味辛，苦，性温。归脾、胃、肝经。具有燥湿健脾，祛风散寒的功效。主治湿阻脾胃，脘腹胀满，风湿痹痛，风寒表证等。

【药理作用】

1. 对消化道的作用　苍术有健胃、促进食欲的作用，有明显的抗肠痉挛作用，使其张力降低。对肾上腺素引起的肠平滑肌松弛及振幅减弱，苍术制剂能促进振幅恢复。此外，苍术也可通过对抗胆碱作用而对抗盐酸所致大鼠急性胃炎及幽门结扎所致胃溃疡；茅苍术所含β-桉叶醇可抑制胃酸分泌，作用机制是拮抗胃黏膜细胞 H_2 受体；另外苍术醇有促进胃肠运动作用，对胃平滑肌也有轻微收缩作用；苍术可增加胃黏膜组织血流量，其提取物氨基己糖具有促进胃黏膜修复作用。

2. 对心血管的作用 苍术对蟾蜍心脏有轻度抑制作用，对蟾蜍后肢血管有轻微扩张作用。苍术浸膏小剂量静注，可使家兔血压轻度上升，大剂量则使血压下降。苍术正丁醇提取物具有明显的抗心律失常作用。

3. 利尿 正常大鼠口服苍术煎剂，尿液中 Na^+、K^+ 排出量显著增加。苍术醇提物在体外对马肾脏 Na^+-K^+-ATP 酶的活性具有较强的抑制作用，β-桉叶油醇是抑酶作用的物质基础。

4. 降血糖 抗糖尿病作用苍术煎剂或醇浸剂对糖尿病家兔和正常小鼠有降血糖作用。其降糖作用机制可能是苍术有效成分和腺嘌呤核苷酸在同一线粒体受点上起竞争性抑制作用，从而抑制细胞内氧化磷酸化作用，干扰能量的转移过程。

5. 对肝脏的作用 苍术水煎剂能明显促进正常肝脏蛋白的合成。苍术及其所含苍术醇、苍术酮、β-桉叶醇对肝损害有明显的保护作用。苍术素促进胆汁分泌。

6. 对神经系统的作用 β-桉叶醇和苍术醇是镇痛的主要成分。β-桉叶醇有降低骨骼肌乙酰胆碱受体敏感性的作用；对琥珀胆碱引起的 N_2 受体持续的去极有相乘作用。苍术醇对平滑肌以抗胆碱作用为主，兼有 Ca^{2+} 拮抗作用。茅苍术挥发油少量有镇静作用，同时使脊髓反射亢进；较大量则呈抑制作用，终致呼吸麻痹而死亡。此外，还有抗惊厥作用。

7. 抗病原微生物 茅术醇是苍术抗病毒的有效成分，苍术提取物有一定的抑菌作用。

此外，苍术丙酮有抗缺氧作用。苍术有清除动物体内免疫复合体及类促卵泡激素生成的激素作用。

【临床应用】

1. 治疗胃下垂 苍术煎汤或开水浸泡，服用。

2. 小儿疾患 小儿腹泻、反复呼吸道感染、小儿生长性疼痛、佝偻病、小儿厌食症等。

3. 帕金森病等引发的颤证。

4. 糖尿病 适合 2 型糖尿病的治疗。

5. 皮肤科疾病 风疹、湿疹、外耳疮等。

6. 慢性乙型肝炎。

7. 冠心病 可改善心肌缺血。

广 藿 香

唇形科植物广藿香的干燥地上部分。主要含挥发油约 1.5%，油中主要成分为广藿香醇和广藿香酮，尚含苯甲醛、丁香油酚、桂皮醛、广藿香吡啶等。

广藿香味辛，性微温。归脾、胃、肺经。具有芳香化浊，和中止呕，发表解暑的功效。主治湿浊中阻，脘痞呕吐，暑湿表证，湿温初起，发热倦怠，寒湿闭暑，鼻渊头痛等。

【药理作用】

1. 促进胃液分泌 本品所含挥发油能刺激胃黏膜，促进胃液分泌，增强消化能力。

2. 抗病原微生物 藿香水煎液对钩端螺旋体有抑制作用，高浓度有杀死钩端螺旋体的作用。

体外试验表明，藿香的水煎液、乙醚浸出液及乙醇浸出液对许兰毛癣菌、趾间及足跖毛癣菌等多种致病性真菌有抑制作用。醚或醇浸出液比煎液的抗菌力强。藿香中黄酮类物质有抗病毒作用。

【临床应用】藿香可用于治疗急性胃肠炎。藿香煎汤，漱口可治疗口臭。

点滴积累

1. 厚朴、苍术、广藿香都具有抗病原微生物和胃肠调节作用，在临床上常用于急性胃肠炎或细菌性痢疾。其中厚朴对胃肠道表现为双向调节作用，即低浓度时对离体肠管有兴奋作用，高浓度则转为抑制。
2. 苍术还具有镇静、镇痛、降血糖、抗心律失常、利尿、保肝利胆作用。
3. 厚朴具有镇静、抗过敏、中枢抑制、肌肉松弛和抗龋齿作用。

第三节　常用制剂

藿香正气水

【组成】苍术，陈皮，厚朴（姜制），白芷，茯苓，大腹皮，生半夏，甘草浸膏，广藿香油，紫苏叶油。

【功效主治】解表化湿，理气和中。用于外感风寒，湿阻中焦，发热恶寒，头痛，胸膈满闷，脘腹疼痛，恶心呕吐，肠鸣泄泻。

【药理作用】主要具有抑制胃酸分泌、解除胃肠平滑肌痉挛等作用。

1. 解痉　对组胺、乙酰胆碱、氯化钡等引起的回肠痉挛性收缩，有解痉作用；但对胆囊、膀胱平滑肌的收缩不产生影响。也可对抗垂体后叶素引起的子宫收缩。

2. 镇痛　对醋酸刺激肠系膜诱发的内脏躯体反射性疼痛有镇痛作用。

3. 抗菌　藿香所含挥发油具有很强的抗菌作用。藿香酮对金黄色葡萄球菌、铜绿假单胞菌、大肠埃希菌、痢疾杆菌等8种致病菌有抑制作用。厚朴抗菌作用谱广。紫苏的挥发油具有消毒、防腐作用。

此外，还有镇吐、增加胃肠道的吸收功能及增强细胞免疫功能等作用。

【临床应用】用于感冒，急性胃肠炎，急、慢性结肠炎，荨麻疹，酸中毒等。

1. 本品又为化湿和胃中成药，重在化湿和胃，其解表散寒之力略逊。

2. 本品为夏季常用成药，对夏季伤湿感寒、脾胃失和者尤为适宜。

3. 适用于湿滞脾胃、外感风寒证之胃肠型感冒、肠炎、胃神经官能症（非溃疡性消化不良）、痢疾、水土不服等的治疗。

本药可作为家庭、旅行常备药，用于外感风寒、内伤湿滞病证的治疗。

【不良反应】

1. 过敏反应　可致过敏性休克和皮疹等。

2. 偶见心动过速及上消化道出血。

藿香正气类中成药制剂

【注意事项】

1. 本方毒性小，但为40%～50%乙醇制剂，对小儿、妇女、老人及不饮酒者不适。
2. 偶见过敏性药疹、休克、紫癜等。
3. 阴虚火旺者忌服。

点滴积累

1. 含有芳香化湿药的中成药在临床上主要用于胃肠功能不调。
2. 目前利用现代技术对藿香正气复方进行了剂型改良，减弱了不良反应，增强了疗效，在临床上可根据实际需要选用不同剂型。

目标检测

一、单项选择题

1. 芳香化湿药的健胃祛风功效与下列哪项药理作用有关(　　)
   A. 抑制胃液分泌　　B. 刺激或调整胃肠运动功能
   C. 抗菌　　D. 降血压
2. 厚朴促进消化液分泌作用的主要成分是(　　)
   A. 挥发油　　B. 异厚朴酚　　C. 和厚朴酚　　D. 厚朴酚
3. 茅苍术所含β-桉叶醇抑制胃酸分泌的作用机制是(　　)
   A. 拮抗胃壁细胞M受体　　B. 拮抗胃壁细胞H_2受体
   C. 直接松弛胃平滑肌　　D. 兴奋胃壁细胞α受体
4. 下列哪项是苍术的药理作用(　　)
   A. 抗溃疡　　B. 抗心律失常　　C. 抗休克　　D. 利尿
5. 广藿香促进胃液分泌作用的成分是(　　)
   A. 挥发油　　B. 苯甲醛　　C. 丁香油酚　　D. 桂皮醛
6. 下列除哪项外，均是与厚朴燥湿、消积、行气功效相关的药理作用(　　)
   A. 调整胃肠运动　　B. 促进消化液分泌　　C. 抗溃疡　　D. 肌肉松弛
7. 厚朴对胃肠运动的影响与剂量有关，表现在(　　)
   A. 小剂量、大剂量均兴奋　　B. 小剂量兴奋、大剂量抑制
   C. 小剂量、大剂量均抑制　　D. 小剂量抑制、大剂量兴奋
8. 芳香化湿药的药理作用多与所含挥发油有关，因此入药需(　　)
   A. 久煎　　B. 先煎　　C. 不宜久煎　　D. 不宜混煎
9. 兼有抗过敏作用的芳香化湿药是(　　)
   A. 厚朴　　B. 藿香　　C. 砂仁　　D. 苍术
10. 关于芳香化湿药的主要药理作用，描述错误的是(　　)

A. 调整胃肠运动　　B. 抗肿瘤　　C. 抗溃疡　　D. 抗病原微生物

二、多项选择题

1. 厚朴具有显著抗龋齿作用的成分有(　　)

A. 厚朴酚　　B. 和厚朴酚　　C. 四氢厚朴酚

D. 厚朴生物碱　　E. 厚朴皂苷

2. 厚朴的主要药理作用有(　　)

A. 调节胃肠运动功能　　B. 抗菌　　C. 镇静

D. 降血糖　　E. 中枢抑制

3. 苍术的主要药理作用有(　　)

A. 调节胃肠运动功能　　B. 抗溃疡　　C. 保肝

D. 抑菌　　E. 抗缺氧

4. 广藿香含挥发油,油中主要成分为(　　)

A. 桂皮醛　　B. 广藿香酮　　C. 丁香油酚

D. 广藿香醇　　E. β-桉叶醇

5. 苍术保肝作用的主要成分是(　　)

A. 苍术醇　　B. 苍术酮　　C. β-桉叶醇

D. 茅术醇　　E. 羟基苍术酮

三、简答题

1. 举例说明厚朴对胃肠运动的影响与剂量有关。

2. 简述芳香化湿药的主要药理作用。

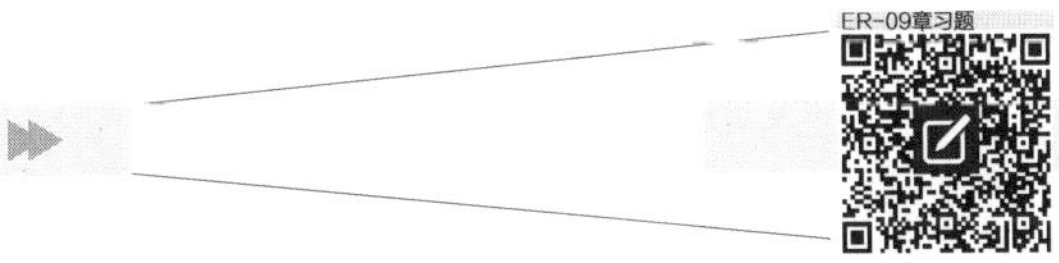

(郭　丹)

第十章

利水渗湿药

学习目标

1. 掌握利水渗湿药的主要药理作用。
2. 掌握茯苓、泽泻、茵陈的药理作用、药效物质基础与临床应用。
3. 熟悉猪苓、车前子的药理作用与临床应用。
4. 了解茵栀黄口服液的药理作用与临床应用。

导学情景

情景描述：

小亮嗜好油腻食物，一天突感腹部有坠痛感，且有便意，急忙去了厕所，疼痛未有缓解。父母带领他去了医院。经医生诊断是结肠水肿，导致胃腹部急痛难忍。医生开了药，服药一段时间，急腹痛就痊愈了。

学前导语：

胃肠道疾病是日常生活中常见的疾病之一。中医所述水湿是津液停聚日久所引起的一切病理性液体，临床上多用利水渗湿药进行治疗。本章我们将带领同学们学习利水渗湿药的相关知识，使大家理解利水渗湿药治疗湿邪证的机制。

第一节　概述

凡能渗利水湿、通利小便，治疗水湿内停证的药物统称利水渗湿药。水湿是指机体津液停聚所形成的一切病理性液体。据液体性状及停聚部位不同，可分为痰、饮、水三类。其中，痰多黏稠，随气而行，遍及全身，无处不到；饮多稀薄，常留于胸腹及胃肠之中；水则常常流溢于四肢及肌肤之间。水湿停滞于体内可引起各个系统发生各种病理变化，其临床表现复杂多样，病变范围较广，几乎可累及身体各系统，如支气管哮喘、胸膜炎、肝病腹水及心、肾疾患所致的浮肿等均属于水湿内停所致的病证。

利水渗湿药味多甘淡，有利水消肿，利尿通淋，利湿退黄的作用。可用于治疗水肿、小便不利、泄泻、湿热黄疸等水湿内停证。据现代研究，这类药物主要有以下药理作用：

1. 利尿　本类药物如茯苓、泽泻、金钱草、猪苓、车前子、萹蓄等大部分都具有不同程度的利尿作用。茯苓的利尿作用因动物而异，且茯苓与其他药物配伍后利尿作用更为显著，如五苓散等。萹蓄、金钱草、泽泻等药物的利尿作用与其所含的钾盐有关等。影响利尿作用的因素较多，如药物的采收季节、给药途径、化学成分、临床配伍、实验动物的种类等。

2. 抗病原微生物　经动物体外抗菌试验证明，均有不同程度的抗菌作用。茵陈水提取物对金黄色葡萄球菌和大肠埃希菌都有抑制作用。泽泻对结核分枝杆菌、金黄色葡萄球菌及肺炎双球菌等有一定抑制作用。地肤子、萹蓄、木通及半边莲浸出液对某些真菌有抑制作用。

3. 保肝利胆　中医用茵陈治疗黄疸的动物实验也证明，茵陈能增加胆汁的排泄，有明显的利胆和防治实验性肝炎作用。其他如猪苓、泽泻、玉米须、金钱草等也具有一定的保肝利胆作用。

水肿的简述

4. 抗肿瘤、增强免疫功能　茯苓多糖能抑制肿瘤细胞的增生及转移，亦能增强免疫功能，提高实验动物腹腔巨细胞的吞噬功能。猪苓多糖可使正常人T淋巴细胞转化率显著增加，促进抗体的生成，有抗肿瘤的作用。

常用利水渗湿药的主要药理作用见表10-1。

表10-1　利水渗湿药主要药理作用总括表

分类	药物	利尿	利胆	保肝	抗病原微生物	其他作用
利水消肿	茯苓	+		+	+	增强免疫、抗肿瘤、降血糖
	猪苓	+		+	+	增强免疫、抗肿瘤、抗辐射
	玉米须	+	+			降血糖
	泽泻	+	+	+	+	降血脂、降血糖、抗炎
	半边莲	+	+		+	抗蛇毒
利水通淋	车前子	+	+		+	降血脂、降血压、抗炎、抗溃疡
	木通	+	+	+		抗肿瘤、强心
	萹蓄	+	+	+	+	增强子宫张力、止血
	瞿麦	+	+			兴奋子宫、肠管
	石苇					止咳祛痰、平喘
利湿退黄	金钱草	+	+		+	抗心肌缺血、抗炎
	茵陈	+	+	+	+	降血脂、降血糖、降血压、解热、抗炎
	垂盆草			+	+	抑制免疫

点滴积累

1. 利水渗湿药的主要药理作用有：利尿、抗病原微生物、保肝利胆、抗肿瘤、增强免疫功能等。
2. 利水渗湿药味多甘淡，可促使患者汗出，使外邪从汗而解，表证得以解除。

第二节　常用药物

茯　苓

多孔菌科真菌茯苓的干燥菌核。主含的β-茯苓聚糖约占干重的93%，此外尚含三萜类化合物及甾醇、卵磷脂、蛋白酶、钾盐等化学成分。

茯苓味甘、淡,性平。归心、肺、脾、肾经。具有利水渗湿,健脾宁心的功效。用于水肿尿少,痰饮眩悸,脾虚食少,便溏泄泻,心神不安,惊悸失眠。

【药理作用】

1. 利尿 茯苓有利尿作用,能增加尿中钾、钠、氯等电解质的排出。但利尿作用与动物种属、制剂、实验条件、给药途径等有关。茯苓对健康人利尿作用不明显,但对心源性和肾性水肿患者利尿作用显著。茯苓利尿的有效成分为茯苓素,有拮抗醛固酮的作用,可提高尿中 Na^{+}/K^{+} 比值;另外,茯苓素对钠泵的激活可促进机体的水盐代谢功能,从而产生较强的利尿作用。

2. 免疫调节 茯苓多糖有明显增强机体免疫功能的作用,作用机制可能与其诱导产生 IL-2 有关。能增强实验动物腹腔巨噬细胞的吞噬功能,使免疫器官胸腺、淋巴结、脾脏的重量增加;并可对抗可的松引起的巨噬细胞功能抑制作用;还能减轻 ^{60}Co 照射引起的小鼠末梢白细胞减少症;茯苓煎剂能增强细胞免疫功能,使玫瑰花结形成率及淋巴细胞转化率显著上升。

3. 抗肿瘤 茯苓多糖、茯苓素是茯苓抗肿瘤的主要活性成分。茯苓多糖对小鼠肉瘤 S_{180} 细胞,人白血病 K_{562} 细胞体外的增殖均有强烈抑制作用;能抑制小鼠移植性肿瘤;抑制肿瘤的生长,使荷瘤小鼠生存时间延长。茯苓素对体外小鼠白血病 L_{1210} 细胞的 DNA 有明显的不可逆作用;对艾氏腹水癌有显著的抑制作用。茯苓抗肿瘤作用机制一方面是通过增强机体免疫功能,激活免疫监视系统而抑制肿瘤细胞的增殖和杀伤肿瘤细胞;另一方面是抑制细胞 DNA 的合成,与肿瘤细胞膜上核苷转运蛋白结合,抑制核苷转运。

此外,茯苓还有镇静安神、保肝、抑菌、抗炎、抗病毒、抗衰老、预防结石等药理作用。

【临床应用】

1. 水肿、小便不利 配伍泽泻、猪苓加强利尿作用。

2. 消化不良 如婴幼儿腹泻。

3. 精神分裂症 对精神分裂症的焦虑、抑郁等症状有效。

4. 肿瘤 临床用于治疗鼻咽癌、胃癌、肝癌等取得了良好效果。

泽 泻

泽泻科植物泽泻的干燥块茎。主含三萜类、倍半萜类、多糖等化合物。

泽泻味甘、淡,性寒。归肾、膀胱经。具有利水渗湿,泄热,化浊降脂的功效。用于小便不利,水肿胀满,泄泻尿少,痰饮眩晕,热淋涩痛,高脂血症等。

【药理作用】

1. 利尿 泽泻对人和实验动物均有利尿作用。其利尿作用的强弱与泽泻采集季节、炮制方法、给药途径等有关。如冬季产的泽泻利尿作用最强,春季产的则稍差。除盐泽泻外,其他炮制品都有利尿作用。其作用机制主要是抑制钠的重吸收,增加血浆心钠素(ANF)的含量,排钠利尿。

2. 降血脂、抗动脉粥样硬化 泽泻提取物对实验性高胆固醇血症家兔有防治作用,能明显降低血清 TC、TG 和 LDL-C,升高血清 HDL-C,预防和抑制血管内膜斑块的生成,从而抑制或减轻动脉粥样硬化的发生、发展。

3. 抗脂肪肝 泽泻的提取物对各种原因引起的动物脂肪肝均有良好治疗效果。可保护因四氯化碳中毒引起的小鼠急性肝损害,可减少肝内脂肪量,并能改善肝功能。

此外,泽泻提取物有轻度持久降压作用;对结核分枝杆菌、金黄色葡萄球菌及肺炎双球菌等有一定抑制作用。

【临床应用】

1. 高脂血症 不同的泽泻制剂均能降低患者血清总胆固醇和甘油三酯的含量。

2. 眩晕病(梅尼埃病) 单味泽泻、泽泻汤可治疗眩晕。

3. 肥胖症 配伍番泻叶、山楂、草决明等。

茵 陈

菊科多年生草本植物滨蒿或茵陈蒿的干燥地上部分。含香豆素类、黄酮类及挥发油等成分。

茵陈味苦、辛,性微寒。归脾、胃、肝、胆经。具有清湿热,退黄疸的功效。用于黄疸尿少,湿温暑湿,湿疮瘙痒等症。

【药理作用】

1. 保肝利胆 茵陈煎剂可保护肝细胞膜的完整性,能防止肝细胞变性坏死,并可促进肝细胞修复再生及改善肝脏微循环,有明显的保肝降酶作用。茵陈还有显著的利胆作用,能松弛胆道括约肌、加速胆汁排泄。茵陈煎剂、水提取物、醇提物等均有促胆汁分泌和排泄作用,并能增加胆酸、胆红素的排泄量。

2. 抗病原微生物 茵陈煎剂在体外对多种细菌有明显的抑制作用,如金黄色葡萄球菌、痢疾杆菌、溶血性链球菌、肺炎双球菌等。对流感病毒、肝炎病毒、钩端螺旋体也有一定的抑制作用。茵陈挥发油在试管内能抑制杀灭某些皮肤真菌,其抗真菌的有效成分为茵陈炔酮。

3. 解热镇痛消炎 茵陈浸剂有解热作用,对正常小鼠体温有明显降温作用。此外,茵陈中所含的香豆素类还有镇痛、消炎作用。

4. 对心血管系统作用 茵陈中香豆素类化合物有扩血管、降血脂、抗凝血等作用。茵陈煎剂能使血脂下降,内脏和血管壁的脂肪沉积减少,动脉壁粥样硬化减轻。

此外,茵陈煎剂有抑杀小鼠艾氏腹水癌细胞作用,茵陈的水浸液有利尿作用。

【临床应用】

1. 肝胆疾病 茵陈对各种类型的黄疸、急性传染性肝炎、新生儿高胆红素血症等均有一定疗效。

2. 心血管系统疾病 可用于防治冠心病,高脂血症。

3. 胆石症 临床用其配伍大黄、金钱草治疗胆道结石和胆汁引流不畅,疗效显著。

猪 苓

多孔菌科真菌猪苓的干燥菌核。含有猪苓多糖、猪苓酸A、猪苓酸C、麦角甾醇、生物素、蛋白质等化学成分。

猪苓味甘、淡,性平。归肾、膀胱经。具有利水渗湿的功效。用于小便不利,水肿,泄泻,淋浊,带下。

【药理作用】

1. 利尿 猪苓煎剂静脉或肌内注射，对正常犬具有比较明显的利尿作用，并能促进尿中 Na^+、K^+、Cl^-等电解质的排出。其利尿作用机制与抑制肾小管对水和电解质的重吸收有关。

2. 增强免疫功能 猪苓多糖是提高机体免疫功能的主要成分，可通过提高巨噬细胞的免疫功能，增加 T 细胞的转化率、增强 B 淋巴细胞转化为浆细胞的能力，诱导树状细胞功能成熟，调控脐血造血干细胞的扩增与移植等多途径、多靶点，发挥免疫调节作用。

3. 抗肿瘤 猪苓多糖为猪苓抗肿瘤的活性成分，具有抑制肿瘤生长和增强荷瘤动物及肿瘤患者免疫功能的作用。猪苓多糖注射液可缓解 S_{180}肿瘤细胞培养上清的免疫抑制作用，下调肿瘤细胞 S_{180}合成或分泌免疫抑制物质，发挥抗肿瘤作用。其抑制肿瘤的作用机制可能与抑制肿瘤细胞的 DNA 合成、激活瘤细胞 TNF-α 表达及增强机体免疫功能有关。

4. 保肝 猪苓多糖治疗慢性乙肝疗效较显著，可有效抑制乙肝病毒复制，提高 HBeAg 和 HBV-DNA 阴转率、抗 HBe 阳转率，改善肝功能。

此外，猪苓还具有抗菌、抗诱变、抗辐射等多种药理作用。

【临床应用】

1. 病毒性肝炎 目前临床常以猪苓多糖注射液合并乙肝疫苗治疗慢性病毒性肝炎，疗效较好；或与卡介苗、干扰素合用，治疗丙型肝炎。

2. 银屑病 常以猪苓多糖注射液治疗寻常型银屑病，疗效显著。

3. 恶性肿瘤 猪苓多糖配合化疗、放疗用于治疗肺癌、食管癌等，能改善症状，减轻化疗、放疗引起的副作用，增强化疗、放疗的效果。

车 前 子

车前子为车前科植物车前或平车前的干燥成熟种子。含有多糖类、苯乙醇苷类、环烯醚萜类、黄酮类、生物碱类，以及三萜类、甾醇类化合物等化学成分。

车前子味甘，性寒。归肝、肾、肺、小肠经。具有清热利尿通淋，渗湿止泻，明目，祛痰等功效。用于水肿胀满，热淋涩痛，暑湿泄泻，目赤肿痛，痰热咳嗽。

【药理作用】

1. 利尿 车前子的提取物以 10g/kg 的剂量给予大鼠，能增加大鼠的排尿量和尿中 Na^+、K^+和 Ca^{2+}的离子含量。动物实验表明，车前子能使水分、氯化钠、尿素及尿酸排出增多而有利尿作用。

2. 抗炎 车前子的甲醇提取物具有抗炎活性。不同浓度的车前子多糖，能抑制二甲苯致小鼠耳郭肿胀、醋酸致小鼠毛细血管通透性的增加，减轻各期炎症的形成。

3. 抗菌 体外抑菌试验表明，车前子水浸剂对同心性毛癣菌、羊毛状小芽孢癣菌等有不同的抑制作用，且金黄色葡萄球菌对该水浸剂高度敏感。

4. 其他 对心血管系统作用、抗衰老、降眼压和缓泻等作用。

【临床应用】

1. 泌尿系统结石 车前子和冬葵子配伍，清热利尿通淋而治泌尿系结石症。

2. 气管炎和支气管炎 镇咳、平喘和祛痰，具有平喘作用，治疗咳喘效果良好。

3. 痛风 单味车前子煎煮代茶饮,可治疗痛风,疗效佳。

4. 其他 可用于老年性高血压、充血性心力衰竭、小儿腹泻等,有不同程度的疗效。

点滴积累

1. 利水渗湿药味多甘淡,均具有不同程度的利尿作用,但利尿机制各不相同,另外还具有抗病原微生物作用。
2. 茯苓多糖和猪苓多糖分别是茯苓、猪苓抗肿瘤的活性成分,对恶性肿瘤的治疗疗效显著。二者还能提高机体的免疫功能。
3. 猪苓、泽泻、茵陈等均有保肝作用,此外茵陈还具有明显的利胆作用。

第三节 常用制剂

茵栀黄口服液

【组成】 茵陈提取物,栀子提取物,黄芩苷,金银花提取物。

【功效主治】 清热解毒,利湿退黄。用于湿热毒邪内蕴所致急性、迁延性、慢性肝炎和重症肝炎(Ⅰ型)。

ER-10-2
五苓散

【药理作用】

保肝 茵栀黄口服液对D-氨基半乳糖、四氯化碳引起的大、小鼠急性肝损伤有明显的保护作用,不仅明显降低血清ALT和AST,而且对肝组织也有明显的保护作用,减轻肝脏损伤程度,对异硫氰酸-1-萘酯所致小鼠血清高胆红素有明显降低作用。

【临床应用】 常用于慢性乙型肝炎、高胆红素血症、新生儿黄疸、黄疸型肝炎等。

点滴积累

茵栀黄口服液清热解毒,利湿退黄,保肝作用明显。主要用于治疗病毒性肝炎、新生儿黄疸。

目标检测

一、单项选择题

1. 下列哪种药物的利尿作用与其抗醛固酮活性有关( )

A. 半边莲 B. 泽泻 C. 木通 D. 茯苓

2. 泽泻利尿作用的机制是( )

A. 增加心钠素的含量 B. 具有去氧皮质酮作用

C. 增加肾小球的滤过率 D. 增加肾小管对 Na^+ 的再吸收

3. 茯苓促进机体免疫功能的有效成分是( )

A. 钾盐 B. 茯苓多糖 C. 卵磷脂 D. 茯苓酸

4. 下列具有明显降血脂及抗脂肪肝作用的中药是(　　)

A. 泽泻　　B. 萹蓄　　C. 玉米须　　D. 瞿麦

5. 茯苓所含茯苓素的利尿作用机制主要是(　　)

A. 促进肾小球的滤过　　B. 醛固酮受体拮抗作用

C. 抑制集合管对水重吸收　　D. 抑制髓袢升支对钠离子的重吸收

6. 下列哪项不是茯苓的药理作用(　　)

A. 抗休克　　B. 增强机体免疫功能　　C. 抗肝硬化　　D. 抗肿瘤

7. 猪苓抗肿瘤作用的有效成分是(　　)

A. 猪苓多糖　　B. 猪苓酸 A　　C. 猪苓酸 C　　D. 麦角甾醇

8. 泽泻的临床应用是(　　)

A. 胆道蛔虫症　　B. 高脂血症　　C. 支气管哮喘　　D. 小儿流涎

9. 茵陈可用于治疗(　　)

A. 梅尼埃病　　B. 高胆固醇血症　　C. 精神分裂症　　D. 冠心病心绞痛

10. 茯苓临床用于治疗(　　)

A. 支气管哮喘　　B. 感染性休克　　C. 精神分裂症　　D. 冠心病心绞痛

二、多项选择题

1. 利水渗湿药具有下列哪些作用(　　)

A. 保肝　　B. 利尿　　C. 抗肿瘤

D. 利胆　　E. 抗病原微生物

2. 下列具有保肝作用的药物是(　　)

A. 茯苓　　B. 泽泻　　C. 玉米须

D. 猪苓　　E. 茵陈

3. 泽泻抗脂肪肝、降血脂的作用表现是(　　)

A. 使实验性高脂血症动物脂肪病变减轻

B. 使实验性高脂血症动物总胆固醇含量下降

C. 能明显降低血清 HDL-C 含量

D. 能明显降低甘油三酯和 LDL-C 含量

E. 防止主动脉硬化斑块形成

4. 茯苓多糖增强机体免疫功能表现在(　　)

A. 提高巨噬细胞的吞噬功能

B. 使玫瑰花环形成率增加

C. 使胸腺、淋巴结重量明显增加

D. 拮抗泼尼松对巨噬细胞功能的抑制作用

E. 使小鼠脾脏抗体分泌细胞减少

5. 茵陈对心血管系统的作用是(　　)

A. 强心　　B. 降低心肌耗氧量　　C. 增加冠脉血流量

D. 降血压　　E. 抗动脉粥样硬化

三、简答题

1. 试述茯苓利尿的作用特点及作用机制。

2. 简述泽泻降血脂、抗脂肪肝作用的表现及其作用机制。

3. 简述利水渗湿药的主要药理作用。

4. 简述茵陈保肝作用和作用机制。

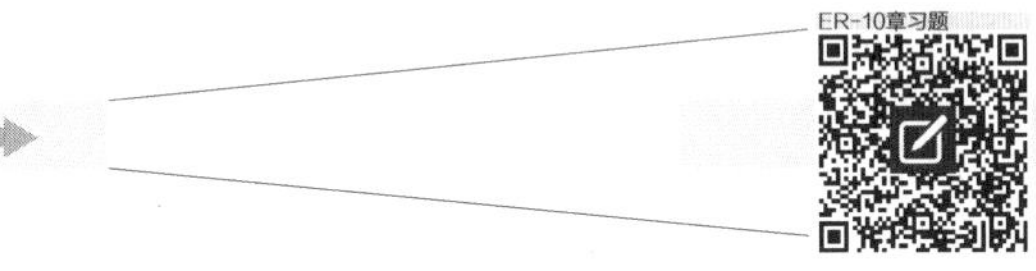

(梁　军)

第十一章

温里药

学习目标

1. 掌握温里药的主要药理作用。
2. 掌握附子、肉桂、干姜的药理作用、药效物质基础与临床应用。
3. 熟悉吴茱萸的药理作用与临床应用。
4. 了解理中丸、香砂养胃丸的药理作用与临床应用。

导学情景

情景描述：

刘某，女，30 岁，胃痛隐隐，嘈杂不适，四肢倦怠，大便溏泻，进油腻泄泻加剧，舌淡苔白，脉沉缓。治疗方法：香砂养胃丸，一日 2 次，一次 9g。服药六剂之后，以上症状得到缓解。

学前导语：

刘某由于中焦虚寒，脾胃虚弱，以致运化无力而胃痛。里寒证分为几类？治疗里寒证的代表药有哪些？其作用机制是什么？我们今天就来学习一下温里药。

第一节　概述

凡以温里祛寒为主要作用，治疗里寒证的药物，称为温里药。里寒证常见两方面病证，一是外寒内侵，脾胃阳气受困，水谷不消，所出现的心腹胀满、脘腹冷痛、呕吐、泄泻等脏寒证，与现代医学中的消化道疾病相似。二是心肾阳虚，阴寒内生所致腰膝冷痛，畏寒肢冷，小便不利及四肢厥冷，呼吸微弱、脉微欲绝的“亡阳证”，与现代医学中的心功能不全、休克相似。温里药具有辛散温通、散寒、止痛、温肾回阳等功效，主要用于各种里寒证候。根据近代研究结果，将温里药的主要药理作用归纳如下。

1. 对心血管系统的作用

(1)强心作用：温里药对心脏主要表现为正性肌力、正性频率和正性传导作用。附子及其制剂有强心作用，可增强心肌收缩力，使心率加快，增加心排血量和心肌耗氧量。姜的醇提取液有直接兴奋心脏的作用。

(2)抗心律失常：附子对缓慢型心律失常，能改善房室传导，恢复正常窦性心律；对窦房结功能低下患者，也有一定的改善作用。临床用于治疗缓慢型心律失常及各型休克均有较好疗效。干姜也有加快心率作用。

(3)抗心肌缺血：附子、肉桂等能增加冠脉流量和脑血流量，降低血管阻力。对垂体后叶素引起的动物实验性急性心肌缺血有一定的保护作用。

(4)改善微循环：温里药如附子、肉桂、干姜等有扩张血管作用，能促进血液循环，使身体表面和末梢的毛细血管血流畅通，也能增加体内脏器血流量，服药后全身可产生温热感。

(5)抗休克：附子、肉桂、干姜等药物及其复方制剂均能提高动脉压，延长休克动物存活时间，提高存活百分率。温里药抗休克的作用机制主要与其强心，扩张血管、改善微循环有关。

2. 对消化系统的影响

(1)对胃肠运动的影响：温里药多有增强胃肠功能，健胃祛风的作用。干姜、肉桂等药物性味辛热，含有挥发油，对胃肠道有缓和的刺激作用，能使肠管兴奋，胃肠蠕动增强，排出胃肠积气。另一方面，附子能抑制胃排空，干姜、肉桂能缓解胃肠痉挛性收缩。

(2)促消化：干姜的芳香辛辣成分能直接刺激口腔和胃黏膜，使胃液分泌增加，胃蛋白酶活性和唾液淀粉酶活性增加，有助于提高食欲和促进消化吸收。

(3)利胆、止吐：干姜、肉桂、高良姜等能促进胆汁分泌。干姜浸膏可抑制犬由于硫酸铜所致的呕吐，吴茱萸、丁香亦有止吐作用。

3. 对肾上腺皮质系统功能的影响　附子、肉桂、干姜对垂体-肾上腺皮质系统有兴奋作用，可使肾上腺中的维生素 C、胆固醇含量减少，促进肾上腺皮质激素的合成。

4. 对神经系统的影响　温里药能通过影响自主神经系统及内分泌功能，改善物质代谢，使产热增加。附子、乌头、肉桂、干姜等有不同程度的镇痛作用。常用温里药的主要药理作用见表 11-1。

表 11-1　温里药的主要药理作用总括表

药物	强心	扩血管	抗休克	改善消化功能	镇吐	抗溃疡	抗炎镇痛	其他作用
附子	+	+	+	+	+	+	+	保护心肌、兴奋内分泌、调节代谢、抗血栓、增强免疫
肉桂	+	+	+	+	+	+	+	抗心肌缺血、抗菌、防腐、抗血栓、降血糖、降血压、兴奋内分泌
干姜	+		+	+	+	+	+	抗心肌缺血、保肝利胆、抗过敏、镇咳、平喘、抗菌、解热镇痛、增强免疫
吴茱萸	+	+	+	+	+	+	+	抗菌、驱蛔、抗肿瘤、降压、兴奋中枢
丁香				+	+	+	+	抗菌、健胃、降压、抗血栓
小茴香				+	+	+	+	抗菌、祛痰平喘、性激素样作用

点滴积累

1. 里寒证的常见病证为外寒内侵和心肾阳虚。
2. 温里药的主要药理作用有：强心、扩张血管、抗休克、抗炎、抗血栓、健胃、止吐、镇静镇痛及兴奋交感神经。
3. 温里药味多辛温燥烈，长于温里祛寒，而益火助阳，适用于寒邪内侵，阳气受困之证。

第二节 常用中药

附 子

毛茛科植物乌头的子根加工品。主要化学成分为二萜双酯类生物碱乌头碱，次乌头碱等。除生物碱外，尚含强心成分氯化甲基多巴胺及去甲猪毛菜碱等活性成分。

附子味辛、甘，性大热。有毒。归心、肾、脾经。具有回阳救逆，补火助阳，散寒止痛之功效，用于亡阳虚脱、肢冷脉微，心阳不足，胸痹心痛，虚寒吐泻，脘腹冷痛，肾阳虚衰，阳痿宫冷，阴寒水肿，阳虚外感，寒湿痹痛。

【药理作用】

1. 强心 附子强心的主要成分是去甲乌药碱，氯化甲基多巴胺及去甲猪毛菜碱也有强心作用。其正性肌力作用显著，能使心肌收缩力增强，心率加快，心排血量增加，心肌耗氧量增加。尤其在心脏功能不全时强心作用更为显著。目前研究发现，去甲乌药碱的强心作用可被 β 受体拮抗剂普萘洛尔拮抗，表明其强心作用与兴奋 β 受体有关。

2. 抗心律失常 附子有增加心率，抗缓慢型心律失常的作用。去甲乌药碱对实验性家兔窦房结病变有一定的治疗作用，可使大部分模型动物恢复窦性心律，ST-T 波恢复正常。附子剂量过大，可导致心律失常，应引起注意。

3. 改善循环 附子有舒张血管，增加血流量，降低血管阻力，改善血液循环作用。附子注射液或去甲乌药碱静脉注射后，可使心排血量、心肌耗氧量增加，冠脉、脑、股动脉血流量明显增加，血管阻力降低。

附子中所含的成分既有升压又有降压作用，研究证明，降压的有效成分主要是去甲乌药碱，有兴奋 β 受体和拮抗 α 受体的双重作用。升压的有效成分是氯化甲基多巴胺和去甲猪毛菜碱，氯化甲基多巴胺为 α 受体激动剂，去甲猪毛菜碱对 β 受体和 α 受体均有兴奋作用。

4. 抗心肌缺血 附子抗心肌缺血作用与去甲乌药碱扩张血管，增加心肌血氧供应有关。附子水煎剂能对抗应激状态下引起的心肌损伤，对心肌有保护作用。

5. 抗休克 附子及其复方制剂如参附汤、四逆汤等对各种休克均有明显保护作用，能提高休克动物的平均动脉压，延长其存活时间及存活百分率。附子抗休克作用与其强心的有效成分有关，能兴奋心脏，加快心率，升高血压。所以，附子回阳救逆功效主要是以强心、抗休克作用为基础。

6. 对消化系统的作用 附子煎剂有胆碱样、组胺样、抗肾上腺素样的作用,可抑制胃排空,兴奋离体空肠自发性收缩活动。附子能明显对抗番泻叶引起的小鼠腹泻。附子水煎剂还能抑制实验动物胃溃疡的形成。

7. 抗炎、镇痛 附子热水提取物对多种急性炎症模型有明显抑制作用。附子是通过兴奋下丘脑-垂体-肾上腺皮质系统发挥其抗炎作用的。此外,附子本身可能还具有皮质激素样作用。

生附子及乌头碱有显著的镇痛作用。乌头碱是附子镇痛作用的有效成分。

此外,附子还有增强免疫、抗血栓形成、局麻镇静等作用。

【临床应用】

1. 休克 常配人参(参附汤)或干姜、甘草(四逆汤)等治疗各种休克。

2. 病态窦房结综合征。

3. 风湿性关节炎、关节痛、腰腿痛、偏头痛、神经痛等。

ER-11-1

乌头碱类毒性的防治

【不良反应】 附子的毒性成分主要是乌头碱类生物碱,人的致死量为3~4mg。主要表现为神经系统、循环系统、消化系统的中毒症状,如口舌发麻、恶心、呕吐、腹痛腹泻;瞳孔散大,视力下降,呼吸困难等;乌头碱类对心脏毒性大,主要可引起各种心律失常。

肉 桂

樟科植物肉桂的干燥树皮。含挥发油 1.98%~2.06%,其主要成分为桂皮醛,并含鞣质及黏液质等化学成分。

肉桂味辛、甘,性大热。归脾、肾、心、肝经。具有补火助阳,引火归原,散寒止痛,活血通经。主治阳痿,宫冷,心腹冷痛,虚寒吐泻,经闭,痛经。

【药理作用】

1. 对心血管系统的作用

(1)强心:桂皮醛能使离体心脏的收缩力增强,心率加快。作用机制是其能促进交感神经末梢释放儿茶酚胺。

(2)对血管和血压的影响:肉桂水煎液对外周血管有扩张作用,可使冠状动脉和脑血流量增加,血管阻力降低和血压下降。

(3)改善心肌血液供应:肉桂煎剂对心肌缺血有保护作用;肉桂制剂能提高舒张压,相应增高冠状动脉及脑动脉灌注压,促进心肌及胸部侧支循环开放,从而改变心肌血液供应,对心肌损伤有保护作用。

2. 对消化系统的作用

(1)抗溃疡:肉桂提取物和肉桂苷对实验性胃溃疡有抑制作用。

(2)健胃:桂皮油有芳香性健胃作用,能刺激嗅觉,对胃肠也有缓和的刺激作用,能促进唾液和胃液的分泌,促进胃肠蠕动,有助于排出消化道积气,并能缓解胃肠痉挛性疼痛。

3. 对血液系统的作用 肉桂提取物对血小板聚集有明显的抑制作用。体外试验显示肉桂水煎剂及水溶性甲醇部分还能延长大鼠血浆复钙时间,有较强的抗凝血作用。肉桂水煎剂体内试验则无抗凝作用。

4. 对中枢神经系统的作用 桂皮醛有明显的镇静作用。肉桂水煎液对疼痛有抑制作用。对小鼠正常体温及人工发热均有降温作用。

此外,肉桂提取物有显著的抗炎、消肿作用;肉桂醛对多种致病性真菌如红色毛癣菌、白念珠菌等有明显的抑制和杀灭作用,桂皮油对革兰阳性菌抑菌效果较好;肉桂水提取物灌胃,能抑制糖皮质激素所致小鼠胸腺萎缩,并对肾上腺皮质功能有保护作用。

【临床应用】

1. 支气管哮喘、慢性支气管炎 肉桂粉及其制剂治疗支气管哮喘、慢性支气管炎有一定疗效。

2. 腰痛 肉桂粉口服治疗风湿、类风湿关节炎、腰肌劳损等引发的腰痛。

3. 面神经麻痹 采用肉桂粉外敷穴位,治疗面神经麻痹患者,有较好疗效。

干 姜

姜科植物姜的干燥根茎。含挥发油,油中主要成分为姜酮,其次为β-没药烯、α-姜黄烯、β-倍半水芹烯及姜醇、姜酚等。

干姜味辛,性热。归脾、胃、肾、心、肺经。具有温中散寒,回阳通脉,燥湿消痰的功效。主治脘腹冷痛,呕吐泄泻,肢冷脉微,痰饮喘咳等。

【药理作用】

1. 对消化系统的作用

(1)促消化:干姜挥发油对消化道有轻度刺激作用,可使肠蠕动增强,从而促进消化功能。干姜还能促进唾液分泌,增强对淀粉的消化能力。

(2)抗溃疡:干姜浸剂能抑制胃液酸度和胃液分泌,有保护胃黏膜和抗溃疡的作用。炮姜(干姜饮片经砂烫炮制而成)水煎液、生姜煎剂可均有对抗溃疡作用。

(3)止吐:姜酮及姜烯酮是干姜止吐的有效成分。犬灌服干姜浸膏能抑制硫酸铜的催吐作用。

(4)保肝、利胆:姜的辛辣成分对四氯化碳及半乳糖导致的肝损害均有抑制作用;丙酮提取液在十二指肠给药后,有很强的利胆作用。

2. 对心血管系统的影响

(1)强心:干姜的醇提液能直接兴奋心脏,增强心肌收缩和舒张性能。强心成分为姜酚和姜烯酮。干姜浸剂能增强离体心房自主运动。

(2)升压:干姜可兴奋血管运动中枢而发挥升压作用。

(3)扩张血管:干姜挥发油和辛辣成分能扩张血管。促进血液循环,抑制血小板聚集。

3. 对中枢神经系统的作用 干姜浸剂具有镇静作用,能延长环己巴比妥的睡眠时间。干姜的醚提物和水提物都有明显镇痛作用。

此外,干姜的水、醚提取物都有显著的抗炎作用。其抗炎作用可能是通过促进肾上腺皮质的功能产生的;姜酮、姜烯酮等对伤寒杆菌、霍乱弧菌、沙门菌、葡萄球菌、链球菌、肺炎球菌等有很强的抑制作用。

【临床应用】

1. 胃及十二指肠溃疡、急慢性胃肠炎等。

2. 晕动病、呕吐。

课堂活动

同学们以前肠胃不舒服时服用过哪些药物？ 它们的药理作用分别是什么？

吴 茱 萸

为芸香科植物吴茱萸、石虎或疏毛吴茱萸的干燥近成熟果实。含挥发油，主要为吴茱萸烯、罗勒烯、吴茱萸内酯、吴茱萸内酯醇。尚含生物碱，有吴茱萸碱、吴茱萸次碱、吴茱萸因碱、羟基吴茱萸碱等，从吴茱萸生药中尚分离出去甲乌药碱。亦含柠檬苦素、吴茱萸苦素、吴茱萸苦素乙酯、黄柏酮。还含有黄酮类及甾体化合物、脂肪酸类化合物。

吴茱萸味辛、苦，性热。小毒。归肝、胃、脾、肾经。具有散寒止痛，疏肝下气，温中燥湿的功效。主治脘腹冷痛，厥阴头痛，疝痛，脚气肿痛，呕吐吞酸，寒湿泄泻。

【药理作用】

1. 对中枢神经系统的作用 主要为镇痛作用，其镇痛成分为吴茱萸碱、吴茱萸次碱、异吴茱萸碱及吴茱萸内酯。口服吴茱萸有镇吐作用，与生姜同服，镇吐作用可被加强。

2. 对心血管系统的作用 吴茱萸醇-水提取物静注，通过兴奋 α 受体和 β 受体有升压效应。吴茱萸煎剂、颗粒和蒸馏液，静注和灌胃均有显著降压作用，其降压作用与兴奋 β 受体有关。

3. 对消化系统的作用 吴茱萸的甲醇提取物，有抗大鼠水浸应激性溃疡的作用；水煎剂还具有抗盐酸性胃溃疡和吲哚美辛加乙醇性胃溃疡作用，对水浸应激性和结扎幽门性溃疡有抑制形成的倾向。吴茱萸对离体小肠活动有双向作用，低浓度时兴奋，高浓度时抑制自发收缩活动，既能拮抗烟碱、毒扁豆碱、乙酰胆碱、组胺、氯化钡、酚妥拉明、利血平对离体小肠的兴奋作用；亦能对抗六烃季铵、阿托品和肾上腺素对离体小肠的抑制作用，但不能拮抗苯海拉明、罂粟碱、维拉帕米、美沙酮对离体兔小肠的抑制作用。这表明吴茱萸兴奋肠管作用与直接兴奋 β 受体有关。

4. 对子宫平滑肌的作用 吴茱萸中的拟交感成分对羟福林有松弛离体子宫作用，除去拟交感成分的残存液则兴奋大鼠子宫并可对抗对羟福林的松弛作用。其兴奋子宫的成分为去氢吴茱萸碱、吴茱萸次碱和芸香胺。去氢吴茱萸碱可能为 5-羟色胺受体激动剂，其兴奋子宫作用能被二甲基麦角新碱阻断，而不能被阿托品阻断。

5. 其他作用 吴茱萸煎剂对霍乱弧菌有较强的抑制作用；对多种皮肤真菌均有不同程度的抑制作用。吴茱萸煎剂有利尿作用，利尿成分为吴茱萸碱和吴茱萸次碱。

【临床应用】

1. 高血压 将吴茱萸研末，每次取 30~50g，用醋调敷两足心。

2. 消化不良 对胃肠功能紊乱所致的腹泻效果较好，对细菌感染所致的腹泻，配合应用抗生素可产生协同作用。

3. 外用可治疗湿疹、神经性皮炎等皮肤病及口腔溃疡。

点滴积累

1. 附子的药理作用　强心、抗心律失常、抗心肌缺血、改善血液循环、抗休克、抗溃疡、抗炎镇痛的作用。
2. 肉桂的药理作用　强心、降血压、抗心肌缺血、抗溃疡、健胃、抗凝血及抗炎抗菌的作用。
3. 干姜的药理作用　促消化、抗溃疡、保肝利胆、止吐、强心、扩张血管、升高血压、镇静及抗炎作用。
4. 吴茱萸的药理作用　镇痛、镇吐、降血压、抗溃疡、兴奋子宫平滑肌、抑菌及利尿作用。

第三节　常用制剂

理　中　丸

【组成】 人参,土白术,炙甘草,炮姜。

【功效主治】 温中祛寒,健胃。用于脾胃虚寒,呕吐泄泻,胸满腹痛,消化不良。

【药理作用】

1. 抗溃疡　理中汤能抑制大鼠实验性胃溃疡的形成,保护胃黏膜,并有促进溃疡愈合的作用。与其降低胃液中游离盐酸浓度,减轻对黏膜的侵蚀和胃蛋白酶的激活,促进黏膜细胞再生修复而促进溃疡愈合有关。

2. 改善胃肠运动　理中汤能明显抑制正常小鼠及大黄致脾虚小鼠、新斯的明负荷小鼠的小肠推进运动,使家兔离体十二指肠的自发活动受到抑制,还能拮抗乙酰胆碱、氯化钡引起的肠管强直性收缩,从而改善胃肠运动。

3. 提高中枢神经系统兴奋性　理中汤能降低血中胆碱酯酶的活性,改善内脏副交感神经占优势的情况,从而提高中枢神经系统兴奋性,并降低胃张力。

4. 提高免疫功能　理中汤能刺激健康人淋巴细胞转化,并能提高阳虚小鼠巨噬细胞的吞噬功能。

5. 促进骨髓造血功能、提高基础代谢率　理中汤还有促进骨髓造血功能、提高基础代谢率等作用。

【临床应用】

四逆汤

1. 用于急慢性胃肠炎、胃及十二指肠溃疡、胃痉挛、胃下垂、胃扩张、慢性结肠炎等属脾胃虚寒者。

2. 治疗脾胃虚寒之胃痛,以脘腹冷痛,喜温喜按,呕吐泄泻,排泄物清稀无味,手足不温为辨证要点。

【注意事项】湿热内蕴中焦或脾胃阴虚者禁用。

香砂养胃丸

【组成】木香，砂仁，白术，陈皮，茯苓，半夏（制），香附（醋制），枳实（炒），豆蔻（去壳），厚朴（姜制），广藿香，甘草，生姜，大枣。

【功效主治】温中和胃。主治胃阳不足、湿阻气滞所致的胃痛、痞满，症见胃痛隐隐、脘闷不舒、呕吐酸水、嘈杂不适、不思饮食、四肢倦怠。

【药理作用】

1. 调整消化液分泌的功能 香砂养胃丸可使胃液分泌量减少，pH显著上升，而对胃液的黏度和胃蛋白酶活性无显著影响。

2. 对胃肠道平滑肌的影响 香砂养胃丸可促进小鼠的小肠运动。香砂养胃丸对家兔离体十二指肠自发活动均呈抑制性作用。

3. 抗溃疡 香砂养胃丸可显著降低水杨酸性胃溃疡及幽门结扎性溃疡的溃疡面积及溃疡指数，对水杨酸性胃溃疡大鼠及幽门结扎性溃疡大鼠有明显的保护作用。

4. 抑菌 香砂养胃丸中厚朴对大肠杆菌、金黄色葡萄球菌、沙门杆菌具有显著的抑制作用。

5. 利胆 香砂养胃丸可增加胆汁的分泌，松弛奥迪括约肌，并降低胆囊的压力。

【临床应用】

1. 消化系统疾病 如急慢性胃炎、胃与十二指肠溃疡、老年性肠功能紊乱及胃神经官能症、胃大部分切除后的胃痛、呕吐、纳呆等。

2. 用于呼吸道感染等疾病的辅助治疗。

点滴积累

1. 理中丸的主要药理作用 抗消化性溃疡，改善胃肠运动，提高中枢神经系统兴奋性，提高免疫功能，促进骨髓造血功能，提高基础代谢等作用。
2. 香砂养胃丸的主要药理作用 调节消化液分泌，对胃肠道平滑肌具有良好的双向调节作用，抗溃疡，抑菌，利胆。

目标检测

一、单项选择题

1. 与温里药“助阳气”功效有关的药理作用是（　　）

A. 镇痛　　B. 抗心律失常

C. 平喘　　D. 强心、扩张血管、增加血流量

2. 附子强心作用的有效成分是（　　）

A. 氢氰酸　　B. 乌头碱　　C. 乌药碱　　D. 去甲乌药碱

3. 附子毒性作用的成分是（　　）

A. 去甲乌药碱　B. 乌头碱
C. 消旋去甲乌药碱　D. 氯化甲基多巴胺

4. 无镇吐作用的温里药是(　　)
A. 附子　B. 肉桂　C. 干姜　D. 吴茱萸

5. 附子中毒的主要症状是(　　)
A. 溶血　B. 高热　C. 口舌发麻　D. 血尿

6. 下列与附子“回阳救逆”功效有关的实验是(　　)
A. 抗休克实验　B. 抗炎实验
C. 耐缺氧实验　D. 对胃肠道影响的实验

7. 附子可用于治疗(　　)
A. 高血压　B. 病态窦房结综合征　C. 肝炎　D. 尿道炎

8. 下列哪项不是肉桂的临床应用(　　)
A. 腰痛　B. 慢性支气管炎　C. 支气管哮喘　D. 高血压

9. 下列哪项不是温里药的主要药理作用(　　)
A. 抗休克　B. 增强胃肠运动　C. 兴奋交感神经　D. 兴奋子宫

10. 肉桂可用于(　　)
A. 心肌炎　B. 快速型心律失常
C. 呼吸系统疾病　D. 消化道疾病属虚寒者

二、多项选择题

1. 干姜的药理作用为(　　)
A. 促消化　B. 胃肠解痉　C. 止吐
D. 保肝利胆　E. 降血压

2. 以下有关肉桂的叙述中,正确的说法为(　　)
A. 对实验性动物胃溃疡有抑制作用　B. 对动物外周血管有扩张作用
C. 促进胃肠蠕动　D. 可治疗支气管哮喘、慢性支气管炎
E. 有镇静、抗惊厥作用

3. 香砂养胃丸具有的药理作用为(　　)
A. 强心、升压　B. 调节胃肠道平滑肌　C. 抗溃疡
D. 利胆　E. 改善微循环

4. 吴茱萸所含的药效成分可激动(　　)
A. α 受体　B. β 受体　C. M 受体
D. N 受体　E. 5-HT 受体

5. 附子的心血管作用为(　　)
A. 加强心肌收缩力　B. 改善微循环　C. 抗快速型心律失常

D. 抗休克　　　　　　　　E. 抗心肌缺血

三、简答题

1. 简述温里药的主要药理作用。

2. 简述附子的主要药理作用及不良反应。

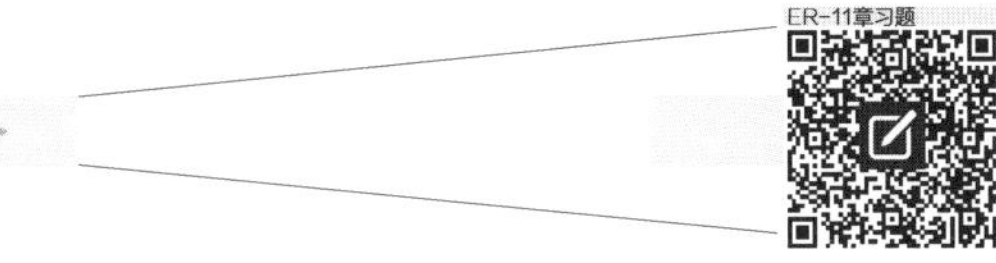

（李淑娇）

第十二章

理气药

学习目标

1. 掌握理气药的主要药理作用。
2. 掌握枳实、陈皮、木香、香附的药理作用、药效物质基础与临床应用。
3. 熟悉枳壳、青皮的药理作用与临床应用。
4. 了解气滞胃痛颗粒、胃苏颗粒的药理作用与临床应用。

导学情景

情景描述：

患者，女，30岁，自觉颈部、咽喉部不适有异物感，时觉有痰，甚则感到咽喉部有物吐之不出、咽之不下，精神焦虑，到中医医院就诊。医生诊断为“梅核气”，即西医称为“咽异感症”。医生消除其顾虑，以气滞胃痛颗粒、王氏保赤丸治疗，服药后症状好转。

学前导语：

中医认为“梅核气”是由于肝气郁结，脾失健运，湿浊内生，湿聚成痰，痰气交阻，郁于胸脘、咽喉部所致。气滞胃痛颗粒疏肝和胃，调节胃肠动力，镇痛、解痉、抗炎。配以具有化痰通腑作用的王氏保赤丸，而以达痰去气畅，脾升胃降，肝气条达之正常生理状态。本章我们将带领同学们学习理气药的相关知识，了解理气药治疗气滞、气逆证的主要机制。

第一节　概述

凡以疏畅气机、调整脏腑功能，主要治疗气滞、气逆证的药物，称为理气药。理气药性味多辛、苦、温而芳香，主归脾、胃、肝、胆、肺经，具有理气健脾、行气止痛、疏肝解郁、降逆平喘等功效，在临床上主要用于治疗气滞所致的脘腹胀痛、胁肋胀痛以及气逆所致的恶心呕吐、咳嗽气喘等证候。

《难经·八难》指出：“气者，人之根本也，根绝则茎叶枯矣。”中医理论认为，气的升降出入运行全身是人体生命活动的根本。气运行于全身，贵在流通疏畅，如果人体某些脏腑或经络发生病变，使气的流通不畅，则出现气滞、气逆。气滞的临床表现以胀、闷、痛为主，而气逆则表现为恶心、呕吐、呃逆或喘息。由于气机阻滞部位的不同，临床证候也有不同表现，如脾胃气滞可见脘腹胀痛、嗳气泛酸、呕吐、便秘或腹泻；肝郁气滞则表现为胁肋疼痛、胸闷、食欲缺乏及乳房胀痛、月经不调；肺气壅滞可致胸闷咳喘等。这些症状在消化系统疾病（如胃肠疾病、胆道疾病）、呼吸系统疾病（如支气管哮

喘、咳嗽)以及生殖系统疾病(妇女痛经、月经不调)中均可见到。现代研究证实理气药主要具有以下药理作用:

1. 对胃肠平滑肌的作用 理气药对胃肠运动可呈现抑制作用,也可表现兴奋作用,这与胃肠功能状态、药物剂量、药物配伍、动物种类、实验方法等有关,通过兴奋与抑制作用,可使失调的胃肠运动恢复正常。

(1)抑制胃肠运动:大多数理气药具有松弛胃肠平滑肌,发挥解痉的作用。如陈皮、青皮、枳实、枳壳、乌药、厚朴、香附、木香等药物均可降低实验动物离体肠管的紧张性,抑制乙酰胆碱、组胺等引起的胃肠平滑肌痉挛性收缩。其中青皮、陈皮、枳实、枳壳的作用最强。理气药的解痉作用主要与拮抗 M 型胆碱受体及对肠管平滑肌的直接抑制作用有关,部分药物作用也与兴奋 α 受体有关。理气药所含的对羟福林和 *N*-甲基酪胺为其解痉的有效成分之一。

(2)兴奋胃肠运动:部分理气药还能兴奋胃肠平滑肌,明显增强胃肠蠕动。枳实、枳壳、乌药能使在体肠肌的胃肠运动节律加快,收缩加强。理气药这种兴奋胃肠道的作用,有利于使受抑制的肠运动得到恢复,增强蠕动,排除肠腔积气,是治疗脘腹胀满、胃下垂、食积不消的药理学基础。

2. 调节消化液分泌 理气药中的佛手、厚朴、木香、乌药、沉香等含有挥发油,气味芳香,对胃肠黏膜具有轻度刺激作用,口服后能增加消化液分泌,提高消化酶的活性而发挥理气健脾、助消化的作用。但部分理气药如枳实、枳壳、陈皮、木香、厚朴等可降低病理性胃酸分泌过多,具有抗溃疡作用。此作用与其所含的甲基橙皮苷有关。

3. 利胆 理气药如沉香、香附、木香、陈皮、青皮、枳壳等均能不同程度促进胆汁分泌,使胆汁流量明显增加。青皮、陈皮还能增加胆汁中胆酸盐的含量,沉香则能降低胆汁中胆固醇含量,防止胆固醇结石发生。理气药的利胆作用还与其收缩胆囊平滑肌和松弛胆道括约肌有关。

4. 松弛支气管平滑肌 木香、枳实、青皮、陈皮、佛手、甘松有松弛支气管平滑肌的作用。其作用机制与直接扩张支气管、抑制亢进的迷走神经、抗过敏介质释放及兴奋支气管平滑肌的 β 受体有关。另外,陈皮、青皮、香橼中所含挥发油有祛痰止咳作用。

5. 其他作用

(1)对心血管系统的作用:枳实、枳壳、青皮、陈皮均含有对羟福林,枳实、枳壳尚含有 *N*-甲基酪胺,这些药物制成注射液均有明显的升压效应,对心血管系统有显著的药理活性,能收缩血管、兴奋心脏,可用于治疗多种原因所致的休克,但在灌胃给药时均不能出现以上作用。其作用机制与对羟福林直接兴奋 α 受体,*N*-甲基酪胺可促进肾上腺素能神经末梢释放内源性儿茶酚胺,间接兴奋 α、β 受体,从而发挥升压、强心、抗休克的作用有关。

(2)调节子宫平滑肌:枳实、枳壳、陈皮、木香等对子宫平滑肌有兴奋作用。香附、青皮、乌药则可使痉挛的子宫平滑肌松弛,并有微弱的雌激素样作用。常见理气药的主要药理作用,见表 12-1。

表 12-1 理气药的主要药理作用总括表

药物	调节胃肠		促消化液	利胆	松弛气管	调节子宫		其他
	抑制	兴奋				兴奋	抑制	
枳实	+	+	+	+	+		+	利尿、抗炎、抗溃疡、升压、强心
枳壳	+	+	+	+	+	+	+	利尿、抗炎、抗溃疡、升压、强心
陈皮	+	+	+	+	+	+	+	抗溃疡、助消化、祛痰、抗菌、升压、强心
青皮	+			+	+			祛痰、抗菌、抗休克、升压、强心
木香	+	+	+	+	+	+		抗溃疡、镇痛、抗菌
香附	+	+	+	+	+	+	+	抗炎、镇痛、解热、雌激素样作用
佛手	+	+	+	+	+	+		祛痰、中枢抑制
乌药	+	+	+		+	+		止血、抗菌、镇痛、消炎
甘松	+				+	+	+	祛痰、镇静、抗心律失常

点滴积累

1. 凡以疏畅气机、调整脏腑功能，治疗气滞、气逆证为主要作用的药物，称为理气药。
2. 理气药的药理作用主要是对消化系统、呼吸系统、心血管系统等方面的作用。此外，理气药还具有调节子宫功能的作用，常被用于治疗妇科疾病。

第二节 常用中药

枳实与枳壳

枳实为芸香科植物酸橙及其栽培变种或甜橙的干燥幼果。枳壳为芸香科植物酸橙及其栽培变种的干燥未成熟果实。主要含有挥发油、生物碱、黄酮苷等成分。柠檬烯为挥发油的主要成分，生物碱类成分有对羟福林、*N*-甲基酪胺，黄酮苷类主要成分有新橙皮苷，水解得橙皮苷和柚皮苷。

枳实与枳壳味苦、辛、酸，性微寒，归脾、胃经。枳实具有破气消积，化痰除痞之功效。主治食积便秘，痞满胀痛，泻痢后重，痰滞气阻，脏器下垂等病症。枳壳具有理气宽中，行滞消胀之功效。主治脾胃气滞、脘腹胀满、气滞胸闷等病症。

【药理作用】

1. 调节胃肠平滑肌 枳实与枳壳对胃肠平滑肌具有双向调节作用，既可兴奋胃肠平滑肌，使蠕动加快，又能降低胃肠平滑肌张力，呈现解痉作用。这种双重作用主要与机体功能状态、不同的动物种属和药物浓度有关。枳实与枳壳对在体平滑肌主要呈兴奋作用，对离体平滑肌主要呈抑制作用；在高浓度时抑制肠平滑肌，低浓度时则出现短时间抑制而后兴奋的作用。

2. 对子宫的作用 枳实与枳壳对在体子宫具有明显兴奋作用，使子宫的收缩节律加强，张力增加，甚至出现强直性收缩，是临床治疗子宫脱垂的药理学基础，同时也表明《本草备要》中记载枳实

"孕妇及气虚人忌用"的合理性。但对离体子宫则表现为抑制作用。

3. 对心血管系统的作用 枳实或枳壳注射液静脉注射可升高血压,对各种类型的休克患者有升压作用,升压作用迅速,持续时间较长,其升压的有效成分是对羟福林和*N*-甲基酪胺,对羟福林是α受体激动剂;*N*-甲基酪胺可促进内源性儿茶酚胺释放,间接兴奋α受体和β受体,其升压作用主要是兴奋α受体所致。离体和整体实验表明,枳实注射液、对羟福林及*N*-甲基酪胺,均有强心、收缩血管、增加心排血量、改变心脏泵血功能的作用。

课堂活动

问题:枳实、青皮煎剂口服能观察到升压作用吗? 为何古代文献中未见理气药升高血压或抗休克的记载?

提示:枳实、青皮升压作用的有效成分能收缩胃肠黏膜血管,口服时胃肠吸收甚少,且易被碱性肠液破坏,故传统煎剂口服法在体内难以达到有效血药浓度。

4. 其他作用

(1)利尿作用:枳实注射液或*N*-甲基酪胺能明显增加尿量,同时血压升高,肾血管阻力也明显增高。

(2)抗炎作用:枳壳和枳实中所含的黄酮类成分橙皮苷、柚皮苷等有抗炎作用,抑制炎症早期渗出性炎症反应。

【临床应用】

1. 休克 枳实注射液、对羟福林及*N*-甲基酪胺可用于治疗感染性、过敏性、心源性等各种休克,但口服无效。

2. 心力衰竭 枳实注射液或对羟福林、*N*-甲基酪胺可替代强心苷治疗心力衰竭。

3. 脏器下垂 胃下垂、子宫脱垂、脱肛等单用枳实、枳壳水煎服或配伍补中益气药使用,可缓解症状。

4. 术后麻痹性肠梗阻 枳实配大黄、厚朴等治疗腹部术后麻痹性肠梗阻有较好疗效。

【不良反应】麻醉犬一次静脉注射量过大,升压过高过快,可见暂时性异位节律及无尿。

陈 皮

芸香科植物橘及其栽培变种的干燥成熟果皮,又名橘皮。含挥发油主要为柠檬烯、β-松油烯、β-月桂烯等;此外,还含有黄酮类成分橙皮苷、新橙皮苷,以及对羟福林、肌醇等成分。

陈皮味辛、苦,性温。归脾、肺经。具有理气健脾,燥湿化痰的功效。主治脾胃气滞之脘腹胀满,湿浊阻中之胸闷腹胀、纳呆便溏,痰湿壅肺之咳嗽气喘等病证。

【药理作用】

1. 对消化系统的作用

(1)调节胃肠平滑肌:对胃肠运动既能抑制,又可兴奋,其作用性质与消化道功能状态、药物剂量、实验方法等因素有关。通过兴奋或抑制,使失调的胃肠功能恢复正常。陈皮水煎剂能拮抗新斯的明引起的小鼠胃排空、小肠推进亢进,可加强阿托品、肾上腺素对小鼠胃排空抑制作用。但大剂量时呈现相反作用，如陈皮 40g/kg 可促进小鼠胃排空和小肠推进作用，对阿托品所致的肠推进抑制有拮抗作用。

（2）对消化液分泌的影响：陈皮挥发油对胃肠道有温和的刺激作用，能促进大鼠正常胃液的分泌，有助于消化。甲基橙皮苷则能抑制病理性胃液分泌增多，有抑制实验性胃溃疡作用。

（3）利胆：皮下注射甲基橙皮苷，可使麻醉大鼠胆汁及胆汁内固体物排出量增加；陈皮挥发油有溶解胆固醇结石的作用。表明陈皮具有一定的利胆、排石作用。

2. 对心血管作用

（1）兴奋心脏：陈皮对心脏有兴奋作用，能增强心肌收缩力、扩张冠状动脉、升高血压、提高机体应激能力。

（2）对血管和血压的作用：陈皮注射液静脉注射后可使血压迅速上升，脉压增大，心排血量和收缩幅度增加，提高心脏指数，心搏指数，短暂增加外周血管阻力，从而达到抗休克作用。甲基橙皮苷注射液具有降压作用，其降压与直接扩张血管有关。

3. 祛痰、平喘　陈皮挥发油能松弛支气管平滑肌，水提物或挥发油均能阻滞或解除氯化乙酰胆碱所致的支气管平滑肌收缩，且挥发油对豚鼠药物性哮喘有保护作用。陈皮挥发油中的有效成分柠檬烯具有刺激性祛痰作用。

4. 其他作用

（1）抗炎：橙皮苷及甲基橙皮苷能降低毛细血管的通透性，防止微血管出血。

（2）抗氧化：陈皮水提液有明显的清除氧自由基及抗脂质过氧化的作用，橙皮苷具有强烈的清除活性氧的能力。

（3）松弛子宫平滑肌：陈皮及有效成分甲基橙皮苷对离体子宫有抑制作用，并对乙酰胆碱所致子宫肌痉挛有对抗作用。

此外，陈皮还有抗菌、抗肿瘤、抗血小板聚集、抗过敏、升高血糖等作用。

【临床应用】

1. 以陈皮为主的复方如异功散常用于治疗消化不良、急慢性胃肠炎等属于脾胃气滞或脾虚气滞证者；二陈汤用于治疗湿痰咳嗽证。

2. 急性乳腺炎　陈皮煎服治疗急性乳腺炎，可消肿止痛。

3. 陈皮提取物（辛福林）或与人参配伍用于治疗休克。

【不良反应】少数患者服用陈皮可致过敏及便血。

青　皮

芸香科植物橘及其栽培变种的干燥幼果或未成熟果实的果皮。含有挥发油类成分，主要为柠檬烯、枸橼醛等；生物碱类成分主要为对羟福林；还有黄酮苷类，主要为橙皮苷、枸橼苷、柚皮苷等成分。

青皮味苦、辛，性温。归肝、胆、胃经。具有疏肝破气，消积化滞的功效。主治肝郁气滞之胁肋胀痛、乳房胀痛、乳痈、疝气疼痛；食积气滞之胃脘胀痛；气滞血瘀所致的癥瘕积聚、久疟痞块等。

【药理作用】

1. 对胃肠道平滑肌的作用　青皮与其他理气药相比，松弛胃肠平滑肌的作用最强。其解痉作用可能与拮抗 M 受体，兴奋 α 受体及直接抑制胃肠道平滑肌相关。

2. 利胆 青皮对胆囊的自发性收缩有明显的抑制作用，能够增加胆汁流量，使其具有保肝作用。

3. 祛痰、平喘 青皮挥发油中的柠檬烯具有祛痰作用，青皮醇提物有松弛气管平滑肌的作用，并能拮抗组胺引起的支气管痉挛性收缩，其药效与剂量呈正相关。

4. 对心血管系统的作用 青皮注射液有明显的升压作用，静脉缓慢滴注时升压作用维持时间较长，连续给药易产生快速耐受性，但停药后数小时即可恢复，升压机制是通过兴奋 α 受体而实现的。升压的主要成分为对羟福林，胃肠道给药无升压作用。青皮注射液静脉注射，对多种动物实验性休克有预防和治疗效果。青皮注射液对蟾蜍在体心肌有明显的正性肌力作用。

【临床应用】

1. 休克 可用青皮注射液治疗感染性休克、过敏性休克、心源性休克等。

2. 心律失常 可用青皮注射液治疗阵发性心动过速，特点为疗效快、用量小、无明显副作用。

3. 慢性结肠炎 以青皮、陈皮、枳壳等组成的开郁导滞汤加减，对慢性结肠炎有很好的疗效。

4. 肝胆疾病 青皮配伍可治疗乙型肝炎、肝硬化腹水、胆囊炎、胆石症。

木 香

木香为菊科植物木香的干燥根。主要含有挥发油、木香碱、菊糖等。挥发油中的主要成分有木香内酯、木香烃内酯、二氢木香内酯、木香酸、木香醇等。

木香味辛、苦，性温。归脾、胃、大肠、三焦、胆经。木香具有行气止痛，健脾消食功效。主治脘腹胀痛，泻痢后重，食积不消，食少吐泻等。

【药理作用】

1. 调节胃肠运动 木香生物碱、挥发油能对抗乙酰胆碱、组胺与氯化钡所致肠肌痉挛，表现出松弛作用；同时木香也能促进正常的胃排空及消化液分泌作用，这与木香刺激胃黏膜，升高内源性的胃动素有关。

2. 抗消化性溃疡 木香丙酮提取物、乙醇提取物能抑制盐酸、乙醇、氢氧化钠、氨水诱发的大鼠胃溃疡。

3. 促进胆囊收缩 木香煎剂口服有促进胆囊收缩的作用，能缩小空腹时的胆囊体积。

4. 对呼吸系统的作用 木香对支气管平滑肌具有解痉作用。木香提取物可对抗组胺、乙酰胆碱致气管、支气管痉挛性收缩，对麻醉犬呼吸有一定的抑制作用，其中挥发油作用较强。

5. 其他药理作用

（1）对心血管系统的作用：木香对心脏的作用因成分不同而异。木香挥发油及各内酯成分对离体蛙心、豚鼠与兔心脏有抑制作用，对在体猫心则呈现兴奋作用。木香水提液与醇提液对在体蛙心与犬心小剂量使其兴奋，大剂量则为抑制。对血管离体研究表明：去内酯挥发油、总内酯、12-甲氧基二氢木香内酯可使离体兔耳及大鼠后肢血管扩张。在体研究，木香多种成分如总内酯、去内酯挥发油、木香内酯、二氢木香内酯等静注，可使麻醉犬血压中度降低，降压作用较持久，其降压作用部位主要在外周，与心脏抑制、扩张血管有关。

(2)抗菌:体外试验表明,木香挥发油可抑制链球菌、金黄色葡萄球菌及白色葡萄球菌的生长。对多种致病性皮肤真菌也有抑制作用。

(3)抑制血小板聚集:木香水溶性成分对兔血小板聚集有明显抑制作用,对已聚集的血小板也有一定的解聚作用。

【临床应用】

香连丸

1. 以木香为主的复方如香砂六味丸可用于功能性消化不良属于脾虚气滞证者;香连丸用于治疗湿热泻痢里急后重。

2. 木香挥发油可用于慢性肠炎、慢性萎缩性胃炎、小儿消化不良等胃肠气胀。

香　附

莎草科植物莎草的干燥根茎。含挥发油0.3%~1.0%,其中主要为香附子烯Ⅰ和Ⅱ、α-香附酮、香附子醇、异香附醇、柠檬烯、α-及β-香附酮、莎草酮等。此外,尚含有生物碱、黄酮类、三萜类成分等。

香附味辛、微苦、微甘,性平。归肝、脾、三焦经。具有行气解郁,调经止痛的功效。主治肝郁气滞,胸、胁、脘腹胀痛,食积不消,胸脘痞闷,月经不调,经闭经痛,乳房胀痛,寒疝腹痛。

【药理作用】

1. 对子宫的作用　对子宫具有抑制作用,可使子宫平滑肌收缩力减弱、肌张力降低。α-香附酮能抑制离体子宫的自主活动,是香附治疗痛经的有效成分之一。

2. 雌激素样作用　香附挥发油对去卵巢大鼠有轻度雌激素样活性。皮下注射或阴道内给药,阴道上皮细胞可呈现完全角质化,香附子烯Ⅰ为主要成分。

3. 松弛胃肠、支气管平滑肌　香附挥发油可松弛肠平滑肌,可使肠管收缩幅度降低、张力下降。α-香附酮能对抗组胺喷雾所致的豚鼠支气管痉挛。

4. 其他作用

(1)解热、镇痛:香附醇提取物(含三萜类化合物)皮下注射,能明显提高小鼠对疼痛的耐受力,且有解热作用,解热见效快,持续时间较长。

(2)抗炎:香附醇提取物腹腔注射,能明显抑制角叉莱胶和甲醛引起的大鼠足趾肿胀。

(3)对心血管系统的作用:给蛙皮下注射香附水或醇提取物,可使蛙心停止于收缩期。较低浓度时,对离体蛙心,以及在体蛙心、兔心和猫心有强心、减慢心率作用。香附总生物碱、苷类、黄酮类成分的水溶液亦有强心和减慢心率、降压作用。

此外,香附还具有抗菌和催眠等作用。

【临床应用】

1. 妇科疾病　单用香附或配伍活血理气药,可用于月经不调、痛经、乳房胀痛、乳腺增生等属于肝郁气滞证者等。

2. 胃炎和胃肠绞痛　用香附和高良姜共研成细末内服,可用于胃痛。

3. 尿路结石　生香附水煎口服对尿路结石具有一定的排石效果。

点滴积累

1. 枳壳与枳实的药理作用　调节胃肠平滑肌、兴奋在体子宫平滑肌、升压、加强心肌收缩、利尿作用及抗炎作用。
2. 青皮的药理作用　舒张胃肠平滑肌作用、利胆作用、祛痰平喘作用及升压、加强心肌收缩。
3. 陈皮的药理作用　调节胃肠平滑肌作用、调节消化液的分泌、利胆作用、兴奋心脏、调节血压、祛痰作用、抗炎作用等。
4. 香附的药理作用　对子宫的抑制作用、雌激素样作用、松弛肠平滑肌、解热镇痛及抗炎作用等。

第三节　常用制剂

气滞胃痛颗粒

【组成】 柴胡，延胡索（制），枳壳，香附（炙），炙甘草，白芍。

气滞胃痛颗粒知识拓展

【功效主治】 疏肝理气，和胃止痛。用于肝郁气滞，胸痞胀满，胃脘疼痛。

【药理作用】

1. 调节胃肠平滑肌　气滞胃痛颗粒在低浓度时可促进离体大鼠胃、肠平滑肌的收缩，当浓度增加到一定程度，对胃、肠平滑肌表现出舒张的作用。

2. 镇痛和解痉　气滞胃痛颗粒可剂量依赖性抑制醋酸所致的小鼠扭体反应，发挥镇痛和解痉作用。

3. 抗炎　气滞胃痛颗粒对二甲苯所致小鼠耳郭肿胀有明显的抑制作用，抑制炎症渗出和水肿。

【临床应用】 慢性胃炎、消化性溃疡、反流性食管炎、功能性消化不良、肠易激综合征等。

课堂活动

同学们自身及家人在因气机不畅而患胃病期间常常使用哪些中成药进行治疗？　它们的药理作用分别是什么？

胃苏颗粒

【组成】 紫苏梗，香附，陈皮，香橼，佛手，枳壳，槟榔，鸡内金（制）。

【功效主治】 理气消胀，和胃止痛。主治气滞型胃脘胀痛。

【药理作用】 胃苏颗粒可以抑制胃酸分泌，降低胃液酸度，降低胃酶活力，并且可以增强胃肠蠕动和收缩力，对胃黏膜损伤有明显保护作用。

【临床应用】 用于慢性胃炎及消化性溃疡等。

点滴积累

1. 气滞胃痛颗粒可以调节胃肠动力，镇痛、解痉、抗炎；
2. 胃苏颗粒可以抑制胃酸分泌，降低胃液酸度，降低胃酶活力，并且可以增强胃肠蠕动和收缩力，对胃黏膜损伤有明显保护作用；
3. 二者均可用于慢性胃炎及消化性溃疡的治疗。

目标检测

一、单项选择题

1. 具有雌激素样作用的理气药是(　　)

A. 木香　　B. 青皮　　C. 香附　　D. 枳壳

2. 青皮祛痰作用的有效成分是(　　)

A. 枸橼酸　　B. *N*-甲基酪胺　　C. 对羟福林　　D. 黄酮苷

3. 枳壳通过哪种途径给药具有升压作用(　　)

A. 肌注　　B. 皮下　　C. 口服　　D. 静脉

4. 枳实用于治疗胃肠无力性消化不良的药理学基础是(　　)

A. 对胃肠有抑制作用　　B. 对胃肠有兴奋作用

C. 对胃肠有双向调节作用　　D. 对胃肠有先兴奋后抑制作用

5. 陈皮降压作用是下列哪项作用所致(　　)

A. 抑制血管运动中枢　　B. 阻滞交感神经　　C. 直接扩张血管　　D. 钙拮抗作用

6. 下列哪项不是枳壳的主要药理作用(　　)

A. 对子宫平滑肌有兴奋作用　　B. 对胃肠平滑肌有兴奋作用

C. 对胃肠平滑肌有抑制作用　　D. 对子宫平滑肌有抑制作用

7. 枳实升压作用的有效成分是(　　)

A. 消旋去甲乌药碱　　B. 甲硫氨酸　　C. 胡芦巴碱　　D. *N*-甲基酪胺

8. 下列哪项不是香附的主要药理作用(　　)

A. 升高血压　　B. 抑制肠平滑肌　　C. 抗炎　　D. 镇痛

9. 下列哪项不是理气药的主要药理作用(　　)

A. 对胃肠平滑肌的双向调节　　B. 对支气管平滑肌的双向调节

C. 对子宫平滑肌的双向调节　　D. 对消化液分泌呈双向调节

10. 无升血压作用的理气药是(　　)

A. 枳实　　B. 枳壳　　C. 香附　　D. 青皮

二、多项选择题

1. 理气药对胃肠的调节作用表现在(　　)

A. 抑制胃肠运动　　B. 兴奋胃肠运动　　C. 促进消化液分泌

D. 利胆　　E. 抗溃疡

2. 具一定利胆作用的药物是(　　)

A. 青皮　　B. 陈皮　　C. 香附

D. 沉香　　E. 肉桂

3. 枳实升压的主要成分为(　　)

A. 对羟福林　　B. *N*-甲基酪胺　　C. 橙皮苷

D. 柚皮苷　　E. 挥发油

4. 香附的现代应用为(　　)

A. 治疗妇科疾病　　B. 治疗尿路结石　　C. 抗休克

D. 治疗支气管哮喘　　E. 胃痛

5. 气滞胃痛颗粒可用于治疗(　　)

A. 慢性胃炎　　B. 消化性溃疡　　C. 反流性食管炎

D. 功能性消化不良　　E. 肠易激综合征

三、简答题

1. 叙述理气药的主要药理作用。

2. 简述理气药对胃肠运动的影响。

(邓庆华)

第十三章

消食药

学习目标

1. 掌握山楂的药理作用、药效物质基础与临床应用。
2. 熟悉消食药的主要药理作用。
3. 熟悉鸡内金、莱菔子的药理作用与临床应用。
4. 了解保和丸的药理作用与临床应用。

导学情景

情景描述：

周某，男，45岁，正月初三傍晚就诊，主诉腹泻，上午共计五六次腹泻，臭秽难闻，且腹痛剧烈，泻后痛减，其食欲缺乏，嗳腐吞酸，口气热臭。医生按其脉象滑数，望其舌象苔黄厚腻，诊断为"伤食泻"。以消食化滞，理气和胃为治则，用保和丸加减治疗，疗效满意。

学前导语：

伤食泻，是因饮食过多，有伤脾气，遂成泄泻。春节期间，难免酒肉过度摄入，伤及脾胃，运化不及，脾胃气机不畅，故见腹痛剧烈；脾胃升降失常，清阳不升，浊阴不降，则嗳腐吞酸，大便泄泻。本章将带领同学们学习消食药的相关知识，使大家了解其消食导滞法治疗饮食积滞的机制。

第一节　概述

凡以消食化积为主要功效，主治饮食积滞的药物，称消食药，又称消导药或助消化药。本类药物多味甘，性平或温，归脾、胃经，具有消食化积、健脾开胃、和中导滞的功效，常用中药有山楂、麦芽、谷芽、神曲、莱菔子、鸡内金等。

饮食积滞证多因饮食不节，恣食生冷，暴饮暴食，食积不化所致，或因胃气虚弱，稍有饮食不慎，即停滞难化而成。主要症状为脘腹胀满、不思饮食、嗳气吞酸、恶心呕吐、大便失调。消食药所治病症类似于现代医学的消化系统病变，如胃神经官能症、胃下垂、消化不良、胃肠功能紊乱等。临床应用时常与健脾药、理气药、温中药相配伍。消食药的主要药理作用如下：

1. 助消化　消食药通过所含的多种消化酶、维生素产生助消化作用，也能通过促进胃液的分泌，提高消化能力。

（1）消化酶：山楂、神曲含有脂肪酶，可促进食物中脂肪的消化，古籍称其善消“肉积”；麦芽、谷芽、神曲、鸡内金中均含有淀粉酶，能促进食物中碳水化合物的消化，善消“米面食积”；淀粉酶为蛋白质，遇高温破坏，若将麦芽炒黄、炒焦或制成煎剂后助消化作用均可明显降低，故助消化宜生用或微炒。神曲含有胰酶、蛋白酶、蔗糖酶，有利于脂肪、蛋白质、蔗糖的分解；山楂含山楂酸、柠檬酸等多种有机酸，能提高胃蛋白酶活性，促进蛋白质的消化。

（2）维生素：神曲为酵母制剂，还含大量酵母菌、丰富的维生素 B 复合体；麦芽、谷芽含维生素 B_1、B_2、维生素 C、烟酸等；山楂亦含维生素 C，维生素对维持正常消化功能有一定作用，同时 B 族维生素还能促进消化，增进食欲。

（3）促进消化液分泌：有些药物能促进消化液分泌，如鸡内金含有胃激素，其进入血液循环后，能促进胃液和胃酸的分泌；山楂也有明显的促胃液分泌作用；麦芽煎服促进胃蛋白酶分泌。

2. 调节胃肠运动 多数消食药以促进胃肠收缩功能为主，并加快肠蠕动。鸡内金能增强胃运动功能，加快胃排空速度；莱菔子能加强兔回肠的节律性收缩，有利于消除肠道积气积物，消除“脘腹胀满”症状。部分药物能根据肠平滑肌的病理状态，具有双向调节作用。如山楂可增强胃肠蠕动，又能对抗乙酰胆碱、钡离子引起的家兔离体十二指肠痉挛性收缩，表明了其对胃肠活动的调节作用。常见的消食药主要药理作用，见表 13-1。

表 13-1 消食药主要药理作用总括表

药物	助消化	调节胃肠运动	其他作用
山楂	+	+/-	扩张血管、抑制血小板聚集、调血脂、抗氧化
麦芽	+		影响泌乳素分泌、抗结肠炎
神曲	+	+	调节肠道菌群
莱菔子		+	降压、祛痰、镇咳、抗肿瘤
鸡内金	+	+/-	降脂、抗凝及改善血液流变学

点滴积累

1. 凡以消食化积为主要功效，主治饮食积滞的药物，称为消食药。
2. 消食药的主要药理作用是助消化、调节胃肠运动。

第二节 常用中药

山 楂

蔷薇科植物山里红或山楂的干燥成熟果实。山楂的主要化学成分为黄酮类化合物及有机酸。黄酮类化合物主要有金丝桃苷、槲皮素、牡荆素、芦丁等；有机酸主要有柠檬酸、山楂酸、熊果酸、绿原酸、枸橼酸、齐墩果酸等。另外尚含有维生素 B_2（核黄素）、维生素 C、磷脂等。

山楂性味酸、甘，微温。归脾、胃、肝经。具有消食健胃，行气散瘀，化浊降脂的功效。主治肉食积滞，胃脘胀满，泻痢腹痛，瘀血经闭，产后瘀阻，刺痛，疝气疼痛，高脂血症等。

【药理作用】

1. 助消化　《本草纲目》记载山楂具有“化饮食，消肉积”之功效。山楂含柠檬酸、熊果酸等多种有机酸，口服后能增加胃液酸度，提高胃蛋白酶活性，促进蛋白质的分解消化；山楂中含脂肪酶，直接消化含脂肪的食物，增加消化功能。此外，维生素C等成分能改善食欲。

2. 调节胃肠功能　山楂对胃肠道功能因成分、炮制方法的不同而有所不同。山楂有机酸部位可促进胃肠运动，其机制与激动M受体有关。山楂水提取物可降低肠易激综合征模型大鼠的血浆胃动素水平，抑制模型大鼠结肠黏膜5-HT和5-HT_3R的过分表达，改善肠道敏感度，改善肠道消化功能。不同的炮制品对正常小鼠和阿托品负荷小鼠胃排空与小肠推进均有作用，以焦山楂效果最好，炒炭山楂作用减弱。因为炒山楂酸味减弱，可缓和对胃的刺激性，焦山楂增加了苦味，偏于消食止泻；山楂炭则味微苦涩，偏于止泻、止血。

3. 对心血管系统的作用

（1）抗心肌缺血、抗脑缺血：山楂对多种实验性心肌缺血模型有保护作用，山楂黄酮能减轻缺血再灌注损伤心肌心电图的ST段变化，可缩小实验性心肌梗死范围。山楂在增加冠脉血流量的同时，还能降低心肌耗氧量，提高氧利用率。

山楂总黄酮显著降低大鼠局灶性脑缺血损伤后脑含水量，缩小脑梗死范围；改善小鼠血瘀性脑缺血-再灌注损伤模型血液流变学，预防脑水肿的发生和钙离子超载，改善代谢，起到一定的保护作用等。

（2）抗心律失常：山楂黄酮和皂苷能对抗乌头碱引起的家兔心律失常。其作用类似Ⅲ型抗心律失常药物，即能延长动作电位时程和有效不应期。

（3）强心：山楂提取物对离体和在体蟾蜍心脏有强心作用，作用维持时间较长。山楂中黄酮类化合物具有正性肌力作用，其正性肌力作用机制可能与抑制磷酸二酯酶有关。

（4）降压：山楂提取物对实验动物有较为明显的持久降压作用。山楂降压作用与其扩张外周血管有关。

4. 调节血脂　山楂总黄酮表现出显著的降血脂作用，对高脂血症所致大鼠血管功能损伤具有明显保护作用，山楂对脂质代谢的调节作用是通过抑制肝脏胆固醇的合成、升高肝脏低密度脂蛋白受体水平，从而促进肝脏对血浆胆固醇摄入而产生的。山楂、野山楂均有降低胆固醇作用，野山楂效果佳。山楂还有抗实验性动脉硬化的作用，对兔实验性动脉粥样硬化有治疗作用，可使主动脉斑块面积减少，此作用也与降低肝脏胆固醇合成有关。

【临床应用】

1. 消化不良　用于食滞中阻及脾胃虚弱引起的各种病症，尤其适用于肉食积滞。可单用山楂或大山楂丸、保和丸等。

2. 冠心病、心绞痛　山楂总黄酮能减轻心绞痛的临床症状，使心电图好转。

3. 用于产后瘀滞腹痛　山楂能促进子宫收缩，使子宫内瘀血排出，临床上常使用其复方制剂治疗产后瘀滞腹痛、恶露不尽或痛经、经闭等。

4. 高脂血症、动脉粥样硬化 山楂煎剂、粗粉、制剂及山楂制成的食品均可用于治疗高脂血症。

【不良反应】山楂有导致结石的报道。因山楂含多种有机酸、鞣质,可与食物中的重金属、胃酸中的蛋白质反应,产生不溶于水的聚合物沉积在胃内,形成硬块即胃结石;空腹多食山楂可导致胃酸过多,或在小肠内形成结石引起肠梗阻。山楂有轻微促子宫收缩作用,孕妇慎用。

鸡 内 金

雉科动物家鸡的干燥沙囊内壁。生用、炒用或醋制入药。鸡内金主要含有胃激素、角蛋白、氨基酸、微量元素、维生素及微量胃蛋白酶、淀粉酶等多种成分。

鸡内金味甘,性平。归脾、胃、小肠、膀胱经。具有健胃消食,涩精止遗,通淋化石的功效。用于食积不化,呕吐泻痢,小儿疳积,遗尿,遗精,石淋涩痛,胆胀胁痛等症。

【药理作用】

1. 助消化 鸡内金经消化吸收进入血液循环刺激胃腺分泌,使胃液分泌量较正常提高 30%~37%,总酸度增加 25%~75%,提高胃蛋白酶的活性,助消化。

2. 调节胃肠运动 增强胃运动,使胃的运动期延长及蠕动波增强,胃排空速率加快。

3. 抗凝及改善血液流变学的作用 鸡内金有抗凝及改善血液流变学的作用,可减轻动脉粥样硬化程度。

【临床应用】

1. 各种消化不良症。

2. 结石 常用于治疗胆石症和尿路结石。

3. 小儿遗尿 单用鸡内金治疗小儿遗尿效果显著。

莱 菔 子

十字花科植物萝卜的干燥成熟种子。莱菔子含有脂肪油、少量挥发油、芥子碱及芥子碱硫酸氢盐等。另含莱菔子素、维生素类(维生素 C、B_1、B_2、E)等。

莱菔子味辛、甘,性平。归肺、脾、胃经。具有消食除胀,降气化痰的功效。主治饮食停滞,脘腹胀痛,大便秘结,积滞泻痢,痰壅喘咳等症。

【药理作用】

1. 对消化功能影响 莱菔子可增强家兔胃、十二指肠平滑肌收缩作用,阿托品可阻断其作用,提示其作用可能与兴奋 M 受体有关。莱菔子脂肪油具有明显的促进胃排空和肠推进的作用,并能提高血浆胃动素含量。

2. 祛痰、镇咳、平喘 生品、炒品均有较好的镇咳作用,能明显减少小鼠浓氨水刺激性咳嗽。可促进酚红通过呼吸道排泌,在三子养亲汤祛痰实验中,莱菔子炮制品组显著优于生品组。莱菔子对豚鼠离体气管有松弛作用。

3. 降压 莱菔子水溶性生物碱具有明显的降压作用,并对心血管重构具有逆转作用。莱菔子具有明显的降低体动脉压作用,也能明显降低肺动脉压,同时明显地降低体血管阻力和肺血管阻力,对心率无影响,其降压的有效成分为芥子碱硫酸氢盐。

4. 抗氧化、降血脂 莱菔子水溶性生物碱能显著提高自发性高血压大鼠(SHR)血清超氧化物歧化酶(SOD)活性,降低 MDA 含量,产生抑制脂质过氧化,对抗氧自由基损伤作用。另能提高 HDL-C 含量,降低 TC、TG、LDL-C 含量。

5. 抗病原微生物 莱菔子抗菌的有效成分是莱菔子素,体外有强烈的抗菌活性,对葡萄球菌和大肠埃希菌的抑制作用尤为显著。莱菔子水浸剂对常见致病性皮肤真菌有不同程度的抑制作用。莱菔子素还对体外培养的人结肠腺癌细胞的生长增殖有抑制作用,诱导结肠癌细胞株 Caco-2 的凋亡,产生抗肿瘤作用。

【临床应用】

ER-13-1 三子养亲汤的寓意

1. 便秘、腹胀 生、炒品可治疗便秘,炒品可用于手术后腹气胀。

2. 排尿功能障碍 莱菔子炒熟可用于治疗术后尿潴留。

3. 高血压 对伴有消化系统、呼吸系统疾病的高血压患者效果好。

4. 高脂血症 莱菔子单味药炒后研末内服,可用于治疗老年性高脂血症。

点滴积累

1. 山楂的药理作用 助消化、抗心肌缺血、抗心律失常、强心、降压和降血脂作用。
2. 鸡内金的药理作用 助消化、调节胃肠运动、抗凝及改善血液流变学的作用。
3. 莱菔子的药理作用 增强胃肠平滑肌收缩、祛痰镇咳平喘、降压及抗病原微生物等作用。

第三节 常用制剂

保 和 丸

【组成】焦山楂,神曲(炒),半夏(制),茯苓,陈皮,连翘,炒莱菔子,炒麦芽。

【功效主治】消食导滞,和胃。用于食积停滞,脘腹胀满,嗳气吞酸,不思饮食等症状。

【药理作用】

1. 促进消化 本方可提高胃蛋白酶活性,增加胰液分泌量,提高胰蛋白酶的浓度和分泌量,具有促进消化的作用。

2. 抗溃疡 本方能减少胃酸分泌量和总酸排出量,故具有较好的抗溃疡、促进受损胃黏膜修复的作用。

3. 抗菌作用 本方对金黄色葡萄球菌、大肠埃希菌、痢疾杆菌、变形杆菌等有抑制作用。

4. 调节胃肠功能 本方能抑制小鼠胃排空和家兔十二指肠自发性活动;拮抗乙酰胆碱、氯化钡、组胺所致家兔和豚鼠离体回肠痉挛性收缩;部分解除肾上腺素对肠管的抑制,故本方有较好的解痉止痛及止泻的作用。

5. 降血脂 本方能显著减轻高脂饮食诱导的非酒精性脂肪肝大鼠脂质过氧化反应,明显降低 ALT、AST、TC、TG、LDL、MDA 水平,使 HDL、SOD 水平升高,具有防治脂肪肝作用。

此外,保和丸还具有镇吐、镇静、解热、抗心肌缺血等作用。

健胃消食片

【临床应用】

1. 消化不良 主要用于饮食不节、暴饮暴食引起的消化不良、急性胃炎、急性肠炎等；尤其适用于小儿食伤，胃肠功能失调，腹痛泄泻。

2. 胃结石 本方与小承气汤合用，对胃结石有一定的疗效。

点滴积累

1. 保和丸的主要药理作用 促进消化、抗溃疡、抗菌作用及调节胃肠功能。
2. 保和丸的现代应用 治疗消化不良、治疗胃结石。

目标检测

一、单项选择题

1. 山楂含有的消化酶是（ ）

A. 胃蛋白酶 B. 胰酶 C. 脂肪酶 D. 淀粉酶

2. 临床上可用于回乳的药物是（ ）

A. 山楂 B. 神曲 C. 麦芽 D. 鸡内金

3. 具有促进胃液和胃酸分泌作用的药物是（ ）

A. 莱菔子 B. 神曲 C. 麦芽 D. 鸡内金

4. 山楂不良反应的主要活性成分是（ ）

A. 维生素类 B. 多酚类 C. 氨基酸类 D. 有机酸类

5. 淀粉酶含量较高的药物是（ ）

A. 莱菔子 B. 山楂 C. 神曲 D. 谷芽、麦芽

6. 具有增强胃运动、促进胃排空作用的药物是（ ）

A. 谷芽 B. 山楂 C. 神曲 D. 鸡内金

7. 不属于山楂的药理作用是（ ）

A. 强心 B. 抗心肌缺血 C. 抗心律失常 D. 利尿

8. 不具有降压作用的药物是（ ）

A. 山楂 B. 神曲 C. 麦芽 D. 鸡内金

9. 具有镇咳、祛痰、平喘作用的药物是（ ）

A. 莱菔子 B. 山楂 C. 神曲 D. 麦芽

10. 具有抗心肌缺血作用的药物是（ ）

A. 莱菔子 B. 山楂 C. 神曲 D. 麦芽

二、多项选择题

1. 下列消食药中含维生素 B 族的药物有（ ）

A. 莱菔子 B. 山楂 C. 神曲

D. 麦芽　　E. 谷芽

2. 下列消食药中含脂肪酶的药物有(　　)

A. 莱菔子　　B. 山楂　　C. 神曲

D. 鸡内金　　E. 谷芽

3. 下列消食药中含淀粉酶的药物有(　　)

A. 莱菔子　　B. 山楂　　C. 神曲

D. 麦芽　　E. 谷芽

4. 山楂及其制剂临床可用于(　　)

A. 消化不良　　B. 冠心病　　C. 心绞痛

D. 高脂血症　　E. 动脉粥样硬化

5. 莱菔子具有下列哪些作用(　　)

A. 止咳化痰　　B. 抗菌　　C. 促进免疫

D. 抗肿瘤　　E. 收缩子宫

三、简答题

1. 消食药助消化作用有哪些?

2. 山楂对心血管系统有哪些作用?

3. 简述山楂调节脂质代谢的作用机制。

(刘金林)

第十四章 止血药

ER-14章PPT

学习目标

1. 掌握三七的药理作用、药效物质基础与临床应用。
2. 熟悉蒲黄的药理作用与临床应用。 熟悉止血药的主要药理作用。
3. 了解白及、云南白药、槐角丸的药理作用与临床应用。

导学情景

情景描述：

木工徐师傅在工作时，不慎被铁钉打伤左手大拇指，随即出血，疼痛并伴有烧灼感，按压数分钟后仍无法止血，疼痛加剧，工友给予简单清创并以云南白药外敷处理后，去医院就诊。 在去医院途中，约 10 分钟后出血停止。

学前导语：

外伤和一些疾病都会导致出血。 出血在日常生活中十分常见，当发生出血时，尽快止血尤为重要。 人们通常会选用按压、包扎或止血药进行治疗。 云南白药能缩短出血时间和凝血时间，有抗炎、促进创面愈合的作用，适用于外伤导致的出血。 本章向同学们介绍止血药的相关知识，使大家了解止血药的作用机制。

第一节　概述

止血药是指以促进血液凝固、制止体内外出血为主要作用，临床上用于治疗出血证的药物。

本类药物具有止血、清热凉血、化瘀、收敛及温经等功效，主要用于治疗各种原因所致血液不循经脉运行而溢出脉外的出血病症，如咯血、咳血、吐血、衄血、便血、尿血、崩漏、紫癜及外伤出血等。止血药按其性能可分为凉血止血（如大蓟、小蓟、地榆、槐花）、化瘀止血（如三七、蒲黄、茜草）、收敛止血（如紫珠、仙鹤草、白及）及温经止血（如艾叶、炮姜）4 类，常用制剂有云南白药等。

血液中存在着凝血与抗凝血、纤溶与抗纤溶两大动态平衡系统。在病理情况下，由于上述平衡被打破，可发生血管内凝血、血栓、栓塞或出血性疾病。现代医学认为，出血的发生主要与下列因素有关：①血管壁结构或功能异常：如血管的机械损伤、通透性增加、脆性增加等；②凝血过程障碍：如血小板计数减少，血小板黏附、活化、聚集能力下降，凝血因子缺乏或功能减弱等；③纤溶系统功能亢进等。一些急慢性疾病、外伤以及造血系统病变等多种原因均可引起出血。

止血药具有如下药理作用：

1. 收缩局部血管、降低毛细血管通透性　止血药如三七、大蓟、小蓟等可收缩破损的局部小血管，槐花、白茅根等含有维生素P样物质，可改善血管壁功能、降低毛细血管脆性、降低通透性，从而增强毛细血管对损伤的抵抗能力。

2. 促进凝血因子的生成　白及可增强血小板第三因子的活性，从而缩短凝血时间。白茅根可促进凝血酶原的生成，三七、蒲黄可增加血中凝血酶的含量，大蓟可促进凝血酶原激活物的生成，小蓟含有凝血酶样活性物质。

3. 增强血小板功能　三七、蒲黄、云南白药等可增加血小板数量，提高血小板的黏附及聚集能力，促进血小板释放活性物质。

4. 抑制纤维蛋白溶解　白及、紫珠、小蓟、艾叶等可通过抑制纤溶酶活性，从而抑制纤维蛋白溶解。

5. 抗凝血作用　止血药中的化瘀止血药在止血的同时，往往具有一定的抗凝作用。如三七、蒲黄可抑制血小板聚集，三七可抑制凝血酶诱导的纤维蛋白原向纤维蛋白的转化，并对纤溶系统具有一定的促进作用。

常用止血药的主要药理作用见表14-1。

表14-1　止血药的主要药理作用总括表

药物	收缩局部血管	促进凝血因子生成	增强血小板功能数量	抑制纤溶	抑制血小板聚集	其他
三七	+	+	+		+	促进造血、扩血管、抗心肌缺血、抗炎、镇痛、保肝
蒲黄			+		+	抗动脉粥样硬化、兴奋子宫平滑肌
茜草		+	+			抗炎、抗肿瘤
大蓟				+		降压、抗菌
小蓟	+		+	+		降血脂、强心、升压利尿、利胆
地榆	+					抗菌、抗炎、抗溃疡、保肝
槐花	+				+	解痉、抗炎、抗溃疡、降血脂
白茅根	+					利尿、抗菌
紫珠	+		+	+		抗菌
仙鹤草		+	+	+		杀虫、抗菌、抗肿瘤
白及		+	+	+		保护胃黏膜、抗菌
艾叶				+		平喘、镇咳、祛痰、利胆
炮姜				+		抗溃疡

点滴积累

1. 止血药通过收缩局部血管、降低毛细血管通透性，促进凝血因子的生成，增强血小板功能，抑制纤维蛋白溶解等途径发挥止血作用。
2. 部分止血药具有“活血止血”“止血而不留瘀”的特点，这与其具有促进凝血和抗血栓形成的双向作用有关。

第二节 常用中药

三 七

五加科植物三七的干燥根和根茎。三七中主要含有三七皂苷、黄酮苷等。三七皂苷与人参皂苷相似，所含单体包括人参皂苷 Rb_1、Rb_2、Rc、Rd、Re、Rf、Rg_1、Rg_2、Rh 等，其中以 Rb_1 和 Rg_1 为主。三七总皂苷水解所得苷元为人参二醇和人参三醇，但不含齐墩果酸。三七止血的有效成分为三七氨酸。

三七味甘、微苦，性温。归肝、胃经。具有散瘀止血，消肿定痛的功效。临床用于咯血，吐血，便血，崩漏，外伤出血，胸腹刺痛，跌扑肿痛等。

【药理作用】

1. 对血液及造血系统的影响

(1)止血：三七具有十分显著的止血作用，作用机制可能与其增加血小板计数、增强血小板功能、收缩局部血管、增加血液中凝血酶含量等有关。三七止血作用的活性成分为三七氨酸。由于三七氨酸加热易被破坏，故三七止血宜生用。

(2)抗血栓：三七皂苷以 Rg_1 为代表的三醇型皂苷具有一定的抗血栓作用，其作用环节包括抑制血小板聚集、抗凝血酶和促进纤维蛋白溶解等。已有研究结果表明，三七总皂苷可升高血小板内 cAMP 含量，减少 TXA_2 的生成，抑制 Ca^{2+}、5-HT 等物质的释放，从而抑制血小板聚集。静脉注射皂苷 Rg_1 还可明显抑制弥散性血管内凝血(DIC)动物模型凝血因子的消耗。三七总皂苷可提高内皮细胞分泌组织型纤溶酶原激活物(t-PA)的能力，可使家兔血浆中 t-PA 活性升高，从而产生一定的促纤溶作用。

三七具有促进凝血及抑制血小板聚集、抗血栓形成的双重药理作用，使用后既可达到止血的目的，又可防止血液系统出现高凝状态，减少或预防血栓的过度形成，从而维持全身血液的循环畅通。

(3)促进骨髓造血功能：三七总皂苷可明显促进各类造血细胞的增殖、分化和迁移，促进红细胞、网织红细胞、血红蛋白、白细胞的恢复，可促进环磷酰胺及 ^{60}Co-γ 射线照射所致的小鼠白细胞减少的恢复。对乙酰苯肼引起的大、小鼠溶血性贫血具有一定的保护作用。

2. 对心血管系统的影响

(1)扩张血管、降血压：三七总皂苷具有扩张血管作用，可降低多种实验性高血压模型动物的血压。目前已知三七总皂苷是钙通道阻滞剂，其扩张血管作用因血管部位不同而有所不同，对大动脉的扩张作用较弱，对肾动脉、肠系膜动脉等小动脉及静脉则作用较强，并可扩张冠状动脉。三七总皂苷中扩张血管的有效成分是 Rg_1、Re、Rb_1，其中 Rb_1 作用强于 Rg_1。

(2)抗心肌缺血：三七总皂苷可通过以下环节产生抗心肌缺血作用：①改善心肌血氧供应：通过扩张冠脉，增加冠脉血流量，促进侧支循环形成等途径增加心脏血氧供应；②降低心肌耗氧量：三七总皂苷可降低心肌收缩力，减慢心率，降低外周血管阻力，减轻心脏前、后负荷，从而减少心肌耗氧量；③抗氧化作用：三七总皂苷可提高超氧化物歧化酶(SOD)的活力，抗脂质过氧化，减少丙二醛(MDA)的生成，从而减轻氧自由基损伤；④减轻心肌细胞钙超载。

(3)抗脑缺血：三七总皂苷具有钙通道阻滞作用，能减轻脑损伤后神经细胞的钙超载，减轻游离脂肪酸释放和氧自由基的生成，并可增加脑血流量，对缺氧所致血管内皮细胞损伤具有一定的保护作用。

(4)抗心律失常：三七总皂苷、人参二醇型皂苷、人参三醇型皂苷对多种药物诱发的心律失常模型动物均有一定的保护作用。对心肌电生理特性的影响主要包括：降低自律性，减慢传导，延长动作电位时程(APD)及有效不应期(ERP)，消除折返激动等。上述作用可能与慢钙通道阻滞作用有关。

(5)抗动脉粥样硬化、逆转心肌肥厚：三七总皂苷腹腔注射可抑制实验性动脉粥样硬化模型动物动脉内膜斑块的形成，作用机制可能与纠正动脉壁中前列腺素 I_2(PGI_2)/血栓素 A_2(TXA_2)之间的失衡，抑制血管平滑肌细胞增殖有关。此外，腹腔注射三七总皂苷对异丙肾上腺素所致的大鼠心肌肥厚也有一定的对抗作用。

3. 抗炎 三七总皂苷对急性炎症引起的毛细血管通透性升高、炎性渗出和组织水肿以及炎症后期肉芽组织增生均有一定的抑制作用。抗炎的主要有效成分为人参二醇型皂苷。

4. 镇痛 三七中的人参二醇型皂苷对多种疼痛模型均有一定的镇痛作用。

5. 保肝 三七总皂苷具有抗急性肝损伤作用，可显著降低四氯化碳所致肝损伤小鼠的血清谷草转氨酶(AST)，减轻肝细胞变性坏死。口服三七粉或腹腔注射三七皂苷 Rg_1、Rb_1 对肝纤维化模型大鼠具有一定的保护作用，该作用可能与促进肝脏蛋白质合成有关。

6. 对免疫系统的作用 三七皂苷一方面可以降低机体发生变态反应时过高的细胞免疫功能，另一方面可以提高淋巴细胞受损后降低的接受抗原信息的能力，使之恢复至正常水平。三七总皂苷对刀豆蛋白和脂多糖诱导的小鼠脾细胞增殖具有显著的促进作用。三七总皂苷能显著提高卵清蛋白致敏小鼠产生特异性抗体的能力，表现出对体液免疫的促进作用。

7. 抗氧化、延缓衰老 三七总皂苷具有延缓衰老的作用，其机制可能与增强清除氧自由基能力、抑制脂质过氧化有关。

此外，三七皂苷还可通过直接杀伤肿瘤细胞、抑制肿瘤细胞生长或转移、诱导肿瘤细胞凋亡、分化等方式发挥抗肿瘤作用。三七对物质代谢也有一定的影响，可自动双向调节血糖水平，降低血中胆固醇和血脂水平，促进蛋白质和核酸代谢。

【临床应用】

1. 多种组织出血 三七内服或静脉注射三七注射液可用于上消化道出血、眼前房出血等的治疗。

2. 冠心病 长期服用三七或含三七皂苷的制剂可用于治疗冠心病或减轻心绞痛发作。

3. 脑血栓 血栓通注射液（中药三七的块根提取物，有效成分为三七总皂苷）可用于脑血栓的治疗。

4. 慢性肝炎 生三七粉口服或静脉给予参三七注射液可用于慢性肝炎的治疗。

5. 高脂血症 生三七粉口服可明显降低冠心病伴有血脂及胆固醇升高患者的甘油三酯及胆固醇水平。

【不良反应】 口服三七粉每次1~1.58g，一般无明显不良反应，少数患者可出现胃肠道不适及出血倾向。一次口服生三七粉10g以上，可引起房室传导阻滞，个别患者可出现过敏性药疹。

蒲 黄

香蒲科植物水烛香蒲、东方香蒲或同属植物的干燥花粉。蒲黄中主要含有黄酮类，如槲皮素、山柰酚、异鼠李素等。

本品味甘、性平。归肝、心包经。具有止血，化瘀，通淋的功效。主要用于吐血，衄血，咯血，崩漏，经闭痛经，外伤出血，脘腹刺痛，跌扑肿痛，血淋涩痛等。

【药理作用】

1. 对血液系统的影响

（1）止血：蒲黄水溶液和提取物可明显增加实验动物的血小板计数，缩短凝血时间。蒲黄烘焙成炭后服用，止血作用较生品为强，黄酮类成分可能是其止血的有效成分。

（2）抑制血小板聚集：蒲黄煎剂及其总黄酮、有机酸、多糖等可明显抑制多种原因诱导的血小板聚集，其中以总黄酮作用最强。

2. 对心血管系统的影响

（1）降血脂、抗动脉粥样硬化：蒲黄具有明显的降血脂作用，其中的不饱和脂肪酸、槲皮素等为降血脂、抗动脉粥样硬化的有效成分。蒲黄的降血脂作用可能是通过抑制胆固醇在肠道的吸收，增加胆固醇的排泄，促进胆酸、内源性胆固醇的排泄和（或）抑制肝中胆固醇的合成等环节产生。此外，蒲黄对血管内皮细胞具有一定的保护作用，这可能是其抗动脉粥样硬化作用的机制之一。蒲黄降脂的有效成分是槲皮素。

（2）抗心肌缺血：蒲黄中的总黄酮可明显增加麻醉犬的冠脉血流量，并降低心肌耗氧量。蒲黄中的水仙苷能明显增加心肌缺血模型动物的心肌营养性血流量，其机制可能与钙拮抗作用有关。

（3）扩张血管、降血压：蒲黄醇提物注射给药可明显降低麻醉犬外周血管阻力，降低血压，减慢心率，该作用可能与增强副交感神经系统功能有关。

3. 对子宫平滑肌的作用 蒲黄多种制剂对多种动物的离体及在体子宫均有明显的兴奋作用，随着剂量增大，可使子宫出现痉挛性收缩。对未孕子宫比已孕子宫作用更为明显。

【临床应用】 高脂血症、冠心病、特发性溃疡性结肠炎等病症。

【不良反应】 蒲黄可收缩子宫，孕妇忌服。

白 及

兰科植物白及的干燥块茎。主要化学成分为白及胶（白及甘露聚糖）、菲类衍生物、苄类化合物等。

白及味苦、甘、涩,性微寒。归肺、肝、胃经。具有收敛止血,消肿生肌的功效。用于咯血,吐血,外伤出血,疮疡肿毒,皮肤皲裂,肺结核咳血,溃疡病出血等。

【药理作用】

1. **止血** 白及膜剂可自行紧密黏着于手术创面,使出血停止,且组织局部对白及反应性很小,覆膜后 5 天左右即可被吸收。白及促进凝血的机制可能与抑制纤维蛋白溶解及轻度增强血小板因子Ⅲ的活性有关。

2. **保护胃黏膜** 白及煎剂能明显减轻由盐酸引起的胃黏膜损伤,作用机制可能与刺激胃黏膜合成和释放内源性前列腺素有关。

【临床应用】

1. **上消化道出血** 白及粉、10%白及胶浆口服也可以用于治疗上消化道出血。
2. **肛裂** 白及粉加凡士林配成 50%软膏,外用可用于治疗早期肛裂。
3. **口腔黏膜病变** 白及粉可用于治疗复发性口疮、慢性唇炎、过敏性口腔炎等。

点滴积累

1. 三七“散瘀止血、消肿定痛”功效相关的药理作用十分广泛,包括止血、抗血栓、促进造血、对心血管系统的影响、抗炎、保肝、抗肿瘤、镇痛等作用。 其有效成分为三七总皂苷、人参二醇型皂苷、人参三醇型皂苷。
2. 蒲黄“止血、化瘀”的功效与止血、抑制血小板聚集,降血脂、抗动脉粥样硬化,扩张血管、降血压,抗心肌缺血等多种药理作用有关。 此外,蒲黄对子宫平滑肌具有明显的兴奋作用。 蒲黄的有效成分为黄酮类。
3. 与白及“收敛止血、消肿生肌”功效相关的药理作用为止血、保护胃黏膜等。

第三节 常用制剂

云 南 白 药

云南白药原名“曲焕章百宝丹”,是我国民间治疗外伤出血的著名秘方。

【组成】国家保密方,其主要成分为三七,含草乌(制),其余成分略。

【功效主治】化瘀止血,活血止痛,解毒消肿。用于跌打损伤,瘀血肿痛,吐血,咳血,便血,痔血,崩漏下血等。

知识链接

云 南 白 药

云南白药是云南著名的中成药,出自云南民间医生曲焕章。 曲焕章原是云南江川一带有名的伤科医生,后为避祸乱,游历滇南名山,求教于当地的民族医生,苦心钻研,改进配方,历经数十载,研制而成云南白药。 1955 年,曲焕章的妻子缪兰英向中华人民共和国政府献出该药的配方。 云南白药自问世以来,以其独特、神奇的功效被誉为“中华瑰宝,伤科圣药”,被列为国家“中药一类保护品种”。

【药理作用】

1. **止血** 云南白药外敷、灌服均能明显缩短凝血时间、凝血酶原时间，并可显著对抗抗凝剂肝素、双香豆素所致的凝血酶原时间延长。其促凝血作用与增加血液中凝血酶原含量、诱导血小板释放 ADP 和 Ca^{2+}等作用有关。

2. **抗炎** 云南白药具有明显的抗炎作用。云南白药总皂苷皮下注射，对大鼠佐剂性关节炎、角叉菜胶致足肿胀以及棉球肉芽肿等均有对抗作用，其抗炎机制可能与抑制组胺和前列腺素类等炎症介质的释放、促进肾上腺皮质激素分泌有关。

3. **兴奋子宫** 云南白药对未孕、妊娠早期和晚期的动物离体、在体子宫均有一定的兴奋作用，并与麦角新碱及垂体后叶素有协同作用。其作用特点为小剂量时子宫呈现节律性收缩，大剂量时可致子宫强直性收缩。

此外，云南白药可显著增强巨噬细胞的吞噬能力，增强机体免疫功能。还可改善心肌血氧供应，对心肌缺血具有一定的保护作用。

【临床应用】

1. **各种出血** 可用于多种原因引起的出血，如吐血、便血、咳血、痔血，对开放性外伤（擦伤、割伤、贯通伤等）出血和闭合性外伤（冲撞伤）引起的瘀血也有较好的疗效。

2. **外伤** 可治疗多种外伤，如刀、枪、跌打损伤、软组织损伤、骨折、术后延期愈合及伤口感染等，可抑制炎症反应，减轻疼痛。

3. **妇科疾病** 可用于功能性子宫出血、月经紊乱、月经过多、妇科炎症及子宫肌瘤所致的子宫出血、产后子宫复位不佳等。

4. 皮肤感染、消化性溃疡及糜烂等。

【不良反应】云南白药不良反应较少，但用药剂量过大或患者体质敏感，可出现中毒反应。少数人顿服 2~4g 可出现与乌头碱药物中毒相似的表现，如头晕、头痛、眼花、恶心呕吐、站立不稳、口舌及肢体麻木、心悸等。少数过敏体质者可引起药疹，重者可出现过敏性休克。

【注意事项】本品孕妇禁用；服用本品后若出现上腹不适，胃灼热、恶心等现象，应立即减量或停药；服药 1 日内忌食鱼腥、豆类、酸冷食物；疮毒已化脓者勿外敷。

课堂活动

在家人或朋友使用云南白药时，应提示他们注意哪些问题？

槐 角 丸

【组成】槐角（炒），地榆（炭），黄芩，枳壳（炒），当归，防风。

【功效主治】清肠疏风，凉血止血。用于肠风便血，痔疮肿痛。

【药理作用】

1. **止血** 能明显缩短出血时间及体外玻片法凝血时间。

2. **镇痛** 能明显对抗醋酸所致的扭体次数增加，提高热板所致痛阈值。

3. **抗炎** 能抑制混合致炎液引起的耳郭肿胀，能明显抑制醋酸所致的腹腔毛细血管通透性增加。

4. 抗菌 对口腔和呼吸道及肠道常见的金黄色葡萄球菌、大肠埃希菌、铜绿假单胞菌、甲型和乙型链球菌、白念珠菌及真菌均有一定的抗菌作用。

5. 降血脂 具有明显的降低血脂作用。

【临床应用】临床应用于大肠湿热证之痔疮(内痔、外痔、痔漏)便血肿痛者;也用于肛裂、慢性结肠炎及消化道溃疡出血(属风邪热毒或湿热者)。

点滴积累

1. 云南白药“化瘀止血，活血止痛，解毒消肿”的功效与其止血、抗炎作用相关，临床上对于各种类型的出血均有较好的作用。 云南白药还可兴奋子宫，可用于功能性子宫出血等妇科疾病的治疗。
2. 槐角丸止血、镇痛、抗炎、抗菌，可用于痔疮（内痔、外痔、痔漏）便血肿痛者、肛裂、慢性结肠炎及消化道溃疡出血。

目标检测

一、单项选择题

1. 三七止血的有效成分是(　　)

A. 人参皂苷 Rb_1　B. 三七氨酸　C. 三七皂苷 Rg_1　D. 总黄酮

2. 三七“祛瘀生新”功效与下列哪项药理作用有关(　　)

A. 止血　B. 抑制血小板聚集

C. 镇痛　D. 促进骨髓造血功能

3. 下列药物中具有胃黏膜保护作用的是(　　)

A. 三七　B. 蒲黄　C. 茜草　D. 白及

4. 能够兴奋子宫作用的止血药是(　　)

A. 蒲黄　B. 白及　C. 三七　D. 白茅根

5. 蒲黄降脂的有效成分是(　　)

A. 异鼠李素　B. 皂苷　C. 槲皮素　D. 多糖

6. 外用具有较好局部止血作用的是(　　)

A. 蒲黄　B. 白及　C. 三七　D. 白茅根

7. 下列不属于三七药理作用的是(　　)

A. 保肝　B. 抗动脉粥样硬化　C. 抗心律失常　D. 催眠

8. 对胃、十二指肠溃疡合并上消化道出血疗效显著的是(　　)

A. 三七　B. 蒲黄　C. 茜草　D. 白及

9. 既可用于外伤出血,又可用于功能性子宫出血的是(　　)

A. 三七　B. 蒲黄　C. 茜草　D. 云南白药

10. 三七总皂苷扩张血管作用的机制是( )

A. 阻滞钠通道 B. 阻滞钙通道 C. 阻滞钾通道 D. 抑制质子泵

二、多项选择题

1. 三七的主要有效成分包括( )

A. 三七总皂苷 B. 人参二醇型皂苷 C. 人参三醇型皂苷

D. 三七氨酸 E. 木脂素

2. 三七对心血管系统的作用包括( )

A. 扩张血管、降血压 B. 抗心肌缺血 C. 抗心律失常

D. 抗动脉粥样硬化 E. 逆转心肌肥厚

3. 具有明显降脂作用的药物是( )

A. 三七 B. 蒲黄 C. 白茅根

D. 茜草 E. 山楂

4. 云南白药可用于治疗( )

A. 外伤出血 B. 崩漏下血 C. 跌打损伤

D. 软组织挫伤 E. 闭合性骨折

5. 下列不属于三七不良反应的是( )

A. 胃肠道不适 B. 出血 C. 呼吸抑制

D. 房室传导阻滞 E. 惊厥

三、简答题

1. 止血药通过哪些环节产生止血作用?

2. 试述三七“止血而不留瘀”的药理作用基础。

3. 试述云南白药的临床应用。

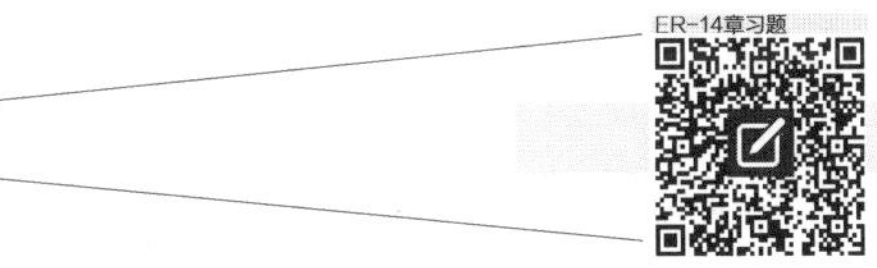

（郭 丹）

第十五章

活血化瘀药

学习目标

1. 掌握活血化瘀药的主要药理作用。
2. 掌握川芎、丹参、延胡索、益母草的药理作用、药效物质基础与临床应用。
3. 熟悉红花、桃仁、莪术、水蛭的药理作用与临床应用。
4. 了解血府逐瘀口服液、复方丹参滴丸、元胡止痛片的药理作用与临床应用。

导学情景

情景描述：

周末小明与同学们打篮球，小明在抢篮板时踩到别人的脚上，脚踝扭伤，脚面浮肿，疼痛难忍。同学把自己的云南白药喷雾剂给小明外用后，一起到校医务室检查。医生诊断没有骨折，然后给小明开了云南白药喷雾剂外用，元胡止痛片内服。翌日，小明感觉脚踝疼痛减轻。

学前导语：

血瘀是中医辨证中的一种证型。血瘀即血液运行不畅。一般而论，凡离开经脉之血不能及时消散和瘀滞于某一处，或血流不畅，运行受阻，郁积于经脉或器官之内呈凝滞状态，都叫血瘀。血瘀一般易引起多种疾病，例如心脑血管疾病、妇科疾病、外伤等。中医多用活血化瘀，消肿止痛法治疗。

第一节　概述

凡具有疏通血脉、祛除瘀血的药物，称活血化瘀药。主要用于治疗血瘀证。血液离开血脉，停留在人体组织内，或血液运行受阻，局部有血液瘀积，都属于瘀血。现代医学认为“血瘀证与血液流变学异常、血流动力学异常和微循环障碍有关。①血液流变性异常，一般有血液“浓、黏、凝、聚”的倾向。血液流变性异常往往是由于微血管内皮细胞损伤和受损伤细胞释放生物活性物质(如组胺、5-HT、缓激肽类等物质)使血管通透性增高，血浆大量渗出，造成血液浓缩，红细胞聚集，黏性升高，血流减慢，使血液流变性发生改变。②血流动力学异常，表现为某些器官血管痉挛、狭窄或闭塞，血管阻力增加，器官血流量减少。全身或局部器官供血供氧不足。心血管功能障碍，心脏射血功能降低，心排血量减少。③微循环障碍，表现为微血管血流缓慢和瘀滞，血液浓缩，微血管内血栓形成而导致微血管缩窄或闭塞而阻塞了微循环通路。另一方面,由于纤维蛋白降解物产生增多,增强组胺、激肽类物质作用,微血管扩张,通透性增高,血浆大量渗出,可造成局部血液浓缩,黏性升高,致使血管内红细胞聚集。

血液"浓、黏、凝、聚"的表现

活血化瘀药主要药理作用:

1. **改善血液流变性** 活血化瘀药及其复方一般均能改善血瘀患者血液的浓、黏、凝、聚状态。可降低血液黏度、血浆黏度,降低血细胞比容,缩短红细胞电泳时间。血栓形成是血瘀症的重要临床表现。活血化瘀药抗血栓形成,主要作用于以下环节:抑制血小板聚集,通过减少血小板的黏着和聚集,降低血小板表面活性,促进已聚集的血小板解聚;增加纤溶酶活性,促进纤维蛋白溶解。这是活血祛瘀疗效的主要作用机制,可以解释中药"活血散瘀、通经止痛、破血逐瘀"等功效。姜黄、水蛭、川芎、丹参、赤芍、益母草、蒲黄均有明显作用。姜黄可抑制血小板聚集。水蛭能阻止凝血酶对纤维蛋白原的作用,阻碍血液凝固。

2. **改善血流动力学** 扩张冠状血管、增加心肌血氧供应。扩张内脏血管,改善肝脏、脑等内脏器官的血流量。扩张外周血管,川芎、丹参、延胡索等对冠状动脉的扩张作用最为突出。川芎、银杏叶能增加脑血流量。丹参、川芎、桃仁、益母草、水蛭、莪术、延胡索、穿山甲等均有不同程度的降低下肢血管阻力和增加器官血流量的作用。对不同部位的血管,不同的活血化瘀药选择性作用强度不同,因此具有改善心功能和血流动力学的作用,为这类药治疗心脑血管疾病提供科学依据。

3. **改善微循环** 姜黄、水蛭、川芎、丹参、蒲黄、红花、当归、益母草等具有改善微循环的作用。

(1)改善微血流:改善血液的浓、黏、凝、聚倾向,使流动缓慢的血流加速。

(2)改善微血管状态:解除微血管痉挛,减轻微循环内红细胞的淤滞和汇集,微血管袢顶瘀血减少或消失,微血管轮廓清晰,形态趋向正常。

(3)降低毛细血管通透性:减少微血管周围渗血。

4. **对子宫平滑肌的作用** 具有活血调经功效的活血化瘀药常具有兴奋子宫作用,如红花、益母草等。

综上所述,活血化瘀药常见的药理作用包括增加冠状动脉血流量、扩血管、抑制血小板凝聚、抗血栓、改善微循环等,这也是其活血化瘀的药理学基础。此外,活血化瘀药还具有降低主动脉壁的总胆固醇和总脂质,改善动脉壁损伤,抗动脉粥样硬化和心肌缺血作用;抑制组织异常增生作用;抗炎、抗菌、镇痛作用;调节免疫功能等作用。常见活血化瘀药的主要药理作用见表15-1。

表15-1 活血化瘀药主要药理作用总括表

分类	药物	增加冠状动脉流量	扩血管	抑制血小板凝聚和抗血栓形成	改善微循环	其他作用
活血止痛	川芎	+	+	+	+	镇痛、镇静、造血等
	延胡索	+	+	+		镇痛、镇静、抗胃酸等
	郁金		+			利胆、降血脂、抗肿瘤等
	乳香		+			镇痛、增加血管通透性等
	没药		+			镇痛、抗炎等
	五灵脂		+	+		镇痛、增加血管通透性等

续表

分类	药物	增加冠状动脉流量	扩血管	抑制血小板凝聚和抗血栓形成	改善微循环	其他作用
活血调经	丹参	+	+	+	+	镇痛、镇静、促进组织再生等
	红花	+	+	+	+	兴奋子宫、抗炎等
	桃仁		+	+		平喘、镇咳、保肝等
	益母草	+	+	+	+	兴奋子宫、利尿等
	鸡血藤	+	+	+		兴奋子宫、利尿、降压等
活血疗伤	土鳖虫				+	镇痛、镇咳、祛痰、抑菌等
	血竭		+			镇痛等
破血消癥	三棱			+		抗肿瘤等
	莪术		+	+		抗肿瘤、镇痛、保肝等
	水蛭			+	+	抗肿瘤、降血脂等

点滴积累

活血化瘀药与其活血止痛、活血调经、活血疗伤、破血消癥功效相关的药理作用为改善血液流变学、抗血栓形成，改善微循环，改善血流动力学，调节子宫平滑肌，镇痛，抑制组织异常增生。

第二节　常用中药

川　芎

川芎为伞形科植物川芎的干燥根茎。含藁本内酯、3-丁叉苯酞等挥发油类；川芎嗪、L-异亮氨酰-L-缬氨酸酐等生物碱类；阿魏酸、大黄酚、原儿茶酸等酚类；丁烯基酞内酯、丁基酞内酯等内酯类成分。

川芎味辛，性温。归肝、胆、心包经。具有活血行气，祛风止痛的功效。主治血瘀气滞所致的月经不调，痛经闭经，肝郁气滞而致血行不畅的胸肋疼痛，头痛，风寒湿痹，跌打肿痛等疾病。

【药理作用】

1. 扩张血管、改善微循环　川芎扩张血管、降血压的作用，可能与其“活血行气”的功效相关。川芎嗪能解除血管平滑肌痉挛，扩张血管，增加组织血流量。川芎嗪扩张脑血管，易透过血脑屏障，脑内分布较多，改善脑内微循环，这可能与“止痛”功效相关，是治疗脑血管疾病的药理学基础。川芎提取物体外对盐酸肾上腺素致小鼠耳郭微循环障碍有明显的改善作用。

2. 抑制血小板聚集、抗凝血　川芎抑制血小板聚集、抗凝血的作用，可能与其“活血”的功效相关。川芎能抗体外血栓形成，可提高血小板中 cAMP 含量，降低 TXA_2 活性。降低血小板表面活性、抑制血小板聚集、使已聚集的血小板解聚。川芎嗪由于具有很好的抗剪切应力，可以起到抗血小板聚积的作用;可降低脂肪与胆固醇,继而控制血液黏度,起到治疗高胆固醇血症以及高甘油三酯血症的作用。阿魏酸钠为 TXA_2 合成酶抑制剂,抑制血小板聚集。阿魏酸不影响动脉壁 PGI_2 的生成,且对 PGI_2 活性有增强作用。

3. 兴奋或抑制心肌 川芎嗪对心脏具有兴奋作用,可能是通过交感神经间接兴奋心脏 β 受体所致。川芎嗪作用于心肌细胞膜 α 受体,改善心肌收缩能力,通过对内皮素受体的阻断作用避免发生心肌缺血。川芎嗪还能增加大鼠在体心排血量。大剂量川芎嗪静脉注射,能显著抑制麻醉猫心肌收缩力和心脏功能。川芎嗪对不同种属动物及不同状态心脏的作用不同。

4. 解除内脏平滑肌痉挛 川芎有解除内脏平滑肌痉挛的作用,可能与其“行气”的功效相关。川芎嗪能提高细胞内 cAMP 水平,在 cAMP 等系统的协助下使血管平滑肌发生舒张。川芎嗪对离体气管条的收缩作用有一定的抑制作用,对哮喘的发作有防治作用。川芎成分丁烯基酞内酯和丁基酞内酯有很强的抑制子宫收缩的作用。阿魏酸与川芎内酯也有解痉作用,是川芎调节子宫,治疗妇科疾患的基础。

5. 镇静、镇痛 川芎挥发油对动物大脑的活动有抑制作用,而对延髓的血管运动中枢、呼吸中枢及脊髓反射有兴奋作用,剂量加大则转为抑制。川芎挥发油可提高热板法小鼠痛阈值,降低醋酸致小鼠扭体反应的扭体发生次数。川芎水煎剂具有镇静催眠作用。川芎嗪具有镇痛作用。

6. 保护肾脏 川芎嗪能使肾组织合成 TXA_2 减少,有效地抑制血小板激活与聚集,减轻肾小球肿胀,保护肾功能。川芎嗪还具有钙离子拮抗作用,减轻肾组织“钙超载”所致的组织细胞损伤。川芎嗪能显著增加肾血流量,促进其损伤的修复过程。川芎嗪能提高肾组织的 SOD 活性,减轻肾组织细胞的脂质过氧化损伤。

7. 保肝 川芎嗪能使急性肝损伤小鼠肝脏中游离脂肪酸、甘油三酯、丙二醛含量均降低,肝脂酶和超氧化物歧化酶活性升高,肝脏脂肪变性明显减轻,保肝机制可能与降低甘油三酯,促进游离脂肪酸氧化,抗脂质过氧化作用有关。

8. 抗肿瘤 川芎嗪对免疫系统具有良好的调节作用。川芎嗪可提高细胞线粒体酶活力,稳定线粒体 Ca^{2+} 含量,抑制细胞启动程序性死亡。川芎嗪具有调节免疫细胞功能,增强淋巴细胞群的免疫表达,调节免疫失活细胞的增敏作用,后者可增强杀伤肿瘤细胞的作用。

9. 其他作用 川芎还具有抑菌、造血、平喘、神经细胞保护等药理作用。

综上所述,川芎的活血行气,主治胸胁疼痛,头痛,跌打损伤的功效与扩张血管、降血压、抑制血小板聚集、抗凝血相关。川芎的治疗月经不调,痛经闭经的功效可能与解除内脏平滑肌痉挛作用相关。此外,川芎对多种革兰阴性细菌有明显抑制作用,对某些致病性皮肤真菌也有抑制作用。

【临床应用】

1. 心脑缺血性疾病 川芎嗪可用于心绞痛、心肌梗死、脑梗死等心脑血管疾病的治疗。

2. 呼吸系统疾病 川芎嗪可用于治疗肺源性心脏病,也可治疗毛细支气管炎和哮喘性支气管炎,肺纤维化等疾病。

川芎知识拓展

3. 泌尿系统疾病　川芎嗪可用于治疗慢性肾衰竭，肾小管功能损害，并对庆大霉素肾毒性有保护作用。

此外，在2型糖尿病、突发性耳聋、颈椎病、过敏性紫癜等疾病中，川芎也具备比较好的临床治疗效果。

【不良反应】川芎可引起过敏反应，大剂量川芎引起剧烈头痛。

丹　参

唇形科植物丹参的干燥根和根茎。成分包括脂溶类二萜醌类成分和水溶性酚酸类成分。脂溶性成分主要是丹参酮Ⅰ、丹参酮$Ⅱ_A$、丹参酮$Ⅱ_B$、隐丹参酮等；水溶性成分中含丹酚酸A(丹参素)、B，原儿茶醛等。

丹参味苦，微寒。归心、肝经。具有活血调经，祛瘀止痛，凉血消痈，清心除烦的功效。主治月经不调，闭经痛经，产后瘀滞，血瘀心痛，脘腹疼痛，癥瘕积聚，风湿痹证，疮痈肿毒，心烦不眠。

【药理作用】

1. 抗心肌缺血　其作用可能与其"活血"的功效相关。丹参能扩张冠脉，增加心肌血氧供应；减慢心率，抑制心肌收缩力，改善心肌能量代谢，扩张外周血管，减轻心脏负荷；抗自由基、抗脂质过氧化，保护心肌。此外，丹参可降低动脉粥样硬化面积，减少主动脉壁胆固醇含量；可减轻纤维蛋白凝块对血管内皮的损伤，刺激动脉内皮细胞分泌PGI_2；可减少细胞内胆固醇合成，抗脂蛋白氧化，并使氧化脂蛋白中脂质过氧化物明显减少，使氧化脂蛋白对细胞的毒性作用减弱。

2. 抗血栓　丹参的抗血栓作用，可能与其"活血"的功效相关。丹参能提高纤溶酶活性，延长出、凝血时间；抑制血小板TXA_2的合成，抑制磷酸二酯酶的活力，增加血小板中cAMP含量，从而抑制血小板的聚集，抗血栓形成。

3. 抑制血小板凝聚　丹参总丹参酮增强血管的抗血栓功能，减轻血管壁炎症反应。丹酚酸A具有抗血栓及抗血小板作用，其机制可能与升高cAMP含量有关。

4. 改善微循环　丹参的改善微循环作用，可能与其"活血"的功效相关。丹参素能扩张收缩状态的微动脉，加快血流流速，毛细血管网开放数目增加，促进侧支循环的建立。

5. 抗脑缺血　丹参抗脑缺血可能与其降低脑组织TXA_2的生成、抑制缺血时脑组织兴奋性氨基酸释放、减轻线粒体损伤、改善脑组织微循环等作用有关。

6. 促进组织的修复与再生　丹参能促进肝、骨、皮肤等多种组织的修复与再生，对过度增生的成纤维细胞有抑制作用。

7. 镇静、镇痛　丹参能明显抑制自主活动，能增强戊巴比妥钠的催眠效果。丹参有一定的镇痛作用。

8. 其他作用

(1)抗炎、抗菌：丹参酮有明显的抗炎作用。隐丹参酮、二氢丹参酮对葡萄球菌、大肠埃希菌、变形杆菌有一定的抑制作用。

(2)抗溃疡：丹参注射液能扩张胃黏膜血管，改善胃黏膜血流，促进溃疡愈合。

(3)改善肝、肾功能：丹参能增加肝、肾血流量。

(4)对呼吸系统的作用:丹参的解痉作用与阻滞平滑肌钙离子内流有关。丹参注射液对 X 线照射致小鼠放射性肺损伤有预防保护作用。

(5)抗肿瘤:丹参及其主要成分能有效抑制肿瘤细胞的增殖,诱导肿瘤细胞凋亡,诱导肿瘤细胞分化,抑制肿瘤细胞的侵袭及转移。

(6)促进血管生成:丹参多酚酸盐能够有效促进细胞增殖、血管新生及血管内皮生长因子(VEGF)的表达。

【临床应用】

1. 心脑缺血性疾病　丹参及其制剂可用于心绞痛、心肌梗死、脑梗死、冠心病、缺血性脑卒中等心脑血管疾病的治疗。

2. 慢性肝炎和早期肝硬化　可减轻症状,促进肝功能和肝脾大的恢复。

3. 肺源性心脏病　丹参治疗慢性肺源性心脏病急性发作期患者,可使血液流变学指标有明显改善。

4. 重症急性胰腺炎　丹参可显著提高急性重症胰腺炎的治疗疗效,降低并发症和死亡率。

5. 消化性溃疡　口服丹参片或丹参水溶液,有一定疗效。

此外,丹参制剂还可用于视网膜中央动静脉栓塞、血栓闭塞性脉管炎、新生儿硬肿症、硬皮病、银屑病、神经性耳聋等多种疾患治疗。

【不良反应】丹参注射制剂可引起过敏反应,偶见头晕、月经过多、ALT 升高。

知识链接

丹参提取产品

丹参提取物产品有丹参酮 II_A、丹酚酸 B、丹酚酸 B 镁、丹参素、丹参总酮、隐丹参酮、原儿茶醛、丹参注射液中间体等十余种，一百多种规格，产品广泛应用于医药、保健品、化妆品、农药及兽药等领域。

延　胡　索

罂粟科植物延胡索的干燥块茎。含多种生物碱,其中延胡索甲素(紫堇碱)、乙素(消旋四氢巴马汀)、去氢延胡索甲素、丑素的生物活性较强。

延胡索味辛、苦,性温。归肝、脾经。其功效为活血,行气,止痛。用于胸胁、脘腹疼痛,经闭痛经,产后瘀阻,跌扑肿痛。

【药理作用】

1. 镇痛　延胡索乙素镇痛作用最强,对钝痛作用强于锐痛。其镇痛作用机制可能与拮抗脑内多巴胺 D_1 受体,拮抗纹状体、前额皮质等脑区多巴胺 D_2 受体,使纹状体亮氨酸脑啡肽含量增加有关。不同于解热镇痛抗炎药和阿片类麻醉性镇痛药的镇痛。

2. 镇静、催眠　延胡索乙素的安定作用与吩噻嗪类作用有相同之处,引起睡眠浅而易醒,大剂量无麻醉作用。具有镇吐和降温作用,可引起锥体外系症状。镇静催眠作用机制主要与拮抗脑内DA受体的功能有关。

3. 抗心肌缺血和心律失常 延胡索提取物有显著的扩张兔心和在体猫心的冠状血管,降低冠状动脉阻力与增加冠脉流量等作用,对多种原因诱发的实验性心肌缺血和心肌损伤均有一定保护作用。去氢延胡索甲素有扩张冠脉,增加心脏血氧供应的作用,提高耐缺氧能力,减轻心肌坏死。延胡索还能扩张外周血管,降低外周阻力。抗心律失常可能与拮抗 Ca^{2+} 有关。

4. 抑制血小板聚集 延胡索乙素静脉注射对大鼠实验性脑血栓形成有明显的抑制作用,对腺苷二磷酸、花生四烯酸和胶原诱导的兔血小板聚集均有抑制作用,其余作用可能是通过拮抗钙离子的作用而产生。

5. 抑制胃酸分泌、抗溃疡 去氢延胡索甲素能减少胃酸分泌,降低胃蛋白酶活性。延胡索乙素也可抑制胃酸分泌。延胡索全碱具有抗大鼠幽门结扎性溃疡,水浸应激性溃疡和组胺溃疡作用。

其他药理作用还包括抗脑缺血、提高抗应激、促进促肾上腺皮质激素、抗肿瘤、抑菌、抗炎、抗病毒等药理作用。

延胡索的镇痛、镇静、催眠药理作用与其“止痛”功效相关;抗心肌缺血、心律失常、抑制血小板凝聚、抗脑缺血作用与“活血”功效相关;抑制胃酸、抗溃疡、促进促肾上腺皮质激素作用与其“行气”功效相关。

知识链接

延胡索的镇痛作用

延胡索为一种常用止痛药，1928 年开始从中获得十多种生物碱。 至 1955 年，延胡索的镇痛作用才从动物实验结果得到证实。 延胡索乙素的镇痛作用比解热镇痛药强，延胡索总碱比吗啡弱。 对慢性持续性疼痛及内脏钝痛的效果较好。 在发挥镇痛作用的同时，还有镇静催眠作用。 口服延胡索可产生类似吗啡及可待因的效果，能缓解一般神经痛、头痛、腰痛、关节痛、月经痛、肿瘍疼痛等。 延胡索对轻度痉挛性疼痛的有效率大致与哌替啶相当。

【临床应用】

1. 各种疼痛 延胡索乙素注射剂对内脏疾病所致疼痛、神经痛、头痛、脑震荡头痛、痛经、分娩痛、产后宫缩痛和术后止痛等均有较好的缓解作用。

2. 心脑缺血性疾病 延胡索醇浸膏可用于心绞痛、心肌梗死、脑梗死等心脑血管疾病的治疗。

3. 胃溃疡 口服延胡索混合生物碱制剂治疗胃溃疡、十二指肠溃疡和慢性胃炎有一定疗效。

4. 失眠 延胡索乙素用于失眠患者,减少多梦现象,且次日无头晕,乏力,精神不振等后遗反应。

【不良反应】 延胡索乙素偶见眩晕、乏力、恶心,大剂量时可出现呼吸抑制,并见帕金森病等副作用。个别患者出现皮肤过敏现象。

红　花

菊科植物红花的干燥花。含红花醌苷、新红花苷、红花苷。红花苷水解得葡萄糖和红花素等。红花及其油中尚含棕榈酸、肉豆蔻酸、月桂酸以及以棕榈酸，硬脂酸、花生酸、油酸、亚油酸和亚麻酸等脂肪酸组成的甘油酸酯类。

红花味辛，性温。归心、肝经。其功效为活血通经，祛瘀止痛。主治经闭，痛经，恶露不行，癥瘕痞块，跌仆损伤，疮疡肿痛。

【药理作用】

1. 抗凝血、抗血栓　红花明显延长凝血酶原时间、凝血酶时间、活化部分凝血活酶以及明显降低血浆中的纤维蛋白原含量；并抑制由腺苷二磷酸引起的家兔血小板聚集。红花的抗血栓作用主要是通过抑制血小板聚集和抑制凝血系统实现的。

2. 扩张血管　红花注射液对不同动物都有明显的扩张血管作用，能对抗由肾上腺素或去甲肾上腺素对血管的收缩。红花扩张血管作用与血管的功能状态和药物的剂量有关。其作用机制可能与直接或部分对抗 α 受体、影响细胞外 Ca^{2+} 内流有关。

3. 抗心肌缺血　红花注射液对心肌缺血，大脑血流动力学有明显改善作用，可增加心脏冠脉流量，减慢心率，明显降低心肌耗氧量。

4. 对子宫的作用　红花煎剂对不同动物的在体或离体子宫均有不同程度的兴奋作用。小剂量可使子宫发生紧张性或节律性收缩，大剂量可使子宫紧张性与兴奋性升高，自动收缩，甚至痉挛。此作用对已孕子宫较未孕子宫更为明显。

5. 抗炎　红花黄色素对甲醛性足肿胀有明显抑制作用，表明对组胺引起的大鼠皮肤毛细血管的通透量增加有明显抑制作用，红花黄色素对大鼠棉球肉芽肿形成有显著抑制作用。

其他药理作用包括增强免疫、抗肿瘤、抗氧化、抗菌、抗疲劳、抗衰老等作用。

【临床应用】

1. 心脑血管疾病　对缺血性和心绞痛等冠心病都有较好的治疗效果。

2. 女性月经不调。

3. 跌打损伤所致的局部充血、肿胀。

此外，用于治疗压疮、冻疮、胃溃疡、骨质增生、关节炎、静脉炎、突发性耳聋等疾病。

【不良反应】红花有一定的毒性，不宜大量久服，特别是红花注射液尤应慎重。临床可引起腹部不适、腹痛、腹泻，甚或胃肠出血，腹部绞痛，妇女月经过多，此与红花对肠管及子宫有兴奋作用有关。少数患者出现头晕、皮疹和一过性荨麻疹等。严重中毒发生时，可致神志萎靡不清、震颤，惊厥，循环、呼吸衰竭。

桃　仁

蔷薇科植物桃或山桃的干燥成熟种子。生用或捣碎入药。主要成分有脂肪油类、苷类、蛋白质和氨基酸、挥发油、甾体及其糖苷等。苷类以苦杏仁苷、野樱苷等氰苷为主要有效成分。

桃仁味苦、甘，性平。归心、肝、大肠经。具有活血祛瘀，润肠通便，止咳平喘等功效。主治经闭，痛经，产后瘀阻，跌打伤痛，肺痈，肠痈，肠燥便秘，咳嗽气喘。

【药理作用】

1. 对心血管作用

(1)抗心肌缺血:桃仁石油醚部分可降低急性心肌梗死大鼠心电图 ST 段的抬高,且能抑制血清中肌酸激酶、乳酸脱氢酶的浓度,降低心肌梗死的面积,对抗心肌缺血。

(2)改善血液流变性:桃仁及其提取物具有增加局部血流量、降低血液黏度、改善血液流变学等作用。

(3)抗血栓:桃仁提取物可抑制血小板聚集。桃仁水提物、苦杏仁苷、桃仁脂肪油对血小板聚集的抑制强度依次递减,石油醚部分以及从中分离出的棕榈酸和油酸则可显著延长凝血酶时间。

2. 平喘、镇咳 桃仁中所含的苦杏仁苷被酶水解生成的氢氰酸和苯甲醛对呼吸中枢有抑制作用,使呼吸运动趋于平缓而止咳。

3. 对肝脏的作用 桃仁提取物可提高肝组织胶原酶的活性、抑制肝贮脂细胞的活化、促进胶原的分解,减轻肝窦毛细血管化程度,从而预防肝纤维化的形成,也能促进肝纤维化患者肝内已沉积的胶原纤维分解吸收和降解,减轻肝损伤。

4. 免疫调节 桃仁及其提取物对于免疫系统具有双向调节的作用。桃仁水提物可提高寒凝血瘀证模型大鼠的肝巨噬细胞数量,有助于提高寒瘀证大鼠的免疫功能。桃仁乙醇提取物能抑制体外环境下刀豆蛋白 A 和 LPS 刺激的脾细胞增殖,且能抑制卵清蛋白刺激下小鼠体内脾细胞增殖以及血清中 IgG、IgG_1 和 IgG_{2b} 抗体的表达;桃仁醇提物中分离出的酚类化合能抑制人肥大细胞对组胺、TNF-α、IL-6 的释放。

5. 润肠通便 桃仁脂肪油可直接润滑肠壁和粪便,可在肠道内分解产生脂肪酸,刺激肠黏膜,加快蠕动,减少大肠吸收水分而产生缓泻。

此外,桃仁还具有抗炎、抗氧化、抗过敏、抗肿瘤、促进黑色素合成等作用。

【临床应用】

1. 痛经、月经不调。

2. 支气管炎。

3. 便秘。

【不良反应】 桃仁具有一定的生殖毒性,具有致突变和致畸作用。其所含氰苷类的代谢产物氢氰酸具有阻滞细胞呼吸、抑制呼吸中枢、刺激黏膜等毒性。

益 母 草

唇形科植物益母草的新鲜或干燥地上部分。含益母草碱、水苏碱、益母草定等生物碱等。

益母草味辛、苦,性微寒。归肝、心包、膀胱经。其功效活血调经,利水消肿,清热解毒。主治月经不调,经闭痛经,恶露不尽,瘀滞腹痛,水肿尿少,疮痈肿毒。

【药理作用】

1. 对子宫平滑肌的作用 益母草煎剂、醇浸膏及益母草碱对子宫均呈兴奋作用。表现为子宫张力增强,收缩幅度增大,节律加快,作用类似麦角新碱。同时,益母草总碱能明显拮抗缩宫素所致大鼠子宫的剧烈收缩(类似痛经),可能是通过降低子宫平滑肌上的 PGE_2 含量,改善子宫炎症状况及升高体内孕激素水平等多种途径而缓解痛经反应。

2. 保护心肌细胞 益母草中水苏碱能提高 NE 诱导的心肌肥大细胞的肌质网钙摄取功能，抵制血管紧张素Ⅱ诱导的新生心肌肥大细胞，同时益母草注射液对缺血再灌注心肌可以增高 SOD、GSH-Px、ATP 酶活性，减轻自由基对心肌的损害，从而达到保护心肌细胞的作用。

3. 抗血栓形成 益母草煎剂可使血栓形成时间延长，血栓长度缩短，重量减轻。还可使血小板计数减少，聚集功能减弱。

4. 利尿及防治急性肾小管坏死 益母草碱静脉注射具有显著利尿作用，对甘油肌注所引起的大鼠急性肾小管坏死模型，可明显降低尿素氮，明显减轻肾组织损伤。

【临床应用】

1. 产后子宫出血和复旧不全 治产后腹痛、痛经、闭经、恶露不绝等，可应用益母草膏、流浸膏治疗。

2. 急慢性肾炎。

3. 心绞痛、心肌梗死 可应用益母草注射液。

【不良反应】 鲜益母草小鼠急性毒性最大，干益母草次之，酒炙益母草毒性最低。临床报道，大剂量益母草可引起肾小管间质损伤，并可致急性肾衰竭；严重者全身乏力、四肢麻木、大汗、腰痛、血尿、流产、子宫出血、血压下降甚至休克。

莪　术

姜科植物蓬莪术、广西莪术或温郁金的干燥根茎。含挥发油，为多种倍半萜衍生物和桉油精等，其中莪术醇、莪术二酮为重要的活性成分。另外含多种微量元素。

莪术味辛、苦，性温。归肝、脾经。具有破血行气，消积止痛。主治癥瘕积聚，经闭及心腹瘀痛，食积脘腹胀痛。

【药理作用】

1. 抗血栓形成 莪术油可对抗由 ADP 和肾上腺素所诱导的血小板聚集时间延长。莪术不同炮制品均有较强的抗血小板聚集及抗凝血作用，醋制后活血化瘀作用明显增强。

2. 扩张血管 莪术可增加动脉血流量，作用在活血化瘀药中最为明显。

3. 对胃肠平滑肌的影响 莪术对消化道的作用与生姜相似，能直接兴奋平滑肌，可增加胃肠蠕动。

4. 镇痛 莪术不同炮制品都有一定程度的镇痛作用，其中以醋炙莪术镇痛作用强而持久。

5. 抗肿瘤 莪术有直接杀伤癌细胞作用。还可增强癌细胞的免疫原性，从而诱发或促进机体对肿瘤的免疫排斥反应。

此外，莪术具有保肝、抗早孕、抑菌、抗炎、抗氧化等作用。

【临床应用】

1. 肿瘤 莪术治疗早期宫颈癌、卵巢癌、恶性淋巴瘤、白血病、结肠癌、肺癌和肝癌。

2. 冠心病 莪术制剂能使冠心病患者症状改善，改善心肌供血。

此外，莪术还可用于治疗缺血性脑血管病、血栓闭塞性脉管炎、真菌性阴道炎、消化性疾病等。

【不良反应】过量服用后引起胃肠道刺激症状，大脑皮质兴奋等。副作用可能会出现恶心、呕吐、腹痛、腹泻、头晕、耳鸣、面红、胸闷、心慌、无力、呼吸困难及休克等症状。

水 蛭

环节动物门水蛭科动物蚂蟥、柳叶蚂蟥或水蛭的干燥全体，含蛋白质。活水蛭唾液腺中含有一种抗凝血的酸性物质水蛭素，是多种氨基酸组成的多肽，在干燥时已被破坏。此外，尚含肝素、抗凝血酶等。

水蛭味咸、苦，性平。有小毒。归肝经。其功效为破血通经，消癥逐瘀。主治血瘀经闭，癥瘕积聚，跌打损伤，心腹疼痛。

【药理作用】

1. 抗血栓形成 水蛭具有抗血小板聚集、抗凝、促纤溶作用。水蛭还是一种作用较强的 TXA_2 合成抑制剂。水蛭能使血液黏度降低，降低血细胞比容、血浆比黏度、全血比黏度、红细胞电泳时间、纤维蛋白原含量及血沉。水蛭素是水蛭中的有效成分。

2. 改善微循环 水蛭能促进血肿吸收，减轻周围脑组织炎症反应及水肿，缓解颅内压升高，改善局部血流循环，保护脑组织免遭坏死，有利于神经功能的恢复。水蛭多肽对于大鼠脑缺血再灌注损伤具有保护作用，其作用机制可能与抑制脂质过氧化，提高抗氧化酶活性有关。

3. 抗肿瘤 水蛭对肿瘤细胞有抑制作用。新鲜水蛭唾液中的抗凝血物质——水蛭素注入实验性肺癌小鼠体内，能防止肿瘤细胞的扩散。

4. 降血脂 水蛭能使血中胆固醇和甘油三酯含量降低。

此外，水蛭还有抗炎、抗组织纤维化、促进造血、肾保护、抗早孕等药理作用。

【临床应用】

1. 脑血管疾病 水蛭可治疗脑血栓、脑出血、中风先兆、脑卒中后遗症等。

2. 高脂血症 水蛭制剂能使高脂血症患者血清胆固醇、甘油三酯、β-脂蛋白水平下降，凝血酶原时间延长。

3. 肾病 可用于治疗原发性肾小球肾炎、原发性肾病综合征、难治性肾病综合征。

此外，水蛭还可用于治疗肺源性心脏病、肝硬化、肝硬化门静脉高压、周围血管病。

【不良反应】心血管系统损害，可见周身青紫、僵直、关节僵硬、心音低钝无力，重则出现呼吸衰微、心衰、神志昏迷而死亡。大量服用水蛭可使毛细血管过度扩张，出血，最后致肺、肾、心脏淤血，最终因呼吸衰竭、心力衰竭而死亡。水蛭可引起血小板减少性紫癜。有致畸和堕胎作用。

点滴积累

1. 川芎、丹参、延胡索、红花、桃仁、益母草、莪术、水蛭能抗血栓形成。水蛭能阻止凝血酶对纤维蛋白原的作用，阻碍血液凝固。
2. 川芎、丹参、延胡索等对冠状动脉的扩张作用最为突出。川芎能增加脑血流量。丹参、川芎、桃仁、益母草、水蛭、莪术、延胡索等均有不同程度的降低下肢血管阻力和增加器官血流量的作用。
3. 川芎、丹参、红花、益母草、水蛭等具有改善微循环的作用。

第三节　常用制剂

血府逐瘀口服液

【组成】 当归，生地黄，桃仁，红花，枳实，枳壳，赤芍，柴胡，甘草，桔梗，川芎，牛膝。

【功效主治】 活血行瘀，理气止痛。用于瘀血内阻引起的胸痛，头痛，内热满闷，失眠多梦，心悸怔忡，急躁易怒等证。

【药理作用】

1. **对血液系统作用**　改变血液流变性，主要表现为降低血液黏度、加速红细胞电泳，改善血瘀患者全血和血浆黏度、血沉、血细胞比容、纤维蛋白原含量，抑制血小板聚集。

2. **抗心肌缺血**　抑制心肌成纤维细胞增殖的作用，并呈浓度-效应关系。能改善心肌纤维化，抑制心脏间质成纤维细胞及细胞外基质胶原蛋白、透明质酸及纤维连接蛋白的合成。血府逐瘀汤可影响 Bcl-2 和 Bax 的表达，有效地抑制心肌细胞坏死及凋亡，减轻心肌细胞损伤，对缺血心肌有保护作用。

3. **抗动脉粥样硬化**　可以降低动脉粥样硬化大鼠血清不对称二甲基精氨酸（ADMA）水平，从而增加 NO 的合成和分泌，进而改善动脉粥样硬化的病变程度。

4. **保护内皮细胞**　能调节血瘀证兔模型血清对内皮细胞 ET/NO 的释放平衡作用和降低其对抗凝、纤溶功能的影响，对内皮细胞起到一定的保护作用。

5. **抗慢性炎症**　能通过抑制机体 TNF-α 而抑制炎症介质的释放。

6. **抗肿瘤**　可以改善小细胞肺癌患者血液的高凝状态，改善微循环障碍和血液流变性异常，增强化疗药物抗肿瘤作用，同时改善患者的生存质量。

还有，损伤组织细胞的修复作用或保护作用、抗肺纤维化等药理作用。

【临床应用】

1. **神经精神系统疾病**　头痛、偏头痛、三叉神经痛、神经衰弱综合征、脑外伤后遗症、脑水肿、癫痫、眩晕、震颤麻痹、精神分裂症等。

2. **心脑血管系统疾病**　冠心病、心绞痛、肺源性心脏病、风湿性心脏病、心肌梗死、脑缺血、脑动脉硬化等。

3. **消化系统疾病**　溃疡病、慢性肝炎、肝脾大、呕吐、呃逆等。

4. **妇产科疾病**　原发性痛经、流产后腰痛或出血、产后身痛、月经失调、不孕症、子宫肌瘤、慢性盆腔炎等。

复方丹参滴丸

【组成】 丹参，三七，冰片。

【功效主治】 活血化瘀，理气止痛。用于气滞血瘀所致的胸痹，症见胸闷、心前区刺痛；冠心病心绞痛见上述证候者。

【药理作用】

1. **扩张冠状动脉**　丹参素及丹参水提物对大鼠冠脉环扩张作用是通过抑制血管平滑肌细胞的

Ca^{2+}内流而起作用；同时，钾通道的开放对防止 Ca^{2+}内流也起到了辅助作用，此作用不涉及内皮依赖的机制。

2. 抗血小板聚集　复方丹参滴丸通过增强的血小板功能恢复正常来改善冠心病患者微循环的血流速度，并能抑制凝血、激活纤溶系统。

3. 改善血液流变性　丹参有改善外周血液循环，加快微循环血液流通，提高机体的耐缺氧能力以及增加毛细血管网等作用。复方丹参滴丸中的有效成分对全血、血浆及纤维蛋白原都有重要的改善作用，具有明显抑制红细胞变形的作用，能够降低血液高凝、高黏滞状态。

4. 调节血脂　复方丹参滴丸可延缓致动脉粥样硬化脂蛋白谱的变化，有效调节血脂代谢，稳定粥样斑块，改善内皮细胞功能，延缓动脉粥样硬化进展。

此外，其他作用还包括抗肿瘤、抗氧化、抗心肌缺血等。

【临床应用】

1. 冠心病、心绞痛、心律失常和心肌梗死。

2. 糖尿病微血管并发症　如糖尿病视网膜病变、糖尿病肾病。

3. 脑梗死　复方丹参滴丸治疗脑梗死的疗效显著，能有效减小脑梗死体积，提高患者生活质量。

4. 高脂血症　降低总胆固醇、甘油三酯，并对升高高密度脂蛋白、降低低密度脂蛋白有一定作用。

【不良反应】本品无毒性，偶见胃肠道不适，停药后症状消失。

元胡止痛片

【组成】延胡索(醋制)，白芷。

【功效主治】理气，活血，止痛。用于气滞血瘀的胃痛，胁痛，头痛及痛经等。

【药理作用】

1. 镇痛　该药具有镇痛作用。其中延胡索粉的镇痛效价为吗啡的1%。总碱的镇痛效价为吗啡的40%，镇痛作用可持续2小时，总碱中以延胡索乙素为止痛主要成分；白芷(挥发油)对醋酸腹腔注射引起的反射性疼痛(扭体反应)有抑制作用。

2. 镇静　延胡索(粉)及其有效成分延胡索乙素有中枢镇静作用，弱于氯丙嗪。

3. 抗溃疡、抑制胃液分泌　延胡索总碱能保护因结扎幽门、水浸应激及醋酸灼伤所致的大鼠溃疡病；对幽门结扎大鼠能显著抑制其胃液分泌及胃酸酸度。

【临床应用】

1. 疼痛　对胃痛、头痛失眠、胸腹痛、神经痛、腰腿痛及月经痛等钝痛有较好的缓解功效。但对外科性锐痛效果较差。

2. 浅表性胃炎、消化性溃疡。

【不良反应】偶有恶心、眩晕、乏力；过量可出现呼吸抑制、帕金森综合征等表现。

点滴积累

1. 血府逐瘀口服液活血行瘀、理气止痛的药理学基础是改善微循环、改善血瘀患者全血和血浆黏度、保护内皮细胞等。
2. 复方丹参滴丸活血化瘀、理气止痛，用于胸中憋闷、心绞痛的药理学基础是增加冠脉血流量、增加心肌耐缺氧、保护缺血心肌、抗血小板聚集防止血栓形成、改善微循环。
3. 元胡止痛片具有理气，活血，止痛功效。 用于多种不明原因的疼痛。

目标检测

一、单项选择题

1. 丹参所不具有的药理作用是(　　)

A. 抗心肌缺血　　B. 促进组织的修复与再生

C. 改善微循环　　D. 抗急性肝损伤

2. 丹参治疗心肌梗死、硬皮病、瘢痕疙瘩的药理学基础是(　　)

A. 镇静　　B. 抗炎

C. 抗休克　　D. 调节组织的修复和再生

3. 川芎抗心绞痛的主要药理学基础是(　　)

A. 镇痛作用　　B. 平滑肌解痉作用

C. 扩张冠状动脉作用　　D. 抗凝血作用

4. 丹参抑制血小板聚集作用是由于(　　)

A. 提高磷酸二酯酶的活性　　B. 抑制血小板中 cAMP 含量

C. 增加血小板 TXA_2 的合成　　D. 抑制磷酸二酯酶的活性

5. 丹参抗动脉粥样硬化的机制是(　　)

A. 干扰脂质的吸收　　B. 降低氧化脂蛋白对细胞的毒性

C. 增加粪便胆固醇的排出　　D. 对血管内皮细胞损伤无影响

6. 川芎不具有的药理作用是(　　)

A. 抗肿瘤　　B. 兴奋子宫

C. 抗凝血、抗血栓形成　　D. 扩张血管,改善微循环

7. 川芎嗪抑制血小板聚集的机制,叙述正确的是(　　)

A. 提高 TXA_2 合成酶活性,提高 TXA_2/PGI_2 的比值

B. 抑制 PGI_2 的合成,降低 TXA_2/PGI_2 的比值

C. 升高血小板内 cAMP 的含量

D. 升高 TXA_2/PGI_2 比值

8. 延胡索生物碱中止痛作用最强的是(　　)

A. 延胡索甲素　　B. 延胡索乙素

C. 延胡索丙素　　D. 延胡索丁素

9. 对延胡索的镇痛作用特点,描述正确的是(　　)

A. 效价强度大于吗啡　　B. 效价强度小于吗啡

C. 效价强度等于吗啡　　D. 效价强度强于阿司匹林

10. 益母草兴奋子宫平滑肌的主要成分是(　　)

A. 氯化钾　　B. 苯甲酸　　C. 亚麻酸　　D. 益母草碱

11. 川芎可迅速透过血脑屏障的有效成分是(　　)

A. 藁本内酯　　B. 川芎哚　　C. 川芎挥发油　　D. 川芎嗪

12. 血液有“浓、黏、凝、聚”的倾向属于(　　)

A. 血液流变学异常　　B. 组织异常增生

C. 血流动力学异常　　D. 微循环障碍

13. 血栓素是(　　)

A. SOD　　B. MAO-B　　C. Ad　　D. TXA_2

14. 川芎具有的作用是(　　)

A. 抑制乙型肝炎表面抗原(HBsAg)作用　　B. 治疗缺血性脑血管疾病作用

C. 抗内毒素　　D. 抗醛固酮

15. 具有降血脂的中药是(　　)

A. 丹参　　B. 莪术　　C. 水蛭　　D. 益母草

二、多项选择题

1. 活血药抗血栓形成的药理学基础是(　　)

A. 抑制血小板聚集　　B. 提高 TXA_2/PGI_2 的比值　　C. 增加纤溶酶的活性

D. 抑制磷酸二酯酶活性　　E. 降低 TXA_2/PGI_2 的比值

2. 丹参注射液抗心肌缺血的作用环节有(　　)

A. 扩张冠脉,增加心肌血氧供应　　B. 抗自由基损伤,保护心肌

C. 抑制动脉内皮细胞分泌 PGI_2　　D. 降低心肌耗氧量

E. 减轻心脏负荷

3. 中医“血瘀证”的现代医学表现是(　　)

A. 血流动力学异常　　B. 微循环障碍　　C. 组织异常增生

D. 血液流变学异常　　E. 红细胞聚集性降低

4. 桃仁的药理作用有(　　)

A. 提高免疫力　　B. 兴奋子宫　　C. 保护脑组织

D. 平喘镇咳　　E. 抗血栓

5. 复方丹参滴丸的应用有(　　)

A. 坐骨神经痛　　B. 心绞痛　　C. 脑梗死

D. 冠心病　　　　　　　　E. 糖尿病微血管并发症

三、简答题

1. 试述活血化瘀药抗血栓形成的作用和作用机制。
2. 丹参对心血管和血液系统有何影响?
3. 川芎治疗冠心病的药理学基础是什么?
4. 简述复方丹参滴丸的药物组成,功效和药理作用。

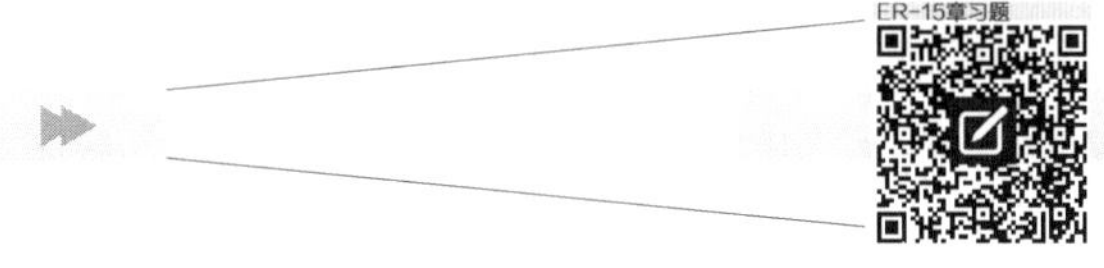

(马舒伟)

第十六章

化痰止咳平喘药

学习目标

1. 掌握化痰止咳平喘药的主要药理作用。
2. 掌握桔梗、半夏、川贝母、浙贝母的主要药理作用与临床应用。
3. 熟悉苦杏仁的药理作用、临床应用与不良反应。
4. 了解蛇胆川贝液、川贝枇杷露的药理作用与临床应用。

导学情景

情景描述：

小明这几天一直咳嗽，并且痰多。尤其是在下晚自习后，咳嗽得尤为厉害，难以入睡。其在室友陪同下去校医务室就诊。校医让小明服用蛇胆川贝液，一周后，小明的症状明显改善。

学前导语：

咳嗽痰多，是呼吸道疾病的常见症状，常见于慢性肺炎、慢性支气管炎、慢性咽炎、支气管扩张等。中医在临床上多用化痰止咳平喘药进行治疗，蛇胆川贝液是临床常用的化痰止咳平喘中成药制剂。本章我们将带领同学们学习化痰止咳平喘药的相关知识，让大家了解化痰止咳平喘药治疗咳嗽痰多的机制。

第一节　概述

凡以祛痰，缓解或制止咳嗽、喘息为主要作用的药物，称化痰、止咳、平喘药。本类药具有宣肺祛痰、止咳平喘等功效。主要用于痰多咳嗽、痰饮喘息以及与痰饮有关的瘿瘤瘰疬等证。

中医对“痰”的认识有狭义和广义之分。狭义的“痰”专指呼吸道咳出的痰，如上呼吸道感染、急慢性支气管炎、肺气肿等肺部疾患的积痰。广义的“痰”则泛指停积于脏腑经络之间各种各样的病理产物，表现复杂，如皮下肿块、慢性淋巴结炎、冠心病等。

一般而言，咳嗽有痰者为多，痰多又易引起咳喘，因此，痰、咳、喘三者关系密切，互为因果。祛痰药多能止咳，而止咳、平喘药又多兼有化痰作用。所以，化痰药和止咳平喘药的功效与相应的选择性药理作用难以截然区分。现代药理研究表明，化痰止咳平喘药的药理作用主要有以下几方面：

1. 祛痰　桔梗、浙贝母、川贝母、天南星、前胡、紫菀、款冬花等有祛痰作用。强度是桔梗、前胡、皂荚、款冬花依次下降。皂苷类成分(桔梗、前胡、皂荚、天南星)能刺激胃黏膜或咽喉黏膜,反射性地引起轻度恶心,促使呼吸道腺体的分泌增加,稀释痰液。杜鹃素(杜鹃)直接作用于呼吸道黏膜,促进气管黏液-纤毛运动。β-丁香烯(牡荆)有黏痰溶解作用。

2. 镇咳 桔梗、浙贝母、川贝母、半夏、杏仁、天南星、紫菀、款冬花有镇咳作用。半夏、苦杏仁、浙贝母、百部等作用部位可能在中枢神经系统。紫菀作用于外周,为末梢性镇咳药。

3. 平喘 浙贝母、杏仁、葶苈、款冬花等能扩张支气管。浙贝母碱(浙贝母)有支气管松弛作用。款冬花提取物可对抗组胺引起的支气管痉挛。葶苈素能对抗组胺、乙酰胆碱混合喷雾引起的支气管痉挛。

此外,桔梗具有抑制胃液分泌及抗溃疡和降血糖、血脂作用。桔梗、前胡具有抗炎作用。桔梗、浙贝母、天南星具有镇静、镇痛作用。

常用化痰止咳平喘药的主要药理作用见表 16-1。

表 16-1 化痰止咳平喘药的主要药理作用总括表

类别	药物	祛痰	镇咳	平喘	其他
温化寒痰药	半夏	+	+		镇吐、抗肿瘤、抗早孕、抗心律失常、抗溃疡、降血脂、抗炎
清化热痰药	桔梗	+	+		抗炎、抗溃疡、解热、镇静、镇痛、降血糖、降血脂
	川贝母	+	+	+	抑菌、松弛胃肠平滑肌、抗溃疡、升高血糖、降血压
	浙贝母	+	+	+	兴奋子宫、收缩肠肌、降血压、镇静、镇痛
止咳平喘药	苦杏仁	+	+	+	抗炎、镇痛、抗肿瘤、抑制胃蛋白酶活性、增强免疫
	款冬花	+	+	+	升血压、抑制血小板聚集
	紫菀	+	+		抗菌、抗病毒、抗肿瘤
	前胡	+			抗炎、抗过敏、抗心律失常、扩张血管、抗血小板聚集
	葶苈	+	+	+	抗菌
	天南星	+			镇静、镇痛、抗惊厥、抗肿瘤

点滴积累

1. 祛痰药多能止咳，而止咳、平喘药又多兼有化痰作用。常用中药有桔梗、浙贝母、川贝母、半夏、杏仁、天南星、紫菀、款冬花、前胡、百部等。
2. 化痰止咳平喘药药理作用有祛痰、镇咳、平喘。

第二节 常用中药

桔 梗

桔梗科植物桔梗的干燥根。桔梗根含多种皂苷,混合皂苷完全水解产生桔梗皂苷元,远志酸,少量桔梗酸 A、B、C。另外还含有桔梗聚糖、白桦脂醇、菠菜脂醇及 14 种氨基酸和 22 种微量元素。

桔梗味苦、辛，性平。归肺经。具有宣肺，利咽，祛痰，排脓的功效。主治咳嗽痰多，胸闷不畅，咽痛音哑，肺痈吐脓等。

【药理作用】

1. 祛痰、镇咳　桔梗的根、根皮、茎、叶、花、果实均有明显的祛痰作用。桔梗皂苷经口服刺激胃黏膜，反射性地增加支气管黏膜分泌，使痰液稀释而被排出。桔梗水提物、桔梗皂苷有镇咳作用。

2. 抗炎　桔梗皂苷刺激呼吸道黏膜，引起分泌增加，防止黏膜受到外界损伤性刺激，抑制炎症反应。亦能降低毛细血管通透性，抑制炎症性渗出。粗桔梗皂苷，灌服1/10~1/5半数致死量的剂量对大鼠角叉菜胶性足肿胀与醋酸性肿胀均有抗炎效果。灌胃小于1/10半数致死量的剂量，每日1次，连续给药，对大鼠棉球肉芽肿也有显著抑制作用，且对大鼠佐剂性关节炎也有效。此种制剂还能降低过敏反应，小鼠的毛细血管通透性。腹腔注射桔梗皂苷引起的小鼠扭体反应与腹腔渗出，灌胃同一皂苷可产生抑制。桔梗水提物可提高溶菌酶的活性，增加巨噬细胞的吞噬功能，增加中性粒细胞的杀菌力。

3. 镇静、镇痛、解热　粗桔梗皂苷能抑制小鼠自发性活动，延长环己巴比妥钠的睡眠时间，但对电击和戊四氮惊厥无保护作用。

4. 抗溃疡　粗制桔梗皂苷在低于1/5半数致死量的剂量时有抑制大鼠胃液分泌和抗消化性溃疡作用，100mg/kg剂量时，几乎能完全抑制大鼠幽门结扎所致的胃液分泌。大鼠十二指肠注入25mg/kg粗制桔梗皂苷可防止消化性溃疡形成，其作用与皮下注射10mg/kg阿托品相当，但100mg/kg灌胃对应激性溃疡形成的预防作用比皮下注射阿托品10mg/kg弱两倍，对大鼠醋酸所致的溃疡模型，粗制桔梗皂苷可使溃疡系数明显减少。

5. 扩张外周血管、减慢心率　大鼠以粗制桔梗皂苷静脉注射，可见暂时性血压下降，心率减慢和呼吸抑制。对离体豚鼠心耳，高浓度时呈负性肌力作用。麻醉犬动脉注入粗桔梗皂苷，能降低冠状动脉的阻力，增加血流量，其强度可与罂粟碱相比。静脉注射时可增加冠状动脉和后肢血流量，并伴有暂时性低血压，认为是扩张外周血管的直接作用。

此外，桔梗及其提取物还具有降血糖、降血脂作用。

桔梗祛痰、镇咳与宣肺、祛痰功效相关，利咽、排脓可对应抗炎、镇静、镇痛、解热、抗溃疡。

【临床应用】

1. 肺炎、急性和慢性上呼吸道感染等引起的咳嗽痰多均可应用。与抗生素同时应用有协同作用。

2. 急性扁桃体炎。

3. 声带小结。

【不良反应】桔梗大剂量口服，可出现恶心、呕吐，重者可见四肢出汗、乏力、心烦。桔梗皂苷有很强的溶血作用，故不能注射给药。口服后在消化道水解破坏，即无溶血作用。给小鼠皮下注射，最小致死量为770mg/kg。

课堂互动

我国原卫生部公布“既是食品又是药品”的名单中包括桔梗在内。秋天干燥容易咳嗽，桔梗是否能作为咳嗽痰多、咽喉肿痛等病症的辅助食疗？

半　夏

天南星科植物半夏的干燥块茎。含挥发油，β-谷甾醇、胆碱、胡萝卜苷、葡萄糖醛酸苷、左旋麻黄碱、胡芦巴碱、天冬氨酸等多种氨基酸、蛋白质、淀粉等。

半夏味辛，性温，有毒。归脾、胃、肺经。具有燥湿化痰，降逆止呕，消痞散结的功效；外用消肿止痛。主治湿痰证和寒痰证，见痰多咳喘、痰饮眩悸、风痰眩晕、痰厥头痛，胃气上逆呕吐反胃，心下痞，结胸，梅核气；生用外治瘿瘤痰核，痈疽肿毒及毒蛇咬伤等。

【药理作用】

1. 镇咳、祛痰　生半夏、姜半夏、明矾（清）半夏的煎剂对咳嗽有明显抑制作用。这与其“化痰止咳”的功效相一致。其镇咳部位在中枢，镇咳成分为生物碱。

2. 镇吐和催吐　与炮制有关。半夏炮制品有镇吐作用，这与其“降逆止呕”的功效相一致，其镇吐机制可能为抑制呕吐中枢，其镇吐成分为生物碱、甲硫氨酸、甘氨酸、葡萄糖醛酸或 L-麻黄碱。生半夏催吐，与其所含的 2,4-二羟基苯甲醛葡萄糖苷有关，其苷元有强烈的黏膜刺激作用。半夏催吐、镇吐成分不同，生半夏炮制后刺激性明显降低，高温可除去催吐成分，但不影响其镇吐作用。

3. 抗肿瘤　半夏的抗肿瘤作用与其“消痞散结”的功效相一致。半夏多糖组分具有多形核白细胞（PMN）活化作用、抗肿瘤作用，半夏生物碱能抑制体外培养肿瘤细胞，胡芦巴碱对小鼠肝癌有抑制作用；半夏含外源性凝聚素，可凝集多种癌细胞，鉴别乳房上皮细胞恶性瘤化。半夏各炮制品总生物碱有明显抑制实验性肿瘤细胞的作用，矾半夏抗肿瘤细胞生长作用最强，姜制半夏次之。

4. 调节胃肠运动　半夏对胃肠运动功能的影响与机体状态和炮制有关。半夏能显著增强肠道输送能力，作用于乙酰胆碱受体而产生收缩作用，兴奋肠道；又能抑制乙酰胆碱、组胺、氯化钡所引起的肠道收缩。姜矾半夏、姜煮半夏可抑制小鼠胃肠运动；生半夏促进小鼠胃肠运动。

5. 对胃黏膜的影响　与炮制有关。半夏能显著抑制胃液分泌，抑制胃液酸度，降低游离酸和总酸酸度及抑制胃蛋白酶活性，对急性胃黏膜损伤有保护和促进恢复作用，抗溃疡形成。半夏醇提物有一定的止痛、抗炎作用。姜矾半夏、姜煮半夏对 PGE_2 的含量无明显影响，而生半夏减少胃液中 PGE_2 的含量，使胃黏膜损伤。

6. 抗生育、抗早孕　半夏蛋白抑制卵巢黄体孕酮的分泌，使血浆孕酮水平明显下降，子宫内膜变薄，使蜕膜反应逐渐消失，胚胎失去蜕膜支持而致流产。子宫内注射半夏蛋白可抗胚胎着床，其机制是半夏蛋白结合在子宫内膜腺管的上皮细胞膜上，改变了细胞膜生物学行为所致。

此外，半夏还具有抗心律失常、降血脂等作用。

半夏镇咳、祛痰与燥湿化痰相关，对消化系统作用、镇吐与降逆止呕消痞一致，抗肿瘤是散结的药理学基础。

【临床应用】

1. 止吐　用于治疗妊娠、急性消化不良、慢性胃炎、神经性呕吐和晕动症呕吐等。

2. 肿瘤　可用于甲状腺肿瘤；生半夏研粉外用可治疗宫颈糜烂、宫颈癌。

此外，制半夏可用于慢性咽炎及突发性音哑的治疗。

【不良反应】生半夏对口腔、喉头和消化道黏膜有强烈刺激性，人误服后会发生肿胀、疼痛、失音、流涎、痉挛、呼吸困难，甚至窒息而死。炮制后毒性降低。生半夏对妊娠雌性大鼠和胚胎均有毒性，生半夏和姜半夏对小鼠遗传物质具有损害作用。

苦 杏 仁

蔷薇科植物山杏、东北杏、西伯利亚杏或杏的干燥成熟种子。含苦杏仁苷约3%；另含苦杏仁酶、脂肪油（杏仁油）约50%，蛋白质及多种氨基酸。苦杏仁苷经水解产生氢氰酸（约0.2%）、苯甲醛及葡萄糖。

苦杏仁味苦，性微温。有小毒。归肺、大肠经。具有降气止咳平喘，润肠通便的功效。主治咳嗽气喘，胸满痰多，血虚津枯，肠燥便秘等证。

知识链接

杏仁的保健作用

我国原卫生部公布“既是食品又是药品”的名单中包括杏仁（甜、苦）在内。出于食品安全考虑，超市卖的都是甜杏仁，但也不要过量食用。杏仁含有丰富的脂肪油，有降低胆固醇的作用，因此，杏仁对防治心血管系统疾病有良好的作用；美国研究人员的一项最新研究成果显示，胆固醇水平正常或稍高的人，可以用杏仁取代其膳食中的低营养密度食品，达到降低血液胆固醇并保持心脏健康的目的。研究者认为，杏仁中所富含的多种营养素，比如维生素E，单不饱和脂肪和膳食纤维共同作用，能够有效降低心脏病的发病危险。

【药理作用】

1. 镇咳、平喘、祛痰 苦杏仁中所含的苦杏仁苷，经肠道微生物酶或杏仁本身所含苦杏仁酶的分解产生微量氢氰酸，对呼吸中枢呈抑制作用，而达到镇咳、平喘效果。苦杏仁有明显祛痰作用。

2. 抗炎 从杏仁中提取的蛋白质成分有抗炎作用，对大鼠棉球肉芽肿炎症有抑制作用，但不抑制急性炎症。

3. 润肠通便 苦杏仁含丰富的脂肪油，能起润肠通便的作用。

4. 抗肿瘤作用 氢氰酸、苯甲醛、苦杏仁苷体外试验证明均有微弱的抗癌作用，用氢氰酸加苯甲醛或苦杏仁苷加β-葡萄糖苷酶可明显提高抗癌效力。

5. 对消化系统的影响 苦杏仁苷在酶的作用下分解形成氢氰酸、苯甲醛。苯甲醛能抑制胃蛋白酶的消化功能。

此外，苦杏仁还具有增强免疫功能和镇痛作用。

【临床应用】

呼吸系统疾病：慢性气管炎、急性呼吸道感染、肺炎等。

【不良反应】苦杏仁产生的氢氰酸能抑制细胞色素氧化酶，使细胞氧化反应停止，内服过量可致组织窒息，而致死亡。

课堂活动

半夏、杏仁如何安全用药？

川　贝　母

百合科植物川贝母、暗紫贝母、甘肃贝母及梭砂贝母等的干燥鳞茎。含有多种甾体生物碱，如青贝碱、西贝素、川贝母碱。暗紫贝母尚含有松贝辛、松贝甲素。还含蔗糖、硬脂酸、棕榈酸、β-谷甾醇。甘肃贝母尚含有岷贝碱甲、乙等。梭砂贝母尚含梭砂贝母素甲、梭砂贝母酮碱、梭砂贝母辛碱等。

川贝母味苦、甘，性微寒。归肺、心经。具有清热化痰，润肺止咳，散结消肿的功效。主治虚劳咳嗽，肺热燥咳，瘰疬疮肿及乳痈，肺痈。

【药理作用】

1. 镇咳祛痰　川贝母为一味良好的清热化痰药。贝母总生物碱及非生物碱部分有一定的镇咳作用。川贝母祛痰作用较明显。

2. 抗病原微生物　川贝母水浸液能抑制星形奴卡菌生长；川贝母醇提取物对金黄色葡萄球菌和大肠埃希菌有明显抑菌作用。

3. 降压　静脉注射川贝母碱可引起血压下降，并伴有短暂的呼吸抑制。静脉注射西贝母碱可引起外周血管扩张，血压下降。

4. 升高血糖　川贝母碱静脉注射，可使血糖增高。

5. 缓解胃肠痉挛、抗溃疡　西贝母碱对胃肠平滑肌有松弛作用。抗溃疡可能与其抑制胃蛋白酶活性有关。

【临床应用】急慢性上呼吸道感染、肺结核等引起的咳嗽。

浙　贝　母

百合科多年生草本植物浙贝母的干燥鳞茎。含有浙贝母碱、去氢浙贝母碱、异浙贝母碱、胆碱等多种生物碱。还含有浙贝母苷、贝母醇、胡萝卜素及多种二萜类化合物、脂肪酸。

浙贝母味苦，性寒，归肺、心经。具有清热化痰，降气止咳，散结消肿的功效。主治风热或痰热咳嗽，肺痈吐脓，瘰疬瘿瘤，疮痈肿毒。

【药理作用】

1. 镇咳祛痰　浙贝母醇提取物可使大鼠呼吸道分泌液增加，有祛痰作用。浙贝母碱腹腔注射，对二氧化硫引咳小鼠有镇咳作用。浙贝母碱和去氢浙贝母碱皮下注射或灌胃，对氢氧化铵引咳小鼠和机械刺激引咳豚鼠及电刺激喉上神经引咳猫，均有显著镇咳作用，而皮下注射对二氧化硫引咳豚鼠无明显镇咳作用。

2. 平喘　浙贝母碱低浓度对支气管平滑肌表现扩张，高浓度则收缩。浙贝母醇提物对组胺引起的豚鼠离体气管片收缩有明显松弛作用。

3. 抗炎　浙贝母有抗二甲苯性小鼠耳肿胀和抑制角叉菜胶引起的小鼠足跖肿胀作用，能降低醋酸性小鼠腹腔毛细血管通透性。

此外，浙贝母还有镇静、镇痛，对平滑肌的作用，抗溃疡、止泻等药理作用。

【临床应用】

1. 急性呼吸道感染 浙贝母对急性气管炎、肺炎等引起的咳嗽多痰、痰稠色黄、口干喉痒等有明显疗效。

2. 乳腺增生 浙贝母配青皮、昆布、乳香、夏枯草，对乳腺增生病有显著疗效。

点滴积累

1. 桔梗能刺激胃黏膜或咽喉黏膜，反射性地引起轻度恶心，促使呼吸道腺体的分泌增加，稀释痰液。 桔梗还具有抑制胃液分泌及抗溃疡和降血糖、血脂作用。
2. 半夏、苦杏仁镇咳作用部位可能在中枢神经系统；有抗肿瘤作用。
3. 川贝母、浙贝母祛痰作用较明显，可用于急、慢性上呼吸道感染，肺结核等引起的咳嗽。

第三节 常用制剂

小青龙汤

蛇胆川贝液

【组成】 蛇胆汁，川贝母。

【功效主治】 清肺，止咳，除痰。用于肺热咳嗽，痰多。

【药理作用】

1. 镇咳、祛痰、平喘 蛇胆川贝液能明显减少豚鼠氨水引咳次数，增加小鼠气管酚红排泄量，延长豚鼠引喘潜伏期。

2. 中枢抑制 蛇胆川贝液对中枢有明显的抑制作用，能明显减少小鼠自主活动次数，明显延长士的宁引起小鼠惊厥及死亡时间。

【临床应用】 用于风热咳嗽，痰多，气喘，胸闷，咳痰不爽或久咳。

川贝枇杷露

【组成】 川贝母，枇杷叶，百部，前胡，桔梗，桑白皮，薄荷脑。

【功效主治】 止咳祛痰。用于风热咳嗽，痰多或燥咳。

【药理作用】

1. 止咳、平喘、祛痰 川贝枇杷露能延长组胺-乙酰胆碱喷雾引起的小白鼠哮喘潜伏期，缩短组胺致气管痉挛作用持续时间，对组胺致气管痉挛有拮抗作用，可降低氨水引起的小白鼠咳嗽次数。

2. 抗炎、抑菌。

【临床应用】

1. 风热咳嗽 用于感冒及支气管炎引起的咳嗽。

2. 痰多或燥咳。

点滴积累

1. 本章节所指“痰”主要为呼吸道咳出的痰，多见于上呼吸道感染、急慢性支气管炎、肺气肿、支气管扩张等肺部疾患。
2. 蛇胆川贝液治疗风热咳嗽，痰多，气喘，胸闷，咳痰不爽或久咳。川贝枇杷露用于风热咳嗽，痰多或燥咳。

目标检测

一、单项选择题

1. 化痰药桔梗祛痰作用的基础是（　　）
   A. 减少呼吸道的分泌量
   B. 刺激胃黏膜或咽喉黏膜，增加支气管黏膜的分泌
   C. 能使呼吸道分泌物中酸性黏多糖纤维断裂，痰黏度下降而易于咳出
   D. 增强呼吸道排除异物的功能
2. 桔梗的主要成分为（　　）
   A. 桔梗皂苷　B. 远志酸　C. 桔梗苷元　D. 桔梗酸
3. 桔梗祛痰作用的主要成分为（　　）
   A. 桔梗聚糖　B. 桔梗皂苷　C. 桔梗酸　D. 远志酸
4. 以下有关桔梗的叙述不正确的是（　　）
   A. 降低血糖　B. 抗胃溃疡　C. 升高胆固醇含量　D. 有止咳作用
5. 化痰药不具备的药理作用是（　　）
   A. 祛痰作用　B. 镇咳作用　C. 平喘作用　D. 理气作用
6. 小剂量杏仁镇咳平喘作用是由于（　　）
   A. 杏仁苷直接抑制咳嗽中枢
   B. 水解出的氢氰酸对呼吸中枢的轻度抑制作用
   C. 祛痰而止咳平喘
   D. 黏膜的局麻作用
7. 苦杏仁有镇咳作用是由于（　　）
   A. 抑制呼吸中枢　B. 抑制呼吸道感受器
   C. 增加气管黏液-纤毛运动　D. 抑制喉上神经冲动传入
8. 关于半夏的药理作用，叙述错误的是（　　）
   A. 半夏是中枢性镇咳药　B. 生半夏能催吐，制半夏能镇吐
   C. 半夏能抗早孕　D. 增加胃酸分泌，久服可致胃溃疡
9. 咽喉肿痛患者宜选用（　　）
   A. 杏仁　B. 半夏　C. 川贝母　D. 桔梗

10. 下列哪项不属于苦杏仁的药理作用(　　)

A. 通便　　B. 降低眼压　　C. 镇咳　　D. 平喘

二、多项选择题

1. 具镇咳作用的中药有(　　)

A. 桔梗　　B. 浙贝母　　C. 川贝母

D. 半夏　　E. 杏仁

2. 下列叙述正确的有(　　)

A. 桔梗皂苷有很强的溶血作用,故不能注射给药

B. 川贝母碱静脉注射,可使血糖降低

C. 半夏各炮制品总生物碱有明显抑制实验性肿瘤细胞的作用

D. 川贝醇提取物对金黄色葡萄球菌没有明显抑制作用

E. 苦杏仁具有增强免疫功能和镇痛作用

3. 能增加呼吸道分泌量的中药有(　　)

A. 桔梗　　B. 皂荚　　C. 杏仁

D. 半夏　　E. 前胡

4. 桔梗和川贝母共同具有的药理作用有(　　)

A. 祛痰作用　　B. 镇咳作用　　C. 抗溃疡作用

D. 降血糖作用　　E. 抗心律失常

5. 蛇胆川贝液的临床应用有(　　)

A. 风热咳嗽　　B. 支气管哮喘　　C. 久咳不愈

D. 缺血性中风　　E. 慢性支气管炎或急性发作

三、简答题

1. 常用祛痰药通过哪些作用环节产生祛痰作用?

2. 桔梗对呼吸系统的作用和有效成分是什么?

3. 简述川贝枇杷露的功效和应用。

ER-16章习题

(刘一文)

第十七章

安神药

学习目标

1. 掌握安神药的主要药理作用。
2. 掌握酸枣仁的药理作用、药效物质基础与作用机制。
3. 熟悉远志、朱砂的临床应用，地龙的药理作用与临床应用。
4. 了解天王补心丸、柏子养心丸的药理作用与临床应用。

导学情景

情景描述：

某医院自 2005 年 1 月~2009 年 1 月收治阴虚失眠患者 68 例。治疗方法：口服天王补心丸，每次 9g，每天 2 次，其中 1 次晚间睡前服，疗程 14 天。结果显示有 90%的患者睡眠得到改善。

学前导语：

失眠是临床常见病症。治疗失眠，同学们知道哪些常用的中草药及方剂？本章将带领同学们学习安神药的相关知识，让大家了解安神药的作用机制。

第一节 概述

凡具有安神定志作用的药物，称为安神药。心藏神，肝藏魂，人体神志的变化与心、肝二脏的功能活动有密切的关系，安神药多性属甘平，入心、肝经，具有安神养心、平肝潜阳等功效。主要用于心悸、烦躁不安等引起的失眠症状。一般根据药物来源及作用，将其分为养心安神药和重镇安神药两类，前者多为植物类药，质润性补，可养心血、安心神，多用于治疗心肝血虚、心神失养所致的虚烦不眠、心悸怔忡、健忘等虚证，代表药物有酸枣仁、柏子仁、远志、灵芝、夜交藤等。后者多为矿物类药，质重性降，可重镇安神，临床上多用于治疗心神不安、惊悸不眠、烦躁、易怒、惊痫等实证，代表药物有朱砂、磁石、龙骨等。

失眠是临床常见病症，表现为经常性睡眠异常，如入睡困难，睡眠不深，多梦易醒，醒后不易再次入睡，由于精力没有完全恢复，醒后会感到全身不适、无精打采、反应迟钝、注意力不能集中，从而影响思维能力和工作效率，患者常对失眠感到焦虑和恐惧，严重时可导致精神分裂、抑郁症、焦虑症等。现代医学治疗失眠症一般采用中枢抑制性药物，如苯二氮䓬类，通过受体激动作用提

高 γ-氨基丁酸能神经元功能，抑制中枢觉醒系统达到治疗目的。但此类药物副作用较大，患者易产生依赖性、戒断症状、睡眠质量降低、记忆力下降或宿醉等不良反应。中医认为失眠是由于外邪扰动或正虚失养，导致神不安舍而致，如感受外邪、情志失常、饮食不节、久病体虚等。因此，中药安神药除镇静催眠等中枢抑制作用之外，还具有扶正培本等调节机体功能状态的作用，通过多方面发挥改善睡眠的作用。

现代研究证实安神药主要具有以下药理作用：

1. 镇静、催眠 无论是养心安神或重镇安神类药物，均能拮抗苯丙胺等中枢兴奋药作用；抑制实验动物自发活动；能明显增加阈下剂量戊巴比妥钠致小鼠睡眠比率，延长阈上剂量戊巴比妥钠致小鼠睡眠时间。本类药物均不具有麻醉作用。

2. 抗惊厥 多数药物如酸枣仁、远志、朱砂、琥珀、磁石等均可对抗戊四氮或士的宁所致的惊厥；琥珀可对抗大鼠听源性惊厥和小鼠电惊厥；另外，龙骨对二甲弗林引起的惊厥，灵芝对烟碱引起的惊厥，朱砂对苯甲酸钠咖啡因（安纳咖）引起的惊厥，均具有显著抑制作用。

3. 增强免疫 酸枣仁、灵芝对非特异性免疫和特异性免疫均有明显的增强作用。可拮抗免疫抑制剂、抗肿瘤药物以及应激、衰老导致的免疫功能低下，能够在一定程度上提高免疫水平。

4. 心血管系统作用 酸枣仁、远志、灵芝均具有一定的抗高血压、抗心律失常和改善心肌缺血等作用。酸枣仁、灵芝还具有一定的降血脂作用。

5. 呼吸系统作用 灵芝、远志等具有较强的镇咳、祛痰和平喘作用，可用于支气管炎、哮喘的治疗。

综上所述，与安神药安定神志功效相关的药理作用主要有镇静、催眠、抗惊厥等作用，部分药物还有抗心律失常等作用。

常用安神药的主要药理作用见表 17-1。

表 17-1 安神药的主要药理作用总括表

类别	药物	镇静催眠	抗惊厥	增强免疫	其他
养心安神药	酸枣仁	+	+	+	镇痛、降温、降血脂、降血压、抗心律失常
	远志	+	+		镇咳、祛痰、降血压、抗衰老、增强记忆、兴奋子宫
	灵芝	+	+	+	延缓衰老、抗肿瘤、降血糖、抗炎、抗过敏、保肝、解毒
	柏子仁	+	+		
重镇安神药	朱砂	+	+		镇咳祛痰、解毒
	琥珀	+	+		
	磁石	+	+		抗炎、止血、镇痛、补血
	龙骨	+	+		促凝血、收敛、固涩

点滴积累

1. 凡具有安神定志作用的药物，称为安神药。
2. 安神药的药理作用 镇静催眠作用、抗惊厥作用、免疫调节作用、对心血管作用及对呼吸系统的作用。

第二节 常用中药

酸 枣 仁

鼠李科植物酸枣的干燥成熟种子。酸枣仁含多种皂苷类及黄酮类成分，皂苷类成分主要有白桦脂酸、白桦脂醇、酸枣仁皂苷A、B等，黄酮类成分主要有酸枣黄素、当药素、斯皮诺素等，另外尚含生物碱包括酸枣仁碱A、B、D、E、F、G、I、K等及挥发油类、多糖类成分等。

酸枣仁味甘、酸，性平。归肝、胆、心经。具有养心补肝，宁心安神，敛汗，生津功效。主治虚烦不眠，惊悸多梦，体虚多汗，津伤口渴。

【药理作用】

1. 镇静、催眠 其有效成分为酸枣仁总黄酮、酸枣仁皂苷、酸枣仁总生物碱、酸枣仁不饱和脂肪酸，具有明显中枢抑制作用，且呈一定的剂量依赖关系。其镇静催眠作用主要影响慢波睡眠的深睡阶段，延长深睡平均时间，增加深睡频率，对慢波睡眠中的浅睡阶段和快波睡眠无影响。

课堂活动

同学们生活中常见的催眠药有哪些？ 它们的药理作用分别是什么？

2. 抗惊厥 酸枣仁水溶性提取物可显著对抗戊四氮引起的阵挛性惊厥，对士的宁所致强直性惊厥能提高致惊阈。

3. 免疫调节 酸枣仁多糖能增强体液免疫和细胞免疫。酸枣仁乙醇提取物可明显提高淋巴细胞转化率，增强单核-巨噬细胞的吞噬功能，增强迟发型超敏反应。

4. 心血管系统作用

(1)抗心肌缺血、心律失常：酸枣仁总皂苷对大鼠急性心肌缺血具有保护作用，能使心率、S-T段和T波值显著降低，并能缩小心肌梗死范围，对心肌收缩力和冠脉流量无明显影响，对快速型心律失常有明显对抗作用。

(2)降血压：酸枣仁总皂苷能够降低原发性高血压大鼠的血压，给药后0.5小时起效，能维持7.5小时。

(3)降血脂：酸枣仁总皂苷能降低血清总胆固醇(TC)和低密度脂蛋白胆固醇(LDL-C)含量，升高高密度脂蛋白胆固醇(HDL-C)含量，并可提高SOD活性，对抗脂质过氧化作用。

【临床应用】

1. 失眠症 睡前冲服酸枣仁粉可明显改善失眠症状，因对睡眠时相影响较小，患者耐受性较好。

2. 神经衰弱　酸枣仁胶囊可治疗神经衰弱。

【不良反应】酸枣仁及其提取物的中枢抑制和心血管抑制作用在常规剂量下未见明显毒性，但对子宫有兴奋作用，孕妇应慎用。

知识链接

镇静催眠药的作用

正常睡眠分为两个时相：慢波睡眠和快波睡眠，两者可以相互转化。一个慢波睡眠和一个快波睡眠组成睡眠周期，每个睡眠周期历时约 90 分钟。人每晚的睡眠通常经历 4 ~6 个睡眠周期。慢波睡眠由浅至深又可分为四期。第一、二期称浅睡期，第三、四期称深睡期，深睡期对恢复精神和体力具有重要价值。快波睡眠，也称快速眼动睡眠，顾名思义，就是睡眠时眼球转动得很快，他是正常生活中所必需的生理活动过程，能够促进智力的恢复。镇静催眠药能延长慢波睡眠浅睡期，但同时缩短了快波睡眠，停药时则代偿性反跳延长而使梦魇增多。

远　志

远志科植物远志或卵叶远志的干燥根，主要含有皂苷类、糖苷类、生物碱等化学成分。

远志味苦、辛，性温。归心、肾、肺经。具有安神益智，交通心神，祛痰，消肿功效。用于心肾不交引起的失眠多梦，健忘惊悸，神志恍惚，咳痰不爽，疮疡肿毒，乳房肿痛。

【药理作用】

1. 镇静　远志对巴比妥类药物具有协同作用，远志皂苷能延长戊巴比妥钠所致小鼠的睡眠时间。

2. 镇咳、祛痰　远志及其炮制品的水煎液均有显著的镇咳祛痰作用，远志皂苷 2D 和 3D 为远志镇咳作用的主要成分，远志皂苷 3D 是其祛痰作用的主要成分。祛痰作用机制与其所含皂苷能刺激胃黏膜，反射性促进支气管分泌液增加有关。

3. 抗衰老、增强记忆　远志皂苷给药后，能够改善痴呆大鼠的学习记忆能力，脑内 M 受体密度升高，胆碱乙酰转移酶活性增强，脑胆碱酯酶活性抑制。远志皂苷对老年性痴呆的胆碱能神经系统功能减退有一定的改善作用。

4. 对平滑肌作用　远志对未孕大鼠子宫平滑肌有兴奋作用，对离体兔回肠、脑动脉条、豚鼠气管条平滑肌均有兴奋作用。

【临床应用】

1. 失眠、健忘　远志复方制剂可改善睡眠质量、改善记忆。

2. 慢性支气管炎　远志及其制剂可使慢性支气管炎患者的痰液易于排出。

【不良反应】远志皂苷具有溶血作用，大剂量服用有恶心、呕吐等不良反应。

朱　砂

本药为硫化物类矿物，含硫化汞（HgS）。

朱砂味甘，微寒，有毒。归心经。具有清心镇惊，安神解毒的功效。主治癫狂，惊悸，心烦，失眠症，眩晕目昏，肿毒，疮疡。朱砂不宜久服、多服。

【药理作用】

1. 镇静、催眠和抗惊厥 口服给药可见实验动物脑电图出现抑制性改变，腹腔注射可提高安纳咖的致惊阈，显示对中枢神经系统有抑制作用。

2. 抗心律失常 朱砂、朱砂安神丸等对药物所致快速型心律失常有明显的对抗作用，一般认为该作用是重镇安神药安神功效的主要基础之一。

3. 抗病原微生物和促进肉芽组织增生 朱砂中的汞和硫成分均可抑制或杀灭微生物，并可促进肉芽组织增生，收敛皮肤、黏膜，利于伤口愈合。

【临床应用】

1. 神经衰弱和失眠 朱砂安神丸对神经衰弱所致的心悸、失眠等自主神经功能紊乱症状有明显疗效。朱砂粉外敷涌泉穴可治疗失眠。

2. 治疗外伤和溃疡 可用于复发性口腔溃疡、包皮龟头溃疡等皮肤黏膜溃疡的治疗。外用治疗皮肤真菌感染和促进伤口愈合，但应注意用量和疗程。

【不良反应】本药毒性较大，主要是游离可溶性汞产生毒性反应，主要对肾脏和心脏产生损伤，游离汞半衰期较长，容易在体内蓄积引起中毒，单次大量服用或多次少量均可出现中毒现象，肝、肾功能不全者禁服。各类朱砂制剂加热易使游离汞含量增加，毒性增强，故不可加热使用。

点滴积累

1. 酸枣仁的药理作用 镇静催眠、抗惊厥、免疫调节、抗心肌缺血、降血压及降血脂作用。
2. 远志的药理作用 镇静、镇咳祛痰、抗衰老、增强记忆及对平滑肌的兴奋作用等。
3. 朱砂的药理作用 镇静催眠、抗惊厥作用、抗心律失常、抗病原微生物和促进肉芽组织增生等作用。

第三节 常用制剂

ER-17-1

酸枣仁汤

天王补心丸

【组成】丹参，当归，石菖蒲，党参，茯苓，五味子，麦冬，天冬，地黄，玄参，远志(制)，酸枣仁(炒)，柏子仁，桔梗，甘草，朱砂。

【功效主治】滋阴养血，补心安神。用于心阴不足，心悸健忘，失眠多梦，大便干燥。

【药理作用】

1. 抗心肌缺血 能减轻异丙肾上腺素所致实验动物的心肌缺血性坏死程度；抑制心肌坏死区ATP酶活力的减弱及心肌琥珀酸脱氢酶活性的降低；改善缺血的心肌功能。

2. 增强免疫功能 能改善实验动物的非特异性防御功能和应激状态，增强抗疲劳、耐高温、耐低温、抗减压缺氧的能力，延长实验动物存活时间。

3. 镇静　酸枣仁、远志、石菖蒲、茯苓等均有不同程度的镇静作用；五味子能使大脑皮质兴奋过程和抑制过程趋于平衡，对于神经症状，能促进其神经活动正常化。

4. 抗惊厥　石菖蒲、酸枣仁及远志具抗惊厥作用。

5. 抗心律失常　当归、朱砂等有明显的抗心律失常作用。

【临床应用】可用于高血压、冠心病、失眠、惊厥等疾病。

【注意事项】本品含丹参、玄参，忌与含藜芦的药物同用。本品含甘草，忌与含海藻、大戟、甘遂、芫花的药物同用。本品含有朱砂，不可与溴化物、碘化物药物同服。

柏子养心丸

【组成】柏子仁，党参，炙黄芪，川芎，当归，茯苓，远志（制），酸枣仁，肉桂，五味子（蒸），半夏曲，炙甘草，朱砂。

【功效主治】补气，养血，安神。本品用于心气虚寒，心悸易惊，失眠多梦，健忘。

【药理作用】

1. 镇静、催眠　可使实验动物自主活动明显减少，协同戊巴比妥钠的中枢神经系统抑制作用，使实验动物睡眠率明显增加，入睡时间明显缩短，睡眠持续时间明显延长。

2. 抗惊厥　对抗士的宁所致动物惊厥，使惊厥出现潜伏期和死亡潜伏期延长。

【临床应用】怔忡，重症心律失常，老年心脏传导阻滞，老年扩张型心肌病，冠状动脉终止异常，冠状动脉瘘。

点滴积累

1. 天王补心丸的药理作用　抗心肌缺血，增强免疫功能，镇静，抗惊厥，抗心律失常等作用。
2. 柏子养心丸的药理作用　主要有镇静、催眠、抗惊厥等作用。

目标检测

一、单项选择题

1. 下述为养血安神药的是（　　）
   A. 酸枣仁　　B. 磁石　　C. 龙骨　　D. 朱砂
2. 安神药的安神功效药理依据不包括（　　）
   A. 镇静催眠　　B. 抗感染　　C. 抗高血压　　D. 抗心律失常
3. 酸枣仁不具备下述哪项作用（　　）
   A. 镇静催眠　　B. 抗惊厥　　C. 免疫调节　　D. 镇吐
4. 酸枣仁临床主要用于治疗（　　）
   A. 失眠症　　B. 抗炎　　C. 肝癌　　D. 白细胞减少

5. 临床应用灵芝注射液曾出现的不良反应是( )

A. 胃肠道反应 B. 过敏反应 C. 肾脏损伤 D. 心律紊乱

6. 酸枣仁的心血管作用,叙述错误的是( )

A. 降低血压 B. 抑制心肌收缩力 C. 减慢心率 D. 保护心肌

7. 酸枣仁催眠作用的主要时相是( )

A. 快波睡眠 B. 慢波睡眠浅睡眠期

C. 慢波睡眠深睡期 D. 入睡期

8. 远志祛痰作用的主要活性成分是( )

A. 远志皂苷元 A B. 远志皂苷元 B C. 远志皂苷 3D D. 远志素

9. 可游离出水溶性汞的药物是( )

A. 酸枣仁 B. 松仁 C. 灵芝 D. 朱砂

10. 具有明显祛痰、镇咳作用的安神药是( )

A. 酸枣仁 B. 龙骨 C. 磁石 D. 远志

二、多项选择题

1. 酸枣仁汤的组方是( )

A. 炒酸枣仁 B. 茯苓 C. 川芎

D. 知母 E. 甘草

2. 酸枣仁对动物心血管的影响包括( )

A. 显著增强心肌收缩力 B. 减慢心率 C. 降低血压

D. 抗实验性心律失常 E. 增加冠脉流量

3. 酸枣仁催眠的影响包括( )

A. 影响慢波睡眠深睡阶段 B. 增加深睡频率 C. 延长深睡平均时间

D. 影响快波睡眠 E. 影响慢波睡眠浅睡阶段

4. 下列说法正确的是( )

A. 朱砂制剂必须加热使用

B. 朱砂单次大量服用或多次少量均可出现中毒现象

C. 朱砂具有镇静、催眠和抗惊厥作用

D. 朱砂具有抗心律失常作用

E. 朱砂可促进肉芽组织增生,收敛皮肤、黏膜,有利于伤口愈合

5. 酸枣仁的主要药理作用包括( )

A. 镇静催眠 B. 抗心肌缺血 C. 降血脂

D. 镇咳祛痰 E. 抗炎

三、简答题

1. 简述安神药中养血安神药与重镇安神药的区别。

2. 酸枣仁主要有哪些功效和应用?

3. 朱砂主要有哪些功效和应用?

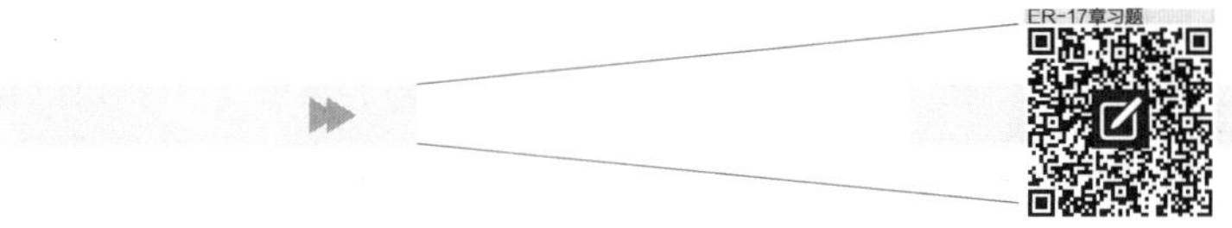

（李淑娇）

第十八章

平肝息风药

ER-18章PPT

学习目标

1. 掌握平肝息风药的主要药理作用。
2. 掌握天麻、钩藤的药理作用、药效物质基础与作用机制。
3. 熟悉天麻、钩藤的临床应用，地龙的药理作用与临床应用。
4. 了解天麻钩藤颗粒的药理作用与临床应用。

导学情景

情景描述：

小明，15岁，在期末考试时发现握笔写字时出现手抖现象，第二天发展到头部及全身颤抖。经医生诊断为劳累紧张诱发特发性震颤，处方阿罗洛尔治疗，1个疗程（10天）结束后病情复发。复诊，医生采用中药平肝息风止颤汤加减治疗，3疗程后痊愈，停药1年未复发。

学前导语：

特发性震颤是一种具有阳性家族遗传的常染色体显性遗传病，无种族、地区和性别差异，从儿童到老年均可发病，其导致功能障碍而降低生活质量。单纯用西医的β受体拮抗剂控制毒副作用较大，患者依从性差，且易复发；中医辨证为肝阳上亢、肝风内动，临床治疗效果较好。本章我们学习平肝息风药的相关知识，使大家理解平肝息风药治疗肝阳上亢或肝风内动证的机制。

第一节　概述

ER-18-1
特发性震颤

凡以平肝潜阳、息风止痉为主要作用，治疗肝阳上亢或肝风内动证的药物，称为平肝息风药。按其功效侧重不同，平肝息风药分为用于治疗肝阳上亢的平肝潜阳药和用于治疗肝风内动的息风止痉药，前者有石决明、牡蛎、赭石、珍珠母、蒺藜、罗布麻叶，后者有羚羊角、钩藤、天麻、全蝎、蜈蚣、地龙、僵蚕等。常用的复方有天麻钩藤饮、镇肝熄风汤、羚角钩藤饮等。肝阳上亢证是由于肾阴不能滋养于肝，或肝阴不足，肝阳偏旺而上亢。主要症状有头痛、目眩、面赤、耳鸣、口苦、舌红、脉弦滑或弦细等，多见于高血压。肝风内动证，或由温热病时高热所致热极生风，表现为颈强直，角弓反张，多见于流行性脑脊髓膜炎、乙型脑炎等急性传染病引起的高热惊厥；或由肝阳上亢进一步发展而来，除眩晕、头痛、肢体麻木等症外，可见神志不清、口眼㖞斜、半身不遂等。多见于高血压、脑卒中、癫痫、破伤风等病症。肝阳上亢应选用平肝潜阳药，肝风内动宜选用息风止痉药，后者也多兼有平肝潜阳的作用，故两类药物常相互配合应用。平肝息风药主要有以下药理作用：

1. **镇静和抗惊厥** 本类药物大多具有不同程度的镇静、抗惊厥作用。如天麻、钩藤、羚羊角、地龙、僵蚕、全蝎等，能减少动物的自主活动，增强戊巴比妥钠、硫喷妥钠、水合氯醛等药的中枢抑制作用，对抗戊四氮、咖啡因、士的宁或电刺激引起的惊厥。天麻、钩藤、全蝎等还有抗癫痫作用。

2. **降压** 天麻、钩藤、羚羊角、地龙、蜈蚣、全蝎、白蒺藜等均有不同程度的降压作用，降压作用除与中枢抑制作用有关外，还与抑制血管运动中枢、兴奋迷走神经、阻滞外周交感神经、利尿、扩血管等作用相关。

3. **解热、镇痛** 天麻、蜈蚣、全蝎、羚羊角等均有不同程度的镇痛作用；羚羊角、地龙还具有较好的解热作用。

4. **其他** 天麻、钩藤、地龙、全蝎等具有抑制血小板聚集、抗血栓形成的作用。地龙、蜈蚣、全蝎、僵蚕具有抗肿瘤的作用。天麻可增强机体免疫力，白蒺藜可抑制变态反应。蜈蚣、僵蚕具有抗菌抗病毒作用。全蝎对骨骼肌有松弛作用。常见平肝潜阳、息风止痉药的主要药理作用，见表 18-1。

表 18-1 平肝潜阳、息风止痉药主要药理作用总括表

类别	药物	镇静抗惊厥	降压	解热镇痛	抗血栓	其他作用
息风止痉药	天麻	+	+	+	+	增加脑血流量、改善记忆、延缓衰老、保护脑神经细胞、抗眩晕、抗炎、增强免疫、抗心肌缺血
	钩藤	+	+		+	减慢心率、延长功能性不应期、减弱心收缩力、钙阻滞
	羚羊角	+	+	+		—
	地龙	+	+	+	+	平喘、抗肿瘤、增强免疫、兴奋子宫
	僵蚕	+				抑菌、抗病毒、抗肿瘤
	全蝎	+	+	+	+	抗肿瘤、松弛骨骼
	蜈蚣	+	+	+		抑菌、抗病毒、抗肿瘤
平潜肝阳药	白蒺藜		+	+	+	抗肿瘤、利尿、抗脑缺血、抗菌、降血糖、抑制变态反应
	石决明	+	+			抗菌
	牡蛎	+				抗炎、抗实验性胃溃疡
	赭石	+				促进红细胞生长、促进肠蠕动
	珍珠母	+				抗自由基、抗衰老、抗肿瘤、抗实验性胃溃疡
	罗布麻叶	+	+			降血脂、抗血小板聚集、利尿、抗自由基

点滴积累

1. 肝风内动主要与中枢神经系统功能亢进或失调有关，故息风止痉功效主要与镇静、抗惊厥、解热镇痛等中枢抑制作用有关。
2. 肝阳上亢多见于交感神经功能亢进和高血压等病症，平肝潜阳功效除了主要与抑制交感神经、扩张血管、降低血压关系密切外，也与镇静等中枢抑制作用有关。

第二节　常用中药

天　　麻

兰科植物天麻的干燥块茎，含有天麻苷（天麻素）、天麻苷元（对羟基苯甲醇）、香荚兰醇、香荚兰醛（香草醛）、琥珀酸、天麻多糖以及铁、铜、锌等多种微量元素等。现已人工合成天麻素及其衍生物乙酰天麻素。

天麻味甘，性平。归肝经。具有息风止痉，平抑肝阳，祛风通络的功效。主治小儿惊风，癫痫抽搐，破伤风，头痛眩晕，手足不遂，肢体麻木，风湿痹痛。

【药理作用】

1. 镇静、催眠和抗惊厥　天麻水提取物、天麻素等均有明显的中枢抑制作用，具有明显的镇静催眠、抗惊厥，抗癫痫作用。作用机制与天麻苷元等成分与中枢抑制性递质 γ-氨基丁酸结构相似相关，还可能与其降低脑内兴奋性递质 DA 和 NA 含量有关。

2. 降压　天麻粗提物、天麻素具有明显降压作用，作用快而持久，与其扩张血管有关，可使主动脉、大动脉等血管弹性增强，明显增强其顺应性，故降低收缩压作用比舒张压和平均压更明显。

3. 调整脑血管功能、保护脑神经细胞　天麻提取物对实验性脑基底动脉收缩有拮抗作用，降低脑血管阻力，增加脑血流量；减轻神经细胞损害后乳酸脱氢酶的漏出，维持细胞膜的流动性，对神经细胞有一定的保护作用；上述作用可以改善脑缺血引起的头痛、眩晕、记忆力和认知能力减退等症状。

4. 抗心肌缺血和抗动脉粥样硬化　可使整体动物心率轻度减慢，增加冠脉流量，增加心脏供血供氧；对心肌缺血有保护作用，可减轻冠脉左室支结扎后心电图的病理变化，降低血清丙二醛水平，缩小梗死面积。天麻苷及天麻苷元可促进 PGI_2 合成，抑制血管平滑肌细胞增殖。天麻素能通过减少脂质沉积、调节炎症反应从而起到抗早期动脉粥样硬化的作用。

5. 益智、延缓衰老　天麻具有改善学习、记忆的作用；还能提高清除自由基能力，提高 SOD 的活力，增加羟脯氨酸含量，延缓衰老。有效成分为天麻中所含的微量元素和天麻多糖。

此外，天麻还具有抗血小板聚集、抑制血栓形成；镇痛、抗炎作用，对多种实验性疼痛均有明显的抑制作用，对炎症早期渗出和肿胀有抑制作用，抗炎作用持续时间较长。可增加小鼠胸腺重量，诱生干扰素，增强巨噬细胞的吞噬功能及血清溶菌酶含量，具有增强机体非特异性免疫和特异性免疫功能的作用。

【临床应用】

1. 神经衰弱 可明显改善焦虑、失眠、头痛、耳鸣、肢体麻木、食欲缺乏等症状，对由其他疾病如脑外伤、结核病、肝炎等引起的继发性神经衰弱也有效。

2. 眩晕 可明显改善脑循环，治疗眩晕综合征；能增强视神经的分辨能力，为高空作业等易发生视疲劳人员的保健药物。

3. 癫痫 配合抗癫痫药治疗各型癫痫，特别是难治性癫痫较好，可减少苯妥英钠等药物的不良反应，提高用药依从性。

4. 各类抽搐、面肌痉挛 可降低抽搐发生频率，缓解肌紧张程度，治疗面肌痉挛。对高血压、脑外伤综合征导致面肌痉挛和口角提肌痉挛者也有效。

5. 神经痛 可用于血管神经性头痛、三叉神经痛、坐骨神经痛、舌咽神经痛等的治疗，必要时可穴位注射，止痛效果较好。

6. 高血压、高脂血症 本药无明显降压效果，但能改善高血压头痛、耳鸣、肢体麻木、失眠等症状。并能改善血脂，防治动脉粥样硬化。

【不良反应】天麻生药安全性较高，其注射剂有过敏现象，出现皮疹、药热等，并可导致过敏性休克，应予以重视。个别患者服用天麻片剂导致严重脱发。

知识链接

老年痴呆的食疗配方

取天麻 10g，猪脑 1 个，粳米 250g。配制方法：天麻切成碎末，粳米淘洗干净，与天麻碎末和猪脑同时入锅，加水煮粥，以脑熟为度。食用方法：每日晨起服用 1 次，连服 2 ~7 天。可经常服用，用于预防老年痴呆症的发生或减缓症状。

钩 藤

茜草科植物钩藤、大叶钩藤、毛钩藤、华钩藤或无柄果钩藤的干燥带钩茎枝。钩藤含有多种吲哚类生物碱，主要有钩藤碱、异钩藤碱、去氢钩藤碱、去氢异钩藤碱等。

钩藤味甘，性凉。归肝、心包经。具有息风定惊，清热平肝的功效。主治肝风内动，惊痫抽搐，高热惊厥，感冒夹惊，小儿惊啼，妊娠子痫，头痛眩晕。

【药理作用】

1. 降压 钩藤煎剂、钩藤总碱有明显的降压作用，降压作用温和而缓慢。其降压机制为：①抑制血管运动中枢，阻滞交感神经和神经节，抑制神经末梢递质的释放；②直接扩张血管，降低外周阻力，扩张血管与 Ca^{2+} 拮抗作用有关；③抑制心脏，心率减慢，心排血量减少等。钩藤还能抑制血管内皮生成自由基，对乙酰胆碱（ACh）所致的内皮依赖性血管松弛有增强趋势，提示对早期高血压血管内皮有保护作用。降压的主要成分为异钩藤碱、钩藤碱、钩藤总碱。此外，钩藤还能逆转左心室肥厚，其机制可能与抑制原癌基因 *c-fos* 过度表达有关。

2. 抗心律失常　钩藤碱降低心肌兴奋性，延长心肌不应期，抑制窦房传导和房室传导。能抑制肾上腺素诱发的异位节律，对乌头碱、氯化钙诱发的心律失常有对抗作用。这与阻滞 Ca^{2+} 通道，抑制 K^{+} 通道和阻滞 Na^{+} 内流有关。

3. 镇静、抗惊厥和抗癫痫　钩藤及其成分的镇静、抗惊厥和抗癫痫作用机制与调节不同脑区单胺类递质如 DA、NA、5-HT 释放有关。

钩藤碱还具有抑制血小板聚集和抗血栓作用，对心肌缺血有保护作用。

【临床应用】

1. 高血压　可用于各型高血压治疗，能使头痛、失眠、心悸、耳鸣、肢体麻木等症状缓解。降压作用平稳而持久，副作用较轻。

2. 抑郁症　钩藤散对更年期或老年性抑郁症，特别是伴有头痛、手足麻木等症状的患者疗效好，可明显缓解焦虑、失眠等症状，一般需要配伍其他抗抑郁药，在抗抑郁药减量时并用钩藤制剂，可巩固疗效，不易复发。

【不良反应】大剂量或长期应用可使实验动物心、肝、肾发生病变，并可致死。

地　龙

环节动物门钜蚓科动物参环毛蚓、通俗环毛蚓、威廉环毛蚓或栉盲环毛蚓的干燥体。前一种习称“广地龙”，后三种习称“沪地龙”。地龙主要化学成分有蚯蚓解热碱、次黄嘌呤、蚯蚓素、蚯蚓毒素。还含多种氨基酸、酶类、有机酸等，其中，酶类中有蚓激酶、地龙溶栓酶、纤溶酶，有机酸有琥珀酸、花生四烯酸。

地龙味咸，性寒。归肝、脾、膀胱经。具有清热定惊，通络，平喘，利尿的功效。主治高热神昏，惊痫抽搐，关节痹痛，肢体麻木，半身不遂，肺热喘咳。

【药理作用】

1. 解热　地龙水浸剂及蚯蚓解热碱对大肠埃希菌内毒素及温热刺激引起的人工发热家兔具有良好的解热作用。解热作用主要是通过影响体温调节中枢，使散热增加。解热的有效成分为蚯蚓解热碱、琥珀酸、花生四烯酸等。

2. 镇静、抗惊厥　地龙的热浸液、醇提液对小鼠及家兔均有镇静作用，对戊四氮、咖啡因及电刺激引起的惊厥有对抗作用，但对士的宁引起的小鼠惊厥无效，故认为地龙抗惊厥的作用部位在脊髓以上的中枢神经，与所含有的具有中枢抑制作用的琥珀酸有关。

3. 降压　地龙的多种制剂具有确切的降压作用。地龙的热浸液、乙醇浸出液给麻醉犬静脉注射，或给正常及肾性高血压大鼠灌胃均有降压作用。口服降压作用慢而持久。地龙低温水浸液体外具有抑制血管紧张素转化酶（ACE）的作用。从地龙的脂质中分离得到的类血小板活化因子（PAF）是重要的降压成分。给易卒中的自发性高血压大鼠喂饲含地龙的饲料，除具有降压作用外，还具有排钠、利尿和降低甘油三酯的作用。

4. 抗凝、溶栓和改善微循环　地龙提取液能显著延长凝血时间、凝血酶原时间，降低血液黏度，抑制血栓形成，还能溶解体内血栓，溶栓成分主要有纤溶酶、蚓激酶、蚓胶质酶。蚓激酶具有抗凝、降低血小板黏附性、血液黏度及扩张微血管、加快血流等改善微循环的作用。

5. 平喘　地龙有显著的舒张支气管作用，并能对抗组胺和毛果芸香碱引起的支气管收缩，其机制与扩张支气管平滑肌及拮抗组胺受体有关。

6. 其他作用

（1）增强免疫功能：可明显增强巨噬细胞的免疫活性，促进小鼠脾淋巴细胞转化，提高脾自然杀伤细胞及抗体依赖细胞介导细胞毒的活性。

（2）抗肿瘤：地龙提取物对多种肿瘤细胞具有不同程度的抑制作用。

（3）促进伤口愈合：地龙不仅有很强的活血化瘀作用，还可促进肉芽组织中肌成纤维细胞增生，使伤口收缩的重要物质肌动蛋白的合成增加。

（4）兴奋子宫作用：地龙对离体、在体、已孕和未孕动物子宫均有兴奋作用，剂量增大时，子宫平滑肌呈痉挛收缩。

【临床应用】

1. 高热、惊厥　用于流感、上呼吸道感染、支气管炎、肺炎等呼吸道感染所引起的高热，缓解肺炎、流脑、乙脑所致的高热惊厥。

2. 慢性支气管炎、支气管哮喘　地龙粉单服或与其他药合用，有较好疗效。

3. 高血压　地龙酊口服对原发性高血压有较好疗效。

4. 血栓性疾病　地龙提取物或地龙与其他中药配伍治疗脑血管栓塞、心肌梗死及静脉栓塞。

5. 其他　地龙还可治疗慢性荨麻疹、带状疱疹、湿疹，促进痔疮术后创面愈合、烧伤，偏瘫，乳房肿瘤、乳汁不通，中耳炎等。

【不良反应】地龙对子宫有兴奋作用，孕妇慎用。地龙注射液肌注有引起过敏性休克的病例，过敏性体质者慎用。蚯蚓素有溶血作用。

点滴积累

1. 天麻平肝、息风止痉的功效与镇静催眠、抗惊厥、抗心肌缺血、抗动脉粥样硬化、调整脑血管功能、保护神经细胞、降压等作用相关。
2. 钩藤清热平肝、息风定惊的功效与降压、抗心律失常、镇静、抗惊厥等作用有关。
3. 地龙清热息风定惊、通络、平喘、利尿的功效与解热、镇静、抗惊厥、降压、抗凝、溶栓、改善微循环、平喘等作用有关。

第三节　常用制剂

天麻钩藤颗粒

【组成】天麻，钩藤，石决明，牛膝，栀子，黄芩，杜仲（盐制），益母草，桑寄生，夜交藤，茯苓。

【功效主治】平肝息风，清热安神，补益肝肾。主治肝阳偏亢、肝风上扰所致的头痛、眩晕、耳鸣、失眠、震颤等。

【药理作用】

1. **降压** 天麻钩藤颗粒降压作用较强，降压机制与扩张血管有关。本方有钙拮抗剂作用，又可升高血浆 NO 水平，可明显松弛血管平滑肌。还能降低肾血管性高血压动物心肌胶原含量，干预心肌纤维化，升高血清中 SOD、GSH-Px 等抗氧化酶系的活性，降低血清 MDA 含量，清除氧自由基，防止血管内皮细胞脂质过氧化，减轻高血压对血管内皮的损害。

2. **镇痛、镇静、抗惊厥** 天麻钩藤饮能抑制醋酸所致小鼠的疼痛反应；明显减少小鼠自主活动次数，延长戊巴比妥钠致小鼠睡眠时间，对抗小鼠电惊厥，与戊巴比妥钠等中枢抑制药有明显协同作用，具有较强的镇静、抗惊厥作用。

3. **改善血液流变学** 天麻钩藤饮加减方可明显降低大鼠全血比黏度、血浆比黏度，抑制血小板聚集，改善脑循环，其作用与阿司匹林相似。

【临床应用】

1. **高血压** 降压效果持久，对心率和肾血流量无明显影响，并能预防心肌肥大，改善高血压患者左心室舒张功能。

ER-18-2
天麻钩藤饮加减变化

2. **脑缺血或颈椎病所致的头晕、目眩等病症** 应用本方加减可改善脑血管功能。

3. **其他** 面神经麻痹、三叉神经痛、梅尼埃综合征等。

点滴积累

天麻钩藤颗粒具有降压、镇痛、镇静、抗惊厥、抑制血小板聚集，改善脑循环等作用，用于治疗高血压、眩晕、面神经麻痹、三叉神经痛等。

目标检测

一、单项选择题

1. 下列属于平肝息风药的是（　　）

A. 酸枣仁　B. 杜仲　C. 麻黄　D. 天麻

2. 下列平肝息风药中属于平肝潜阳类的是（　　）

A. 天麻　B. 钩藤　C. 石决明　D. 羚羊角

3. 下列平肝息风药中属于息风止痉类的是（　　）

A. 珍珠母　B. 牡蛎　C. 罗布麻　D. 全蝎

4. 平肝息风药物的现代药理作用不包括（　　）

A. 镇静作用　B. 抗惊厥作用　C. 免疫调节作用　D. 降血糖作用

5. 以下哪一项不是肝阳上亢证的临床典型表现（　　）

A. 口苦　B. 畏寒　C. 目赤　D. 眩晕

6. 地龙不具有的药理作用是（　　）

A. 镇静　B. 抗惊厥

C. 抑制免疫功能　D. 抗凝促纤维蛋白溶解

7. 天麻的中枢抑制作用与提高下列哪一个中枢神经递质作用关系最密切(　　)

A. γ-氨基丁酸　　B. 去甲肾上腺素　　C. 多巴胺　　D. 乙酰胆碱

8. 天麻的平肝息风止痉功效不包括以下哪一项药理作用(　　)

A. 镇静、抗惊厥　　B. 增强免疫功能　　C. 降压　　D. 抗心肌缺血

9. 天麻不能用于治疗(　　)

A. 神经衰弱　　B. 高血压　　C. 三叉神经痛　　D. 胆囊炎

10. 钩藤降压作用与下列哪一项无密切关系(　　)

A. 抑制延髓血管运动中枢　　B. 阻滞交感中枢和神经节

C. 拮抗 β 受体　　D. 直接扩张血管

二、多项选择题

1. 天麻钩藤饮可以治疗的疾病有(　　)

A. 胆囊炎　　B. 高血压　　C. 脑缺血

D. 颈椎病　　E. 心绞痛

2. 天麻钩藤饮的组方有(　　)

A. 天麻　　B. 钩藤　　C. 牛膝

D. 茯苓　　E. 益母草

3. 天麻具有的临床用途包括(　　)

A. 三叉神经痛　　B. 面肌痉挛　　C. 癫痫

D. 精神分裂　　E. 神经衰弱

4. 钩藤具有的临床用途包括(　　)

A. 老年性抑郁症　　B. 焦虑　　C. 高血压

D. 心绞痛　　E. 风湿痛

5. 天麻钩藤饮具有的药理作用包括(　　)

A. 降压　　B. 镇静　　C. 抗惊厥

D. 催眠　　E. 清除氧自由基

三、简答题

1. 简述平肝息风药的主要药理作用。

2. 简述天麻的主要药理作用。

3. 简述钩藤对心血管的药理作用。

4. 天麻钩藤饮主要用于治疗哪些疾病?

ER-18章习题

(甘焕新)

第十九章

开窍药

学习目标

1. 掌握麝香的药理作用、药效物质基础与临床应用。
2. 熟悉石菖蒲、冰片的药理作用与临床应用。 熟悉开窍药的主要药理作用。
3. 了解安宫牛黄丸、苏合香丸的药理作用与临床应用。

导学情景

情景描述：

李伯在家突然晕倒昏迷、口眼㖞斜，右侧肢体软瘫，家人急忙拨打“120”电话。 救护车将李伯送到医院，医生诊断为急性脑卒中，采用安宫牛黄丸配合常规综合抢救治疗，取得满意疗效。

学前导语：

脑卒中，又称中风，是发病率高、危害大的一类疾病，其发病急骤，病情变化迅速，与风之善行数变特点相似，常见猝然昏仆、口眼㖞斜、半身不遂、舌强言謇等症状。 中医所述的窍闭神昏证的临床表现与脑卒中某些症状相似，临床上中医多用开窍药进行急救治疗。 本章将带领同学们学习开窍药的相关知识，让大家了解开窍药治疗窍闭神昏证的机制。

第一节　概述

凡具有“开窍醒神”功效，主治窍闭神昏证的药物称为开窍药。因本类药物多味辛，气香，故又称芳香开窍药。本类药物多归心经，善于走窜，能通关开窍、醒神回苏，部分还兼有活血、行气、止痛、辟秽、解毒的功效。

开窍药可用于治疗温病热陷心包、痰浊蒙蔽清窍所致的神昏谵语，以及惊风、癫痫、中风等卒然昏厥、痉挛抽搐等；也可用于湿浊中阻，胸脘冷痛；血瘀、气滞疼痛、经闭癥瘕；湿阻中焦，食少腹胀及目赤咽肿、痈疽疔疮等病症。

从现代医学角度来看，热陷心包证候多见于某些严重感染性疾病，如流行性脑脊髓膜炎、流行性乙型脑炎、化脓性感染所致败血症等引起的高热昏迷、谵语、惊厥、抽搐以及中暑等。而中风、秽浊蒙蔽多与脑血管意外、毒物中毒等引起的昏迷、神志不清、呕吐泄泻及心源性休克等疾病有关。

开窍药与功效有关的主要药理作用如下：

1. 对中枢神经系统的影响 麝香、冰片、石菖蒲中的有效物质容易透过血脑屏障，对中枢神经系统可产生广泛作用。

（1）抗脑缺血及缺血再灌注损伤：麝香、冰片、石菖蒲、安宫牛黄丸对多种脑缺血模型动物的脑损伤及脑缺血再灌注损伤均具有一定的保护作用。麝香中的麝香酮对脑细胞损伤有一定的保护作用，这与其抑制脑损伤时谷氨酸激活 *N*-甲基-D-天冬氨酸受体，进而抑制钙离子内流有关。冰片能减少脑损伤时白细胞对脑微血管内皮细胞的黏附，有利于脑水肿的恢复。石菖蒲挥发油可抑制缺血-再灌注所诱导的大脑皮质细胞凋亡。

（2）改善学习记忆：麝香、冰片、石菖蒲等对多种学习记忆障碍和痴呆模型有不同程度的改善作用，作用机制可能与提高清除氧自由基能力、增强乙酰胆碱作用等有关。

（3）对中枢神经兴奋和抑制过程的影响：开窍药的应用旨在使患者苏醒。但本类药对中枢神经系统的作用与现代药理学中苏醒药的作用不尽相同。多数开窍药表现为镇静安神与开窍的双向调节作用，如麝香、冰片、石菖蒲等，而安宫牛黄丸则表现出一定的镇静作用。

2. 扩张冠脉 开窍药及其复方制剂可扩张冠脉、增加冠脉血流量，降低心肌耗氧量。扩张冠脉是开窍药临床治疗急性心肌缺血、心绞痛的药理学基础。

3. 抗炎 麝香、冰片具有较强的抗炎作用。麝香对早、中期炎症及变态反应性炎症具有较强的抗炎作用，可降低毛细血管通透性，减轻局部消肿，对炎症后期肉芽增生也有一定的抑制作用。

中医的闭证与脱证

现代研究表明，开窍药还有免疫调节、抗肿瘤、抗溃疡等作用。

常用开窍药的主要药理作用见表 19-1。

表 19-1 开窍药的主要药理作用总括表

药物	对中枢神经系统作用	扩张冠脉作用	抗炎作用	其他作用
麝香	+	+	+	免疫调节、抗肿瘤、抗溃疡、抗着床和抗早孕
石菖蒲	+	+	+	解痉、利胆、抗肿瘤
苏合香	+	+	+	祛痰、抗血栓和抗血小板聚集
安息香	+		+	抗肿瘤、抗溃疡
冰片	+	+	+	抗病毒、逆转肿瘤多药耐药、抗生育
蟾酥	+	+	+	升压、抗肿瘤、镇痛、局麻、兴奋呼吸

点滴积累

1. 与开窍药“开窍醒神”功效相关的药理作用包括：抗脑缺血和缺血再灌注损伤、保护脑神经细胞；改善学习记忆、影响中枢兴奋和抑制过程等。
2. 麝香、冰片等具有较好的抗炎作用，这是其消肿止痛，治疗疮疡肿毒的主要药理学基础。
3. 扩张冠脉是开窍药临床治疗急性心肌缺血、心绞痛的主要药理学基础。

第二节　常用中药

麝　香

麝香为脊索动物门哺乳纲鹿科动物林麝、马麝或原麝成熟雄麝香囊的干燥分泌物。麝香含有大环类、甾体类、多肽类、脂肪酸、酯类化合物等成分，其中大环类化合物主要有麝香酮、麝香醇、麝香吡啶等；甾体类化合物主要有胆甾醇、雄性激素等。麝香酮是麝香的重要生理活性成分之一，目前已能人工合成。

麝香味辛，性温。归心、脾经。具有开窍醒神，活血通经，消肿止痛，催产之功效。主治热病神昏，中风痰厥，气郁暴厥，中恶昏迷，经闭癥瘕，难产死胎，心腹暴痛，痈肿瘰疬，咽喉肿痛，跌打伤痛，痹痛麻木。

【药理作用】

1. 对中枢神经系统的影响

（1）抗脑缺血：麝香能提高中枢耐缺氧能力，抑制脑缺血时的脑组织损伤，减轻脑水肿，促进神经功能恢复，其有效成分为麝香酮。作用机制为通过抑制脑损伤时谷氨酸对 *N*-甲基-D-天冬氨酸受体的激活，进而抑制钙离子内流。

（2）改善学习记忆：麝香对多种学习记忆障碍及痴呆模型均有不同程度的改善作用。麝香酮抗阿尔茨海默病作用与提高 SOD 活性，降低 MDA 含量及抑制 MAO 活性有关。

（3）对中枢兴奋和抑制过程的影响：麝香对中枢神经系统的影响呈兴奋与镇静的双向调节作用。常为小剂量时中枢兴奋、大剂量时中枢抑制。麝香对中枢兴奋或抑制作用受动物种属、机体功能状态、药物剂量与给药途径的影响。麝香与一般中枢兴奋药不同，既能镇静安神，又能醒脑，既治中风昏迷、又治惊痫。

2. 抗炎　麝香对炎症病理发展的全过程均有不同程度的抑制，对多种急、慢性炎症模型均有较强的抑制作用。可抑制毛细血管通透性增加、白细胞游走及肉芽组织增生，抗炎的有效成分为水溶性肽类和氨基酸。抗炎作用机制较为复杂，与增强肾上腺皮质功能、减少炎症介质释放等环节有关。

3. 对心脏的作用　麝香具有强心作用，能选择性地增强异丙肾上腺素的正性肌力作用，可增加冠脉流量，降低心肌耗氧量，缓解心绞痛发作。

4. 兴奋子宫　麝香、麝香酮对离体及在体子宫均有明显的兴奋作用，可使子宫收缩力增强、节律增加，有抗早孕和抗着床作用，对妊娠后期的子宫作用更明显。该作用与其催产功效相关。

【临床应用】

1. 冠心病、心绞痛　麝香酮含片可缓解冠心病、心绞痛症状，其缓解心绞痛作用较硝酸甘油弱而缓慢。

2. 中枢性昏迷　醒脑注射液（含有麝香、冰片、黄连等）、含麝香的安宫牛黄丸、至宝丹等可用于治疗流脑、乙脑等多种原因引起的高热神昏及惊厥。

3. 咽喉肿痛、外伤　含麝香的制剂，如六神丸可用于治疗咽喉肿痛、麝香正骨水可用于跌打损伤、骨折等。

【不良反应】

1. 麝香有抗早孕及子宫兴奋作用，孕妇禁用。

2. 麝香超量或使用不当可中毒，可致恶心、食欲缺乏、呕吐、咽部糜烂、鼻出血等，进而腹痛、吐血、便血、血压升高等，严重者使呼吸中枢麻痹、心力衰竭、内脏广泛出血而死。麝香应少量和短期应用。

石　菖　蒲

天南星科植物石菖蒲的干燥根茎。主要成分包括 α-细辛醚、β-细辛醚等。

石菖蒲味辛、苦，性温。归心、胃经。具有芳香化湿，开窍豁痰，醒神益智的功效。主治脘痞不饥，噤口下痢，神昏癫痫，健忘耳聋。

【药理作用】

1. 对中枢神经系统的作用

(1)镇静催眠：石菖蒲可减少小鼠自发活动，对阈下催眠剂量的戊巴比妥钠产生协同作用，其中挥发油的作用最强。

(2)抗惊厥：石菖蒲对戊四氮、二甲弗林所致的小鼠惊厥有明显对抗作用，腹腔注射 α-细辛醚也可对抗戊四氮和电刺激所致惊厥。

(3)抗抑郁：石菖蒲水提液口服对行为绝望动物模型有明显的抗抑郁作用。

(4)改善学习记忆：石菖蒲水提液、总挥发油、α-细辛醚、β-细辛醚对小鼠的学习记忆能力均有促进作用，表现为对记忆获得、记忆巩固及记忆再现障碍均有不同程度的改善作用。其中以总挥发油、细辛醚、α-细辛醚的作用较强。

(5)抗癫痫：石菖蒲挥发油可调节癫痫大鼠脑内谷氨酸、天冬氨酸等兴奋性氨基酸与抑制性氨基酸 γ-氨基丁酸的平衡，从而抑制癫痫的发作。

2. 解痉　石菖蒲水提液、总挥发油、α-细辛醚、β-细辛醚可抑制离体胃肠平滑肌的自发性收缩，并对抗药物所致的肠道平滑肌痉挛。α-细辛醚、β-细辛醚能对抗组胺、乙酰胆碱等引起的豚鼠支气管平滑肌收缩。

3. 其他　腹腔注射石菖蒲挥发油可减慢大鼠心率，拮抗乌头碱、肾上腺素和氯化钡诱发的心律失常；石菖蒲挥发油中 β-细辛醚具抗血栓、抗动脉硬化作用；α-细辛醚对人食管癌 Ec-109 细胞增殖活性具有明显的抑制作用。

【临床应用】

1. 抗癫痫　石菖蒲水煎液对原发性癫痫和症状性癫痫有一定的疗效，并能协同苯妥英钠的作用。

2. 支气管哮喘　石菖蒲挥发油制剂能改善支气管哮喘患者的肺通气功能。α-细辛醚(脑)注射液可用于治疗慢性支气管炎及小儿肺炎。

此外，含石菖蒲的复方制剂还可用于治疗阿尔茨海默病、中风合并痴呆、脑意外后综合征等。

冰 片

冰片又称龙脑，为龙脑香科植物龙脑香树脂的加工品，或菊科植物艾纳香叶提取的结晶，前者称为龙脑香，后者称为艾片。目前临床应用的冰片大部分是以松节油、樟脑等为原料的人工合成品，又称机片，主要成分为龙脑、异龙脑等。

冰片味辛、苦，性微寒。归心、脾、肺经。具有开窍醒神，清热止痛的功效。主治热病神昏，痉厥，中风痰厥，气郁暴厥，中恶昏迷，目赤，口疮，咽喉肿痛。

【药理作用】

1. 提高机体耐缺氧能力 龙脑、异龙脑200mg/kg腹腔注射，能明显延长缺氧小鼠的存活时间，其中异龙脑的作用较龙脑好。

2. 抗心肌缺血 冰片能使急性心肌梗死麻醉犬的冠状窦血流量增加，心率减慢，心肌耗氧量降低，使心肌营养性血流量增加。

3. 促渗作用 冰片能提高血脑屏障的通透性，促进药物透过血脑屏障。冰片是小分子脂溶性单萜类物质，易透过血脑屏障，可在中枢神经系统中蓄积并滞留较长时间。冰片还可以促进某些亲水性物质如庆大霉素、顺铂等和磺胺嘧啶、川芎嗪等透过血脑屏障，增加其脑内的浓度。

冰片可明显促进药物透过皮肤黏膜，可促进双氯芬酸钠、甲硝唑、水杨酸、氟尿嘧啶、盐酸川芎嗪、醋酸曲安奈德等的透皮吸收，其作用部位主要在角质层。

4. 中枢抑制 龙脑、异龙脑或合成冰片腹腔注射，对戊巴比妥钠所致小鼠中枢抑制具有明显协同作用，延长小鼠因戊巴比妥钠而出现睡眠症状的时间。冰片对中枢神经兴奋性有双向调节作用，既能镇静安神，又有醒脑作用。

5. 抗炎、抑菌、镇痛 冰片有很好的抗炎作用，止痛效果明显，并对金黄色葡萄球菌、乙型溶血性链球菌等多种细菌和真菌有效。烧伤创面应用含有冰片的药膏，有较好的镇痛效果，并且有抗炎、减少渗出、减少感染的作用。

6. 脑保护作用 冰片注射液可降低不完全脑缺血小鼠的脑指数及脑梗死体积，延长双侧颈总动脉及迷走神经结扎、氰化钾致小鼠急性脑缺血后的存活时间。

7. 逆转肿瘤多药耐药 冰片能明显增强长春新碱所致的细胞毒性，作用与维拉帕米相似，说明冰片可能具有与维拉帕米相同的逆转肿瘤多药耐药的作用。

8. 抗生育 冰片具有很强的抗生育作用，腹腔注射冰片乳剂，可使处在妊娠中期和晚期的小鼠出现流产现象，但对妊娠早期小鼠作用不明显。

【临床应用】

1. 咽喉肿痛、口腔溃疡 冰硼散用于患处，可消炎和减轻疼痛，并有促进溃疡愈合的作用。

2. 轻度外科感染 冰片与芒硝(1∶10)混匀研末外敷，用于未形成脓肿或表皮未破者。

3. 冠心病、心绞痛 冠心苏合丸可用于缓解冠心病、心绞痛症状。

4. 其他 可用于治疗化脓性中耳炎、溃疡性口腔炎、鸡眼、慢性鼻腔炎、宫颈糜烂等。

【不良反应】局部应用时对感觉神经末梢有轻微刺激性，个别患者可见过敏反应。孕妇禁用。

点滴积累

1. 麝香的“开窍醒神、活血通络”功效与其调节中枢神经系统功能、增加冠脉血流、提高中枢耐缺氧能力密切相关。“消肿止痛”功效与抗炎作用密切相关，“催产”功效与兴奋子宫平滑肌作用相关。麝香的有效成分是麝香酮。
2. 石菖蒲的“开窍豁痰、醒神益智”功效主要与镇静催眠、抗惊厥、抗抑郁、改善学习记忆等对中枢神经系统的作用有关。石菖蒲的“芳香化湿”功效与其解痉作用有关。石菖蒲的有效成分是α-细辛醚、β-细辛醚。
3. 冰片“开窍醒神”的功效主要与其提高机体耐缺氧能力、抗心肌缺血、中枢抑制、脑保护作用相关。“清热止痛”功效主要与其抗炎、抑菌、镇痛作用有关。冰片促进药物透过血脑屏障的作用，是其芳香走窜，引药上行功效的体现。冰片的有效成分为龙脑、异龙脑。

第三节　常用制剂

安宫牛黄丸

安宫牛黄丸为凉开类开窍药，是我国传统药物中最负盛名的急症用药之一，它与紫雪丹、至宝丹并称为“温病三宝”，素有“救急症于即时，挽垂危于顷刻”的美誉。

【组成】牛黄，麝香，朱砂，黄连，栀子，冰片，犀角（水牛角浓缩粉 200g），珍珠，雄黄，黄芩，郁金。

【功效主治】清热解毒，镇惊开窍。用于高热神昏，中风昏迷及脑炎，脑膜炎，中毒性脑病，脑出血，败血症等。

【药理作用】

1. 脑保护作用　安宫牛黄丸对各种原因引起的昏迷均具有较好的复苏作用，这可能与其升高脑神经细胞内钙离子浓度有关。安宫牛黄丸可使亚硝酸钠诱导的小鼠缺氧死亡潜伏期明显延长，表现出一定的抗缺氧作用。

2. 镇静、抗惊厥　安宫牛黄丸混悬液灌服可明显减少小鼠自主活动，对戊巴比妥钠或硫喷妥钠引起的中枢神经系统抑制也具有一定的协同作用。安宫牛黄丸能对抗苯丙胺所致的中枢兴奋作用，对抗戊四氮所致的惊厥。

3. 解热、抗炎　安宫牛黄丸对多种原因引起的发热反应均有解热作用，能抑制急性炎症反应。

【临床应用】安宫牛黄丸常用于小儿高热惊厥、流行性乙型脑炎、流行性脑脊髓膜炎、脑血管意外、尿毒症等病的治疗，常用于急性脑梗死、脑中风和脑出血并发高热患者的治疗。

【不良反应】少数患者可致过敏反应。安宫牛黄丸组成中含有朱砂、雄黄等重金属，久用应注意体内蓄积问题。

苏合香丸

苏合香出自《太平惠民合剂局方》，为温开类开窍药。

清开灵颗粒

【组成】苏合香,安息香,冰片,水牛角浓缩粉,麝香,檀香,沉香,丁香,香附,木香,乳香(制),荜茇,白术,诃子肉,朱砂。

【功效主治】芳香开窍,行气止痛。用于痰迷心窍所致的痰厥昏迷、中风偏瘫、肢体不利,以及中暑、心胃气痛。

【药理作用】苏合香丸能改善中枢神经系统功能;能扩张冠状动脉,增加冠脉流量,增加心肌营养性血流量,能减慢心率,降低心肌耗氧量,并延长动物的耐缺氧能力;能抗血栓和抗血小板聚集。

【临床应用】通过对苏合香丸的组方进行筛选,发现苏合香、冰片是主要药味,在此基础上研制出了冠心苏合丸、苏冰滴丸,均具有一定的抗心肌缺血作用,目前临床上后两者较为常用。

苏合香丸可治疗脑动脉硬化症、急性中风、胆道蛔虫症、胆绞痛、面瘫、急性胸腹痛、过敏性鼻炎等,可经皮给药佐治婴幼儿继发性麻痹性肠梗阻。临床上苏合香丸常用于急性脑血管病、癫痫、心肌梗死等证属寒闭或寒凝气滞者。

冠心苏合丸(苏合香、冰片、制乳香、檀香、青木香)具有理气宽胸、止痛等功效,嚼碎服用可用于治疗心绞痛、胸闷憋气。

苏冰滴丸(苏合香酯、冰片)能芳香开窍,理气止痛,用于胸闷、心绞痛、心肌梗死、冠心病等,发病时含服或吞服可迅速缓解症状。

【不良反应】个别患者口服苏合香丸后致过敏性休克。

【注意事项】孕妇禁用;运动员慎用。

点滴积累

1. 安宫牛黄丸“清热开窍、镇惊解毒”功效的药理作用基础包括脑保护、镇静、抗惊厥、解热和抗炎。
2. 苏合香丸、冠心苏合丸、苏冰滴丸均为含有苏合香、冰片的中药复方制剂,具有抗心肌缺血作用,可用于缓解冠心病、心绞痛发作症状。

目标检测

一、单项选择题

1. 具有抗抑郁作用的药物是(　　)

　A. 麝香　　B. 苏合香　　C. 石菖蒲　　D. 冰片

2. 对中枢神经系统表现为兴奋和抑制双重作用的是(　　)

　A. 麝香　　B. 苏合香　　C. 石菖蒲　　D. 冰片

3. 能促进药物透过血脑屏障的药物是(　　)

　A. 麝香　　B. 苏合香　　C. 石菖蒲　　D. 冰片

4. 对各种原因引起的昏迷均具有较好复苏作用的中药复方是(　　)

　A. 三七片　　B. 云南白药　　C. 安宫牛黄丸　　D. 六味地黄丸

5. 麝香不能用于治疗(　　)

A. 冠心病　　B. 心绞痛　　C. 中枢性昏迷　　D. 高血压

6. 麝香、冰片具有"消肿止痛"功效，可用于治疗疮疡肿毒，其药理学基础是(　　)

A. 抗炎　　B. 兴奋中枢神经系统

C. 抗溃疡　　D. 抗心肌缺血

7. "开窍醒神"功效，主要与开窍药对下列哪一系统的药理作用有关(　　)

A. 血液系统　　B. 消化系统　　C. 心血管系统　　D. 中枢神经系统

8. 麝香的主要有效成分是(　　)

A. 麝香吡啶　　B. 麝香酮　　C. 雄性激素　　D. 胆甾醇酯

9. 具有明显解热和脑保护作用的是(　　)

A. 安宫牛黄丸　　B. 四神丸　　C. 三七片　　D. 六味地黄丸

10. 苏合香丸、冠心苏合丸、苏冰滴丸均具有的药理作用是(　　)

A. 镇静　　B. 兴奋中枢神经系统

C. 抗溃疡　　D. 抗心肌缺血

二、多项选择题

1. 关于麝香药理作用描述正确的是(　　)

A. 对炎症各阶段均有效　　B. 可改善学习记忆

C. 有强心作用　　D. 对脑神经有保护作用

E. 中枢神经系统的影响呈双向作用

2. 冰片的药理作用包括(　　)

A. 提高机体耐缺氧能力　　B. 抗心肌缺血

C. 促进药物透过血脑屏障　　D. 促进药物经皮肤黏膜吸收

E. 中枢抑制

3. 开窍药在临床上可用于治疗(　　)

A. 流行性脑脊髓膜炎　　B. 流行性乙型脑炎　　C. 中暑

D. 脑血管意外　　E. 败血症

4. 麝香开窍的药理作用基础是(　　)

A. 保护脑神经细胞　　B. 对中枢神经系统具有兴奋和抑制双重作用

C. 提高中枢耐缺氧能力　　D. 减轻脑水肿程度

E. 提高 SOD 活性，抑制 MAO 活性

5. 苏合香丸、冠心苏合丸、苏冰滴丸均含有(　　)

A. 苏合香　　B. 青木香　　C. 石菖蒲

D. 冰片　　E. 乳香

三、简答题

1. 与开窍药"开窍醒神"功效相关的药理作用有哪些？

2. 试述麝香对中枢神经系统功能的影响。

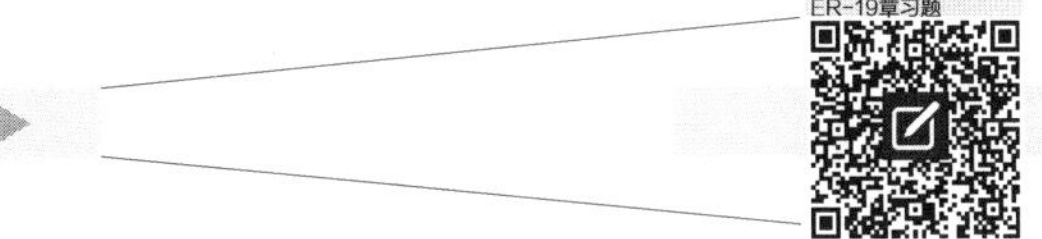

（罗 毅）

第二十章

补虚药

学习目标

1. 掌握补虚药的主要药理作用。
2. 掌握人参、黄芪、甘草、当归、淫羊藿的药理作用与临床应用。
3. 熟悉党参、白芍、何首乌、枸杞子、鹿茸、补中益气丸、六味地黄丸的药理作用与临床应用。
4. 了解生脉饮的药理作用与临床应用。

导学情景

情景描述：

小红从小体弱多病，父亲买回虫草、灵芝给她进补，连吃了一个月，女儿险些被痰憋死过去。到医院一检查，双肺全部被痰液堵死，气管也被痰液“泡腐”了，多处不停往外渗血。医生告诉他们，小红所患的是痰热实证，并非身体虚弱的虚证，用虫草、灵芝等补益药材进补，会导致体内的痰热之实邪更加旺盛，就出现痰液分泌增多、堵住双肺而导致病情加重的情况。

学前导语：

中医认为“虚则补之，实则泻之，寒则热之，热则寒之。”不辨证论治，随便食疗反而会加重病情。本章我们将带领同学们学习补虚药的相关知识，使大家了解补虚药治疗虚证的机制。

第一节　概述

凡能补充人体气血阴阳，改善脏腑功能，增强抗病能力，消除虚弱证候以维持正常生理功能的药物，称为补虚药。

补虚药分为补气药、补血药、补阴药和补阳药。补气药主要功效是益气健脾、敛肺止咳平喘，如人参、黄芪、甘草等；补血药能促进血液的化生，如当归、熟地黄、何首乌等；补阴药滋养阴液，生津润燥，多用于热病后期及肺、胃、肝、肾阴虚等，如沙参、麦冬、枸杞子等；补阳药补益肾阳，能调节内分泌，如鹿茸、淫羊藿、冬虫夏草、巴戟天等。

气虚是指人体的元气耗损，功能失调，脏腑功能减退，抗病能力下降的病理变化。血虚是指血液不足或血液的濡养功能减退的病理状态。阴虚是指机体精、血、津液等物质亏耗,以及阴不制阳,导致阳相对亢盛,机能虚性亢奋的病理状态。阳虚是指机体阳气虚损,机能减退或衰弱,热量不足的病理状态。补虚药的作用特点是可直接补充体内所缺乏的物质而发挥作用,且对人体具有调节作用,以提高人体固有的生理功能,达到治疗的目的。常用制剂为生脉散、归脾丸、补中益气汤、金匮肾气丸、当归补血汤、六味地黄丸等。补虚药的化学成分多含多糖、蛋白质、维生素、皂苷等,药理研究较多。现代研究证实补虚药主要具有以下药理作用:

1. 对免疫功能的影响

(1)增强非特异性免疫功能:人参、黄芪等药物可增加动物免疫器官胸腺、脾脏的重量;升高外周血白细胞数量,增强巨噬细胞的吞噬功能和自然杀伤细胞的功能。以补气药的作用为明显。

(2)增强特异性免疫功能:人参、黄芪、当归等可增强或调节细胞免疫功能,促进 T 淋巴细胞增殖,促进白细胞介素-2 的释放。人参、冬虫夏草等促进体液免疫功能,升高抗体含量,促进补体生成。

(3)双向性免疫调节作用:一些补虚药(如黄芪)具有双向免疫调节作用,可提高免疫功能低下患者的免疫功能,抑制免疫亢进患者的免疫功能。

2. 对中枢神经系统的影响 补虚药对神经系统的作用主要是益智、提高学习记忆功能及神经保护作用。作用环节有:调节大脑兴奋和抑制过程;改善神经递质(如乙酰胆碱、去甲肾上腺素及多巴胺)传递功能;提高脑组织抗氧化酶活性;改善大脑血氧供应;增加脑内蛋白质合成,促进大脑发育等。

3. 对内分泌系统的影响

(1)增强下丘脑-垂体-肾上腺皮质轴功能:多数补虚药能兴奋下丘脑、垂体,促进促肾上腺皮质激素(ACTH)的释放,从而增强肾上腺皮质的功能。此外,尚有部分药物(如甘草)本身具有皮质激素样作用。

(2)增强下丘脑-垂体-性腺轴功能:如淫羊藿、鹿茸、紫河车、冬虫夏草、人参、刺五加等药物能兴奋性腺轴,用药后雄性动物睾丸、精液囊、前列腺重量增加;雌性动物子宫内膜增生,子宫肌肥厚;血液或尿中性激素水平及代谢物增多。也有少数药物本身有性激素样作用,如鹿茸中含雌二醇。

(3)调节下丘脑-垂体-甲状腺轴的功能:阴虚及阳虚证的患者均可出现 T_3、T_4 水平低于正常人。紫河车、人参有增强甲状腺轴功能的作用;人参能调节甲状腺轴的功能,防治过量甲状腺素引起的小鼠“甲亢”症和甲硫氧嘧啶导致的“甲低”症。

4. 对物质代谢的影响 补虚药含有大量营养物质(蛋白质、脂肪、糖类、无机盐等),可补充营养,影响物质代谢过程:

(1)促进核酸代谢和蛋白质的合成:人参含有的蛋白合成促进因子能促进蛋白质、DNA、RNA 的生物合成;淫羊藿可促进 DNA 合成;刺五加能促进核酸和蛋白质的合成;黄芪能增强细胞的代谢作用,促进血清和肝脏蛋白质更新;麦冬对核酸和蛋白质代谢具有双向调节作用。

(2)调节血糖代谢:枸杞子、麦冬、六味地黄汤等对多种原因引起的大鼠或小鼠高血糖均有降低作用,并能减轻糖尿病并发症。黄芪多糖能对抗肾上腺素引起的小鼠血糖升高和苯乙双胍所致小鼠实验性低血糖。人参糖肽对机体糖代谢也具有双向调节作用。一方面对实验性高血糖模型具有一定的降糖作用，另一方面对胰岛素所致的低血糖则有升高血糖作用。刺五加、白术等也有类似作用。

(3)调节脂质代谢：人参、何首乌、甘草、当归等补虚药均能降低高脂血症患者的胆固醇和甘油三酯含量，可防治动脉粥样硬化。人参可促进脂质代谢，增加肝内胆固醇及血中脂蛋白合成。

(4)调节微量元素代谢：一般认为 Zn/Cu 比值降低是虚证的共同表现，48 种补虚药中，补气药、补阳药、补阴药可使 Zn/Cu 比值增大，各类药作用强度与气虚、阳虚、阴虚患者血清 Zn/Cu 比值减少的趋势相反。

(5)调节环核苷酸水平：补虚药可通过影响 cAMP 和 cGMP 的含量而对细胞代谢和功能起着重要的作用，提高组织中的 cAMP 浓度而增强细胞活力，如黄芪、党参、甘草灌胃给药可显著升高小鼠血浆和脾组织中 cAMP 的含量。

5. 延缓衰老　许多补虚药都有延缓衰老的作用，这是中医药能使人类健康长寿而具有特色的重要作用之一。补虚药能延长动物或细胞的寿命、改善衰老症状、减缓衰老症状出现。人参、党参、黄芪等具有清除自由基的作用，可以提高过氧化氢酶(CAT)、超氧化物歧化酶(SOD)活性，减少组织中过氧化脂质和脂褐质的含量，具有抗氧化、延缓衰老的作用。有些补虚药含有的成分如蛋白质、激素、维生素和微量元素等对细胞起到了营养作用，可促进大脑发育，延缓大脑衰老。

6. 对心血管系统的作用　补虚药对心血管系统的功能影响广泛且较为复杂。主要表现在以下几方面：①增强心肌收缩力(正性肌力)：人参、黄芪等可强心、升压、抗休克；②扩张血管、降低血压：黄芪、淫羊藿、当归等具有此作用；人参、生脉散等对血压具有调节作用；③抗心肌缺血：人参、刺五加、当归、麦冬等药物通过舒张冠状动脉，改善心肌供血供氧，抗心肌缺血；④抗心律失常：甘草、刺五加、麦冬、当归及生脉散等通过多种机制抗心律失常。

7. 对造血系统的影响　补虚药中的补气、补血和补阴药多具有促进或改善骨髓造血功能的作用。①增加红细胞数和血红蛋白含量：如人参、刺五加、黄芪、当归等，白术、女贞子、茯苓可明显促进红系造血祖细胞的生长；②增加血小板计数：如当归、生地黄等；③增加白细胞计数女贞子、补骨脂、玄参等具有显著防治环磷酰胺所致小鼠白细胞减少的作用；何首乌、黄芪、桑椹、麦冬、补骨脂、巴戟天、锁阳、菟丝子、熟地黄均使粒系祖细胞的产生率明显增加。

8. 对消化系统的影响　多数补气药能调节胃肠道运动，如人参、党参、黄芪、白术、甘草等能促进小肠吸收功能，调节缓解消化道平滑肌痉挛，并有抗溃疡、保护胃黏膜的作用。补阴药可调节自主神经功能，促进消化液的分泌，改善消化功能。

9. 抗肿瘤　人参、刺五加、黄芪、甘草等具有不同程度的抑制肿瘤作用。参脉注射液能提高肿瘤患者的免疫功能。五加双参片具有益气补血之功效，临床用于肿瘤患者放化疗后出现的气血两虚证及白细胞减少者的辅助治疗。

综上所述，补虚药的药理作用非常广泛，与补充人体物质不足、增强机能、提高抗病能力功效相关的药理作用主要有：提高机体免疫功能、神经内分泌功能及中枢神经系统功能，促进物质代谢，延缓衰老，增强某些重要器官和系统的功能，抗肿瘤等。

常用补虚药的主要药理作用见表 20-1。

表 20-1 补虚药的主要药理作用总括表

类别	药物	免疫系统			中枢神经系统		内分泌		物质代谢			心血管系统					改善消化系统	促进造血功能	延缓衰老	其他
		增强非特异性免疫	增强特异性免疫	双向调节	益智	提高学习记忆	神经保护	下丘脑-垂体-肾上腺轴	下丘脑-垂体-性腺轴	蛋白质合成	降血糖	降血脂	强心	扩张冠状血管	扩张脑血管	扩张外周血管	降压				
补气药	人参	+	+		+	+	+	+	+	+	+	+	+	+	+	+	+	+	+	+	抗应激、抗肿瘤
	党参	+	+		+	+		+				+	+	+	+	+	+	+	+	+	抗应激
	黄芪	+	+	+	+	+	+	+	+	+	+	+	+	+	+	+	+	+	+	+	保肝、抗肿瘤、改善血液流变学
	甘草	+	+					+				+						+			解毒、祛痰、保肝、抗微生物
	白术	+	+					+			+							+	+		利尿、抑制子宫收缩
补血药	当归	+	+		+		+	+	+			+		+	+	+	+		+		调节子宫、抗肿瘤、改善血液流变学
	何首乌	+	+		+	+	+	+		+	+	+	+	+					+	+	改善骨质疏松、保肝、镇痛
	熟地黄	+	+		+	+	+	+	+		+		+					+	+		利尿
	白芍	+	+		+	+	+							+					+		镇静、镇痛、保肝
补阴药	枸杞子	+	+		+	+			+	+	+	+							+	+	抗肿瘤、保肝、视网膜保护
	沙参	+	+										+								解热、镇痛、祛痰
	麦冬	+	+					+			+			+	+				+		抗休克、抗心律失常
补阳药	鹿茸	+	+		+	+		+	+	+			+	+					+	+	促骨生长
	淫羊藿	+	+					+	+	+	+	+	+	+	+	+	+		+	+	促骨生长、抗炎、抗肿瘤
	冬虫夏草	+	+					+	+			+		+		+	+		+	+	止咳平喘、肾脏保护、抗肿瘤

点滴积累

1. 补虚药是指能补充人体气血阴阳，改善脏腑功能，增强抗病能力，消除虚弱证候以维持正常生理功能的药物。 可以分为补气药、补血药、补阴药、补阳药四类。
2. 补虚药的药理作用主要有增强机体免疫功能、调节中枢神经系统及内分泌系统功能、促进物质代谢、延缓衰老、增强某些器官和系统的功能、抗肿瘤等。

第二节 常用中药

人 参

五加科植物人参的干燥根和根茎。栽培品为“园参”，播种在山林野生状态下自然生长的称为“林下山参”，习称“籽海”。人参主要有效成分为人参皂苷，人参皂苷按其苷元结构可分为三类：人参皂苷二醇型、人参皂苷三醇型和齐墩果酸型。此外，人参还含有多糖、多肽类化合物、挥发油、氨基酸等成分。

人参味甘、微苦，性微温。归脾、肺、心、肾经。具有大补元气，复脉固脱，补脾益肺，生津，安神等功效。主治气虚欲脱，肢冷脉微，脾虚气少，肺虚喘咳，津伤口渴，内热消渴，久病虚羸，惊悸失眠，阳痿宫冷等症。

【药理作用】

1. 对中枢神经系统的影响

（1）改善学习记忆：人参总皂苷可易化信息的获得、记忆的巩固和记忆的再现，其中以人参皂苷 Rb_1 和 Rg_1 作用最强。人参改善学习记忆与以下环节有关：①促进脑内 DNA、RNA 和蛋白质的合成；②提高中枢 DA 和 NA 的生物合成，促进 ACh 的合成与释放，提高中枢 M 胆碱受体的密度；③增加脑的供血，改善脑能量代谢；④促进脑神经细胞发育，增加动物脑的重量及大脑皮质的厚度，增加海马 CA_3 区锥体细胞突触的数目，增强海马区神经元功能。⑤保护神经细胞，抑制神经细胞的凋亡和坏死。

（2）调节中枢神经兴奋和抑制的过程：人参可使大脑皮质兴奋和抑制过程趋于平衡，提高工作效率。人参皂苷 Rg 类具有中枢兴奋作用，Rb 类具有中枢抑制作用。

2. 对机体免疫功能的影响 人参有增强机体免疫功能的作用，有效成分为人参皂苷和人参多糖。

（1）增强非特异性免疫功能：人参皂苷和人参多糖均能增强单核-吞噬细胞系统吞噬功能，可使环磷酰胺所致的白细胞减少恢复正常，并提高巨噬细胞的吞噬功能。人参可增加单核-巨噬细胞内糖原、黏多糖、腺苷三磷酸、酸性磷酸酶的含量，提高其消化能力。

（2）增强特异性免疫功能：①促进体液免疫功能：人参可促进血清 IgG、IgA、IgM 的生成，增加绵羊红细胞免疫小鼠血清中溶血素的含量；②促进细胞免疫功能：人参皂苷可促进 T、B 淋巴细胞由脂多糖、刀豆素 A 和植物血凝素诱导的淋转反应，还能对抗氢化可的松引起的小鼠免疫功能低下。

3. **对内分泌系统功能的影响**

(1)增强下丘脑-垂体-肾上腺皮质轴的功能:人参可兴奋下丘脑-垂体-肾上腺皮质轴并增强其功能,有效成分为人参皂苷。

(2)增强下丘脑-垂体-性腺轴的功能:人参皂苷及其单体可促进腺垂体释放促性腺激素,加速性成熟过程,增加性腺的重量。可加速未成年雌性小鼠动情期出现,使子宫和卵巢重量增加;也可使雄性幼年动物睾丸和附睾的重量增加,使精子数增加且活动力增强。

(3)对其他内分泌腺的影响:人参短期内大量应用,可促进腺垂体释放促甲状腺激素,血液中甲状腺激素水平显著升高,提高甲状腺功能。人参总皂苷可刺激离体的大鼠胰腺释放胰岛素,并能提高小鼠血中胰岛素的水平。

4. **对心血管系统的影响**

(1)对心脏作用:治疗量人参加强心肌收缩力,增加心排血量和冠脉血流量,减慢心率,其强心作用主要成分为人参皂苷,以人参三醇型皂苷作用最强,但大剂量的人参皂苷反而使心肌收缩力减弱。强心作用机制与促进儿茶酚胺类物质释放、抑制心肌细胞膜上 Na^{+}-K^{+}-ATP 酶活性有关,与强心苷相似。

(2)扩张血管、调节血压:人参对血管有扩张作用,从而改善器官血流量,主要成分是人参皂苷 Re、Rg_1、Rb_1 及 Rc。人参对血压的影响与其剂量、机体所处功能状态等因素有关,表现出双向调节作用,既可使高血压患者血压降低,又可使低血压或休克患者血压回升。

(3)抗休克:人参皂苷可减轻休克症状,与其增强心肌收缩力、升高血压、改善微循环状态、抗内毒素等作用有关。

(4)抗心肌缺血:人参皂苷可减轻缺血心肌损伤,缩小心肌梗死面积。

5. **对骨髓造血功能的影响** 人参及人参提取物增强骨髓造血功能,使红细胞数、白细胞数和血红蛋白含量增加。

6. **对物质代谢的影响**

(1)促进蛋白质及核酸合成:人参皂苷可激活 RNA 聚合酶活性,加快细胞核 RNA 合成。人参皂苷 Rb_2、Rc、Rg_1 能促进细胞 DNA 和蛋白质的生物合成。

(2)降血脂:人参皂苷可明显降低高脂血症动物血清中 TC、TG 的含量,升高 HDL 的含量,减轻肝脂肪性病变,防止动脉粥样硬化的形成。

(3)调节血糖:人参皂苷和人参多糖对多种原因引起的大鼠或小鼠高血糖均有降低作用。人参多糖对正常小鼠或由四氧嘧啶、链脲佐菌素引起的高血糖小鼠有明显的降低血糖作用。另一方面,人参对注射胰岛素过量引起的低血糖又有升糖作用,人参皂苷 Rg_1 减缓游泳疲劳大鼠血糖下降,预防运动性低血糖的发生,表明人参对糖代谢具有双向调节作用。

7. **抗肿瘤** 人参皂苷、人参多糖及人参挥发油均有抗肿瘤作用,以人参皂苷作用最强。人参皂苷 Rg_3 作用于细胞增殖周期 G_2/M 期,诱导肿瘤细胞凋亡,抑制肿瘤细胞黏附、浸润及新生血管的形成。现已将人参皂苷 Rg_3 研制成为抗癌药物“参一胶囊”用于临床。人参多糖抗肿瘤作用主要与其调节机体的免疫功能有关。人参挥发油类的抗肿瘤作用是通过抑制癌细胞核酸代谢、糖代谢及能量代谢而实现的。

8. 抗氧化、延缓衰老　人参为强壮、延缓衰老的药物，对体质羸弱、虚损早衰之证效果颇佳。人参皂苷具有延长动物寿命、促进培养细胞的增殖和延长培养细胞存活时间、延缓脑神经细胞衰老等作用。人参皂苷延缓衰老的机制是：①提高 SOD 和 CAT 活性，清除体内过多的自由基，保护生物膜结构；②降低细胞膜的流动性，延缓衰老；③增强机体免疫能力；④抑制单胺氧化酶 B 的活性，使细胞分裂周期缩短。

9. 抗应激　人参具有"适应原样"作用，提高机体对多种有害刺激或损伤的抵抗力。人参具有明显的抗高温、抗寒冷、抗缺氧、抗疲劳作用；人参对处于急性感染中毒反应时的机体具有保护作用；人参对应激状态下的肾上腺皮质功能具有保护作用，避免肾上腺皮质功能衰竭。

此外，人参皂苷具有保肝作用，人参多糖、人参的甲醇提取物具有抗溃疡作用。

课堂活动

人参大补元气的药理学依据是什么？ 哪些人不适合服用人参，为什么？ 长期服用人参会造成什么样的后果？

【临床应用】

1. 休克　人参注射液可用于各种休克的治疗。

2. 心血管系统疾病　人参片剂可用于高血压、心肌营养不良、冠状动脉硬化、心绞痛等疾病的治疗。

3. 肿瘤　人参提取物能改善肿瘤患者的临床症状，与抗癌药合用可降低化疗或放疗引起的不良反应。

4. 肝炎　齐墩果酸片可治疗急性肝炎；人参多糖可治疗慢性肝炎。

5. 延缓衰老症状　人参芦皂苷糖衣片，可改善老年患者的记忆力和智力减退，减轻老年人疲劳、气短、失眠、多梦、夜尿等症状；对阳痿等性功能障碍具有一定的改善作用。

6. 神经衰弱　人参对不同类型的神经衰弱患者均有一定的作用，使患者体重增加，消除或减轻全身无力、头痛、失眠等症状。

此外，人参还可用于糖尿病、贫血、病毒性心肌炎、高脂血症、慢性阻塞性肺病、胃病综合征、溃疡病及慢性肾小球肾炎等疾病的治疗。

【不良反应】长期大量服用人参会引起"人参滥用综合征"，临床表现为高血压伴神经过敏、失眠、皮疹和腹泻，甚至出现兴奋和不安定。出血是人参急性中毒的特征；儿童使用人参，可引起性早熟或性激素样作用。

党　参

桔梗科植物党参、素花党参或川党参的干燥根。党参主要含葡萄糖、菊糖、多糖、党参苷、党参炔苷、党参碱、挥发油、黄酮类、植物甾醇、微量元素等。

党参味甘，性平。归脾、肺经。具有补中益气，健脾益肺的功效。主治脾肺气虚，食少倦怠，咳嗽虚喘，气血不足，面色萎黄，心悸气短，津伤口渴，内热消渴。

【药理作用】

1. 对消化系统的影响

(1)调整胃肠运动功能:党参能纠正病理状态的胃肠运动功能紊乱。党参水煎醇沉液能部分地对抗应激引起的胃运动增加和胃排空加快。党参水煎液可加快小肠对炭末的推进作用。党参制剂明显抑制正常大鼠胃蠕动或用新斯的明增强的胃蠕动,表现为蠕动波幅度降低、频率减慢。

(2)抗溃疡:党参炔苷对多种实验性胃溃疡有预防和治疗作用。党参抗溃疡的作用环节包括:抑制胃酸分泌,降低胃液酸度;促进胃黏液的分泌,增强胃黏液-碳酸氢盐屏障;增加对胃黏膜有保护作用的内源性前列腺素(PGE_2)含量。

2. 增强免疫功能 党参提取物可增强体内外动物腹腔巨噬细胞的吞噬活性。党参水煎液可促进ConA活化的小鼠脾脏淋巴细胞DNA合成,促进环磷酰胺所致免疫抑制小鼠的淋巴细胞转化,增强抗体产生细胞的功能,提高抗体滴度。党参多糖是主要有效成分。

3. 增强造血功能 党参煎剂可使实验动物红细胞数和血红蛋白含量显著增高。党参多糖能促进脾脏代偿造血功能,促进红细胞生成的作用,但对骨髓造血功能无明显增强作用。

4. 抗应激 党参可提高机体对有害刺激的抵抗能力。党参多糖有耐高温、耐缺氧、抗低温、抗辐射作用。党参的抗应激作用机制主要与兴奋垂体-肾上腺皮质轴的功能有关。

5. 对心血管系统的影响

(1)强心、抗休克:党参有增强心肌收缩力、增加心排血量、抗休克的作用。党参注射液可使失血性休克动物动脉压回升、生存时间延长。

(2)调节血压:党参浸膏、醇提物、水提物均能降低麻醉动物的血压,但重复给药不产生快速耐受性。党参的降压作用主要由于扩张外周血管所致。党参也可使晚期失血性休克家兔的动脉血压回升,故对血压有双向调节作用。

(3)抗心肌缺血:党参注射液静脉注射可对抗垂体后叶素引起的大鼠急性心肌缺血。党参水提醇沉物灌胃给药或党参注射液腹腔注射,对异丙肾上腺素引起的心肌缺血也有保护作用。

6. 降血脂 党参总皂苷能降低高脂血症大鼠血清TC、TG、LDL-C含量,提高NO和HDL-C含量,升高HDL-C/TC比值。

7. 抗血栓 参液可抑制ADP诱导的家兔血小板聚集,抑制体内外血栓形成。党参醚提液能提高大鼠纤溶酶活性,降低血小板聚集率和血浆血栓素TXB_2水平。

【临床应用】

1. 冠心病 党参口服液可治疗稳定型心绞痛,有效缓解心绞痛症状。

2. 高脂血症 党参和玉竹配伍可用于高脂血症治疗。

3. 急性高山反应 党参乙醇提取物制成糖衣片,可预防急性高山反应。

黄 芪

黄芪为豆科植物膜荚黄芪或蒙古黄芪的干燥根,有效成分为黄芪多糖(葡聚糖和杂多糖)、多种黄酮类化合物、皂苷类。此外,还有多种有机酸、胆碱、甜菜碱、氨基酸及多种微量元素等。

黄芪味甘,性微温。归脾、肺经。具有补气固表,利尿托毒,排脓,敛疮生肌的功效。用于气虚乏力,食少便溏,中气下陷,久泻脱肛,便血崩漏,表虚自汗,气虚水肿,内热消渴,血虚萎黄,痈疽难溃,久溃不敛。

【药理作用】

1. 对机体免疫功能的影响 黄芪有增强机体免疫功能的作用,有效成分为黄芪多糖、生物碱、黄酮类和苷类。

(1)增强非特异性免疫功能:黄芪可使外周血中白细胞数目显著增加,提高单核-吞噬细胞系统功能,增强中性粒细胞及巨噬细胞的吞噬功能。黄芪水煎液能明显增强自然杀伤(NK)细胞的活性,黄芪多糖刺激 NK 细胞的增殖,黄芪煎剂可提高机体诱生干扰素的能力。

(2)增强特异性免疫功能:黄芪能明显促进细胞免疫,促进外周血淋巴细胞的增殖和转化,增强辅助性 T 淋巴细胞的功能,并能促进白细胞介素的生成。黄芪可升高 IgA、IgG 水平,提高老年患者的补体水平。

2. 对心血管系统的影响

(1)对心脏作用:黄芪可增强心肌收缩力,改善衰竭心脏的功能。黄芪多糖具有抗心律失常作用。黄芪可通过稳定缺血心肌细胞膜,保护线粒体和溶酶体,减少缺血心肌细胞内的钙超载,发挥保护心肌作用。

(2)扩张血管、调节血压:黄芪能明显扩张血管,使外周血管阻力下降,并改善微循环。黄芪对血压表现出双向调节作用,通过其扩张血管产生降压作用,有效成分是黄芪皂苷甲等。对于休克的动物模型,黄芪有升压作用。

3. 对骨髓造血功能的影响 黄芪能明显促进骨髓造血功能,促进造血干细胞的增殖与分化。黄芪注射液可显著增加骨髓单-粒系祖细胞数量,防止骨髓有核细胞数的减少,黄芪多糖能升高血细胞比容,增加红细胞数量。

4. 改善物质代谢 黄芪可促进核酸、蛋白质的代谢和更新;黄芪多糖能降低肾上腺素引起的高血糖,也可升高苯乙双胍所致低血糖;黄芪多糖能降低高脂血症动物的血脂,减少肝脏脂质沉积。

5. 抗氧化、延缓衰老 黄芪能有效抑制脂质过氧化反应,提高机体在不同功能状态下的抗氧化能力,可降低动物血清中过氧化脂质和肝脏脂褐素含量。减少多种老年疾病的发生。

6. 抗病毒性心肌炎 黄芪对病毒性心肌炎尤其是柯萨奇病毒引起的心肌炎疗效较好。黄芪通过提高 NK 细胞活性、降低 IL-2 水平、增强心肌细胞产生干扰素及促诱生干扰素作用而抑制病毒性心肌炎。

此外,黄芪还具有保肝,抗溃疡,抗病原微生物,利尿,抗肿瘤,抗骨质疏松等作用。

【临床应用】

1. 消化系统疾病 黄芪的复方可用于治疗消化性溃疡、慢性胃炎、慢性结肠炎。

2. 心血管疾病 黄芪及其复方可用于冠心病、充血性心力衰竭的治疗。

3. 慢性肝炎 黄芪口服液、注射液可用于迁延性肝炎和慢性乙型肝炎的治疗。

此外,黄芪可用于上呼吸道感染、病毒性心肌炎、肾炎、银屑病的治疗。

甘 草

豆科植物甘草、胀果甘草或光果甘草的干燥根及根茎。甘草的化学成分主要有三萜皂苷类、黄酮类、生物碱类及多糖类。其中三萜皂苷成分有甘草甜素（甘草酸）、甘草次酸等，黄酮类成分有甘草素、异甘草苷等，生物碱类为四氢喹啉类化合物。甘草酸在体内水解后生成1分子甘草次酸和2分子葡萄糖醛酸。

甘草味甘，性平。归心、肺、脾、胃经。具有补脾益气，清热解毒，祛痰止咳，缓急止痛，调和诸药的功效。用于脾胃虚弱，倦怠乏力，心悸气短，咳嗽痰多，脘腹、四肢挛急疼痛，痈肿疮毒，缓解药物毒性、烈性。

【药理作用】

1. 肾上腺皮质激素样作用

（1）盐皮质激素样作用：甘草浸膏、甘草甜素或甘草次酸具有盐皮质激素样作用，对健康人及多种动物均能促进钠、水潴留，排钾增加，呈现去氧皮质酮样作用。

（2）糖皮质激素样作用：甘草浸膏、甘草甜素具有糖皮质激素样作用。

甘草肾上腺皮质激素样作用的机制为：①促进肾上腺皮质激素合成；②甘草次酸的结构与皮质激素相似，能直接发挥肾上腺皮质激素样作用；③甘草次酸可竞争性抑制肝脏对皮质激素的灭活，间接提高皮质激素的浓度，延长了皮质激素的作用时间。

2. 对免疫系统的影响 甘草具有增强和抑制机体免疫功能的不同成分。甘草甜素可诱导IL-1、IL-2的产生，促进IFN-γ的分泌，增强自然杀伤细胞的活性。甘草甜素能增强非特异性免疫和细胞免疫功能，但对体液免疫功能有抑制作用。甘草葡聚糖与ConA有协同作用，促进脾淋巴细胞激活和增殖。

3. 对消化系统的影响

（1）抗消化性溃疡：甘草浸膏、甘草甜素、甘草次酸、异甘草苷等均有对抗实验性溃疡的作用。作用机制包括：①抑制胃液、胃酸分泌；②吸附胃酸，降低胃液浓度；③促进消化道上皮细胞的再生，促进溃疡愈合；④增加胃黏膜细胞的己糖胺成分，保护胃黏膜；⑤刺激胃黏膜上皮细胞合成和释放有黏膜保护作用的内源性PG。

（2）保肝：甘草浸膏、甘草甜素和甘草次酸等对多种实验性肝损伤和肝硬化有抑制作用，降低血清ALT水平，抑制肝纤维组织增生，减轻炎症反应。

（3）解痉：甘草浸膏、甘草煎液等多种制剂能使胃肠道平滑肌运动减弱，具有解痉作用。甘草解痉作用的有效成分主要是黄酮类化合物，其中以甘草素的作用为最强。

4. 镇咳、祛痰 甘草能促进咽喉和支气管黏膜的分泌，呈现镇咳祛痰作用，作用最强的成分是甘草次酸胆碱盐。甘草还可促进支气管纤毛运动，使痰易于咳出。

5. 抗炎 甘草次酸、甘草酸单铵盐、甘草黄酮、甘草锌对炎症有一定抑制作用。

6. 解毒 甘草对药物（如苯、升汞等）、食物、细菌毒素及机体代谢产物等所引起的中毒均有一定的解毒作用。甘草甜素是主要活性成分。作用机制为：①甘草甜素的水解产物葡萄糖醛酸可与含羧基、羟基的毒物结合，减少毒物吸收；②通过物理或化学方式吸附、沉淀毒物，以减少毒物的吸收，如甘草甜素、甘草次酸可沉淀生物碱；③甘草次酸有皮质激素样抗应激作用，提高机体对毒物的耐受力；④对肝药酶产生诱导作用，加速毒物的代谢。

7. 抗病原微生物　甘草甜素、甘草多糖等对HIV病毒、水痘病毒、带状疱疹病毒、水疱性口腔病毒、腺病毒、牛痘病毒均有一定抑制作用。甘草次酸、甘草次酸钠等对金黄色葡萄球菌、大肠埃希菌、结核杆菌、阿米巴原虫等有抑制作用。

此外，炙甘草提取液、甘草总黄酮具有抗心律失常作用。甘草次酸、甘草甜素具有降血脂、抗动脉粥样硬化作用。甘草次酸、甘草甜素等有一定的抗肿瘤作用。

【临床应用】

1. 肾上腺皮质功能减退症　应用甘草流浸膏或甘草粉可改善患者症状，使患者体力增强、血钠增加、血压升高及皮肤色素沉着减退。

2. 消化性溃疡　甘草流浸膏可治疗胃及十二指肠溃疡。

3. 呼吸系统疾病　甘草流浸膏和甘草片可治疗急、慢性支气管炎，支气管哮喘等。

4. 食物中毒　甘草水煎灌服可用于多种食物中毒。

5. 皮肤病　甘草酸铵霜剂可用于荨麻疹、湿疹、过敏性皮炎等疾病的治疗。

6. 肝炎　甘草煎剂、甘草甜素片或胶囊可用于急、慢性肝炎的治疗。

此外，甘草还可用于高脂血症、疱疹性角膜炎等疾病。甘草制剂有抑制HIV病毒的作用，治疗艾滋病有一定前景。

【不良反应】长期使用可出现类醛固酮增多症，症状为血容量增加、浮肿、血压增高、血钾降低、头痛、眩晕、心悸等，停药后症状可以消失，可给予螺内酯治疗。

当　归

伞形科植物当归的干燥根，含有水溶性成分及挥发油，水溶性成分中含有当归多糖、阿魏酸、琥珀酸等，挥发油中含有藁本内酯、正丁烯内酯、当归酮、月桂烯等。《中国药典》（2015年版）将挥发油、阿魏酸做为质控指标。

当归味甘、辛，性温。归肝、心、脾经。具有补血活血，调经止痛、润肠通便的功效。用于血虚萎黄，眩晕心悸，月经不调，经闭痛经，虚寒腹痛，风湿痹痛，跌仆损伤，痈疽疮疡，肠燥便秘。

【药理作用】

1. 对血液系统的影响

（1）促进骨髓造血功能：当归多糖促进骨髓造血功能，使白细胞、红细胞、血红蛋白数量升高。当归的抗贫血作用还与其所含维生素B_{12}、叶酸、亚叶酸及铁等物质有关。

（2）抑制血小板聚集、抗血栓形成：阿魏酸抑制血小板聚集。作用机制有：①抑制TXA_2合成酶，使TXA_2合成减少，影响TXA_2-PGI_2平衡；②抑制血小板释放5-HT；③抑制磷酸二酯酶，使血小板cAMP水平升高，抑制血小板聚集。

（3）降血脂、抗动脉粥样硬化：阿魏酸对血清胆固醇有明显抑制作用，TG和磷脂水平无明显变化。阿魏酸降血脂机制与抑制甲羟戊酸-5-焦磷酸脱羟酶的活性，使肝脏合成胆固醇减少有关。此外，当归及阿魏酸还有抗氧化、清除自由基、保护血管内膜、抑制脂质沉积于血管壁，产生抗动脉粥样硬化的作用。

2. 对心血管系统的影响

(1)抗心肌缺血:当归水提物和阿魏酸对心肌缺血有缓解作用,增加心肌血流量。

(2)抗心律失常:当归对实验性心律失常及心肌缺血再灌注所诱发的心律失常有明显的防治作用。

(3)扩张血管、降低血压:当归能扩张外周血管,使血管阻力降低,增加器官血流量,此作用与当归兴奋胆碱受体和组胺受体有关。作用随剂量的增加而增强。

3. 对子宫平滑肌的影响 当归对子宫平滑肌具有兴奋和抑制双重效应。挥发油及阿魏酸具有抑制子宫平滑肌收缩作用,水溶性或醇溶性的非挥发性物质有兴奋作用。子宫平滑肌痉挛性收缩是发生痛经的病理学基础,当归对子宫平滑肌具有抑制作用而缓解痛经症状;对于崩漏等伴有子宫收缩不全的病理状态,当归可通过兴奋子宫平滑肌发挥治疗作用。当归对子宫的作用取决于子宫的功能状态而呈双向调节作用,这是其治疗痛经、崩漏及催产的药理学基础。

4. 增强免疫功能

(1)增强非特异性免疫功能:当归多糖能增强单核-巨噬细胞的吞噬能力。注射当归多糖,能对抗皮质激素导致的小鼠免疫抑制,使胸腺、脾的重量增加,拮抗外周血中白细胞数量的减少。

(2)增强特异性免疫功能:当归可促进淋巴细胞的淋转反应和 T 淋巴细胞增殖。当归还具有诱生干扰素的作用,当归注射液能促进 IL-2 等细胞因子的产生。

此外,当归还有保肝、抗辐射、抗损伤、抗炎、镇痛、松弛支气管平滑肌、抗维生素 E 缺乏症等作用。

【临床应用】

1. 心脑血管疾病 当归注射液可用于急性缺血性脑卒中的治疗。可治疗冠心病引起的室性期前收缩等心律失常。

2. 血栓闭塞性脉管炎 当归注射液可改善症状。

3. 妇科疾病 当归对月经不调、痛经、慢性盆腔炎、子宫脱垂等有一定疗效。

4. 贫血 当归与其他中药组方使用,对多种原因引起的血红蛋白、红细胞、白细胞减少有较好疗效。

此外,当归可用于治疗迁延性或慢性肝炎、肝硬化、腰腿痛、肩周炎、突发性耳聋、支气管哮喘和小儿病毒性肺炎等。

【不良反应】 复方当归注射液可引起过敏性皮疹、过敏性休克。阿魏酸钠注射液可引起过敏性皮疹、心绞痛。

白 芍

毛茛科植物芍药的干燥根。白芍主要成分包括芍药苷、羟基芍药苷、芍药内酯苷、苯甲酰芍药苷及牡丹酚;此外,还含有挥发油及三萜类化合物等。

白芍味苦、酸,性微寒。归肝、脾经。具有平肝止痛、养血调经、敛阴止汗的功效。用于血虚萎黄,月经不调,自汗,盗汗,胁痛,腹痛,四肢挛痛,头痛眩晕。

【药理作用】

1. **保肝** 白芍及醇提取物对化学性肝损伤有明显保护作用，能降低 ALT，使肝细胞变性坏死程度减轻。白芍总苷对免疫性肝损伤具有保护作用，可降低免疫性肝损伤小鼠血清 ALT、AST 活性及肝内 MDA 含量。

2. **镇静、镇痛、抗惊厥** 芍药注射液能抑制实验动物的自发活动。白芍总苷能加强吗啡的镇痛效果，但纳洛酮对白芍总苷的镇痛作用无明显影响，提示白芍总苷的镇痛作用与阿片受体无关。白芍对戊四氮、士的宁引起的惊厥有对抗作用。

3. **解痉** 白芍水煎醇沉液及芍药苷对离体小肠自发收缩活动有抑制作用。芍药和芍药苷对氯化钡引起的肠管收缩、对大鼠子宫平滑肌的自发性收缩及催产素引起的收缩均有抑制作用。

4. **抗炎** 白芍提取物及白芍总苷可对抗急性渗出性炎症及增生性炎症。

5. **抗血栓、抗心肌缺血和脑缺血** 白芍提取物及白芍总苷能抑制血小板聚集而抗血栓。白芍水提物对动物实验性心肌缺血有保护作用，能增加心肌血流量，延长存活时间。白芍总苷对大鼠局灶性缺血和全脑缺血灌注损伤都具有保护作用。

6. **调节免疫功能** 白芍在体内和体外都能提高巨噬细胞的吞噬功能。白芍水煎液可促进脾细胞抗体的生成。白芍总苷具有多途径抑制自身免疫反应的作用，可促进辅助性 T 淋巴细胞亚群 Th1/Th2 的平衡，可抑制佐剂性关节炎脾 B 淋巴细胞的异常增殖，对免疫性细胞因子的分泌具有调节作用。

7. **抗应激** 白芍对大鼠应激性胃溃疡及幽门结扎引起的胃溃疡均有保护作用，且能提高机体对缺氧、高温应激的抵抗能力，使动物存活时间明显延长。

此外，白芍总苷有抗菌、抗病毒、泻下作用。

【临床应用】

1. **乙型病毒性肝炎** 白芍总苷治疗乙型肝炎，同时可改善患者的食欲、乏力等。

2. **类风湿关节炎** 白芍总苷可缓解风湿病患者病情。

3. **偏头痛** 白芍与川芎、甘草、荜茇等合用，治疗偏头痛。

4. **颈椎骨质增生症** 以白芍木瓜汤治疗颈椎骨质增生症。

何 首 乌

蓼科植物何首乌的干燥块根，含有磷脂类（如卵磷脂）、蒽醌衍生物（以大黄酚和大黄素为主，其次为大黄酸、大黄素甲醚及大黄酚蒽酮等）。此外，还含有葡萄糖苷类（主要为二苯乙烯苷）、β-谷甾醇、没食子酸、胡萝卜素及微量元素等。

何首乌味苦、甘、涩，性温。归肝、心、肾经。生何首乌能解毒，消痈，润肠通便。用于疮痈瘰疬，风疹瘙痒，肠燥便秘。制何首乌具有补肝肾，益精血，乌须发，强筋骨的功效。用于精血亏虚，头晕目眩，须发早白，腰膝酸软，遗精，崩带等。

【药理作用】

1. **抗氧化、延缓衰老** 何首乌可延长果蝇二倍体细胞的生长周期，使细胞生长旺盛，从而使果蝇的寿命延长。水煎液可增加脑和肝脏中的蛋白质含量，并增强 SOD 的活性，降低 MAO 的活性，降低 MDA 的含量，提高机体 DNA 的修复能力。

2. 增强免疫功能 何首乌能明显增加小鼠胸腺和脾脏重量，提高脾巨噬细胞吞噬功能，增强 T 淋巴细胞和 B 淋巴细胞的免疫功能。

3. 降低血脂、抗动脉粥样硬化 何首乌可明显降低高脂血症血清中 TC、TG 的含量，提高 HDL/TC 的比值，减少高脂血症动脉粥样硬化斑块的形成。降血脂的有效成分包括蒽醌类、二苯乙烯苷和卵磷脂等，其降血脂作用机制是：①蒽醌化合物具有泻下作用，抑制脂质的吸收，能促进肠的蠕动，加速胆汁酸从肠道排出；②卵磷脂通过影响肝内 3-羟基-3-甲基戊二酰辅酶 A（HMG-CoA）还原酶活性和 7α-羟化酶活性，抑制内源性胆固醇合成并促进胆固醇转变成胆汁酸。

4. 促进骨髓造血功能 给小鼠腹腔注射何首乌提取液，可使骨髓造血干细胞、粒-单系祖细胞及外周网织红细胞比例显著增加。

5. 对消化系统的影响

（1）泻下：何首乌含有蒽醌类成分，可促进肠蠕动而润肠通便。生用较炮制品作用强，经炮制后，结合型的蒽醌会转变为游离型蒽醌，补益作用增强而泻下作用减弱。

（2）保肝：何首乌中的二苯乙烯苷成分可拮抗过氧化玉米油所致的脂肪肝及肝功能损害，使血清中 ALT、AST、游离脂肪酸及肝脏 LPO 水平下降。体外试验能对抗 ADP 与 NADPH 导致的肝微粒体脂质过氧化，减少肝细胞损害。何首乌中的卵磷脂有利于保护肝脏。

6. 对内分泌系统的影响 何首乌能兴奋肾上腺皮质功能，具有皮质激素样作用，提高抗应激能力，增加肾上腺的重量。

此外，何首乌还具有抗菌、抗病毒、抗心肌缺血等作用。

【临床应用】

1. 高脂血症 制首乌煎剂或首乌片可降低胆固醇、甘油三酯及 β-脂蛋白，治疗高脂血症。

2. 精神与神经性疾病 何首乌注射液或首乌片可用于神经衰弱失眠症的治疗。还可用于夜游症、嗜睡症、神经性头痛等疾病的治疗。

3. 白发、脂溢性脱发 制首乌配当归、熟地黄，可治疗白发、脂溢性脱发。

此外，何首乌可用于皮肤赘疣、老年性皮肤瘙痒及女性白斑病变等的治疗。

【不良反应】生品何首乌主要不良反应为消化道反应，可出现腹泻、腹痛、恶心和呕吐。长期大量服用何首乌可引起过敏反应、肝损害、肢体麻木、皮疹、药热、眼部色素沉着、精神症状、上消化道出血等不良反应，尤其肝损害，应引起重视。

枸 杞 子

茄科植物宁夏枸杞干燥的成熟果实，含有枸杞多糖、甜菜碱、氨基酸、维生素、胡萝卜素及多种微量元素等。

枸杞子味甘，性平。归肝、肾经。具有滋补肝肾、益精明目的功效。用于虚劳精亏，腰膝酸痛，眩晕耳鸣，内热消渴，血虚萎黄，目昏不明。

【药理作用】

1. 增强免疫功能 枸杞子对机体免疫功能有增强作用，有效成分为枸杞多糖。

(1)增强非特异性免疫功能:枸杞子能增加正常及免疫低下动物巨噬细胞的吞噬功能、增加血清溶酶的作用及NK细胞的杀伤功能。

(2)增强特异性免疫功能:枸杞多糖促进T淋巴细胞、B淋巴细胞增殖及抗体生成。枸杞子可促进ConA活化的脾淋巴细胞DNA和蛋白质的合成,促进人外周血淋巴细胞IL-2受体的表达,拮抗环磷酰胺所致的T淋巴细胞和NK细胞的抑制作用。枸杞子能提高小鼠B细胞的活性,促进B细胞的增殖,提高小鼠血清IgG、IgM及补体C4的含量。

2. 抗氧化、延缓衰老 枸杞子可明显延长动物寿命,延缓衰老,有效成分为枸杞多糖。其机制是:①提高SOD和GSH-P_X活性,清除体内过多的羟自由基,保护生物膜结构;②减少心、脑、肝组织脂褐质的含量,提高SOD活性;③增强机体免疫能力;④提高DNA修复能力,对抗遗传物质损伤,维持细胞正常发育;⑤抑制细胞凋亡。

3. 保肝 枸杞多糖和甜菜碱均能改善实验性肝病动物的血清转氨酶,减轻肝细胞的脂肪变性和炎症坏死,恢复肝细胞功能,促进肝细胞的再生。

4. 降血糖 枸杞子提取物及枸杞多糖可降低血糖,提高糖耐量,可预防糖尿病视网膜病变。枸杞子具有保护糖尿病大鼠视网膜组织氧化损伤作用,可使糖尿病大鼠视网膜组织中维生素C含量,超氧化物歧化酶(SOD)及脂质过氧化物(LPO)的含量均接近正常。

此外,枸杞多糖具有一定的抗肿瘤、抗生殖系统损伤、促进造血功能、降脂、抗应激等作用。

【临床应用】

1. 老年保健 枸杞子或枸杞子提取物口服。

2. 慢性肝病 甜菜碱可治疗肝硬化、慢性肝炎、代谢性或中毒性肝病。

3. 皮肤病 枸杞子提取物可治疗银屑病、湿疹、神经性皮炎及带状疱疹等皮肤病。

此外,可用于治疗高脂血症、糖尿病视网膜病变、男性不育症。也可作为治疗肿瘤的辅助用药。

淫 羊 藿

小檗科植物淫羊藿、箭叶淫羊藿、柔毛淫羊藿或朝鲜淫羊藿的干燥叶。含有黄酮类化合物(如淫羊藿苷、异槲皮素、金丝桃苷)、淫羊藿多糖,β-去氢甲基淫羊藿素、木兰素等成分,而淫羊藿苷、淫羊藿多糖是主要有效成分。

淫羊藿味辛、甘,性温。归肝、肾经。具有补肾阳,强筋骨,祛风湿的功效。用于肾阳虚衰,阳痿遗精,筋骨痿软,风湿痹痛。

【药理作用】

1. 增强下丘脑-垂体-性腺轴功能

(1)雄激素样作用:淫羊藿流浸膏促进犬精液分泌,使小鼠前列腺、精囊及肛提肌的重量增加,血浆睾酮的含量增加,明显促进睾丸组织的增生与分泌。淫羊藿可提高活性氧所致膜功能损伤的精子活性、尾部膨胀率和顶体完整率,改善精子超微结构。淫羊藿含多种人体必需的微量元素如Zn、Mn、Fe,与男性生殖功能也有极为密切的关系。

(2)雌激素样作用:淫羊藿提取液使雌性动物垂体对促性腺激素释放激素的反应性升高,提高卵巢对黄体生成素的反应性,淫羊藿煎剂能使雌性大鼠垂体、卵巢和子宫的重量增加。

2. 调节机体免疫功能

(1)增强非特异性免疫功能:淫羊藿多糖和总黄酮明显提高单核-吞噬细胞系统的功能,提高巨噬细胞吞噬能力,对抗环磷酰胺所致的小鼠外周血白细胞数量减少。淫羊藿多糖还能增加小鼠的脾脏和胸腺重量。

(2)调节特异性免疫功能:淫羊藿总黄酮可显著促进 PHA 诱导的淋转反应,增强细胞免疫。淫羊藿总黄酮可提高血清溶血素抗体水平。淫羊藿多糖提高脾脏抗体生成率和血清抗体含量,增强体液免疫功能,而淫羊藿苷对抑制性 T 细胞具有抑制作用,促进抗体的生成。淫羊藿多糖对 B 细胞有刺激增殖的作用,能增加裸鼠脾脏细胞的^{3}H-TdR 掺入。淫羊藿多糖还具有诱生 γ-IFN 的作用。淫羊藿对特异性免疫功能的影响与其成分及机体的功能状态相关。

3. 促进骨生长 淫羊藿对骨质疏松有良好的防治作用。淫羊藿可抑制肾上腺皮质激素引起的骨质疏松,同时表现明显的促骨形成作用,提高成骨细胞的数量和活性,使骨小梁面积及骨密度增加。淫羊藿防治骨质疏松症的机制主要是:①促进成骨细胞增殖,增加骨形成量;②抑制破骨细胞活性,降低骨吸收水平;③作用于骨基质细胞,促进胶原合成和基质的矿化。

4. 对物质代谢的影响 淫羊藿可促进阳虚模型动物 DNA 和蛋白质合成,使动物体重增加,动物耐寒能力提高,降低死亡率。

5. 对心血管系统的作用

(1)抗心肌缺血:淫羊藿注射剂、淫羊藿苷等使多种动物的冠脉血流量增加,降低冠脉阻力,抗心肌缺血,并降低心肌的耗氧量。

(2)强心、降压:淫羊藿煎剂能加强心肌收缩力,恢复心力衰竭的心肌收缩力。注射淫羊藿黄酮苷,可使血压降低,其降压机制与其扩张外周血管,降低血管阻力有关。

(3)抗心律失常:淫羊藿提取物可部分拮抗毒毛花苷 K 及肾上腺素所致的心律失常。若预先给药,可减慢室性期前收缩及室性心动过速。

(4)抑制血小板聚集、抗血栓形成:淫羊藿抑制血小板的聚集,并有促进其解聚的功能。淫羊藿总黄酮降低全血黏度和红细胞聚集,抑制血栓形成。

此外,淫羊藿还具有延缓衰老、抗菌、抗过敏、降血糖、降血脂等作用。

【临床应用】

1. 性功能减退 淫羊藿研末,黄酒送服,对性功能有一定的改善作用,可治疗阳痿。

2. 骨质疏松 以淫羊藿为主的复方可用于骨质疏松症。

3. 高血压 淫羊藿浸膏片可用于高血压的治疗。

此外,淫羊藿还可用于冠心病、慢性支气管炎、白细胞减少症、慢性肝炎、病毒性心肌炎和脊髓灰质炎急性期的治疗。

鹿 茸

鹿科动物梅花鹿或马鹿的雄鹿未骨化密生茸毛的幼角,前者习称"花鹿茸",后者习称"马鹿茸"。鹿茸含多种氨基酸,其中甘氨酸、谷氨酸、脯氨酸含量最高,还含有多胺类、肽类、胆甾醇类、脂肪酸类、神经酰胺、溶血磷脂酰胆碱、次黄嘌呤、尿嘧啶、多种生长因子、雌二醇、雄激素及多种微量元素等。

鹿茸味甘、咸，性温。归肝、肾经。具有壮肾阳、益精血、强筋骨、调冲任、托疮毒的功效。用于阳痿滑精，宫冷不孕，神疲，畏寒，眩晕耳鸣耳聋，腰脊冷痛，筋骨痿软，崩漏带下，阴疽不敛。

【药理作用】

1. 性激素样作用　鹿茸精可促进未成年雄性大鼠前列腺、精囊、包皮腺的生长，也能促进去势大鼠前列腺、精囊、包皮腺的生长。鹿茸可兴奋垂体性腺轴，使雄性激素和生长素分泌增加。鹿茸含有的雌二醇可促进雌性幼鼠生殖系统组织发育，增加子宫、卵巢的重量，还可使去卵巢大鼠子宫、阴道代偿性增生。

2. 促进核酸和蛋白质合成　鹿茸能提高机体的工作能力，改善睡眠和食欲。能加速未成年小鼠的生长发育，使老年小鼠肝肾的蛋白质、RNA 合成增加。其主要成分为多胺类物质，机制可能与激活 RNA 聚合酶有关。

3. 促进骨生长　鹿茸多肽能促进骨细胞、软骨细胞增殖，加速骨痂内骨胶原的积累、钙盐沉积，从而促进骨折的愈合。

4. 增强造血功能　鹿茸能“益精血”。鹿茸精、鹿茸多糖能促进骨髓造血，使红细胞、网织红细胞、血红蛋白数量增多。

5. 增强机体免疫功能　鹿茸能增强正常小鼠、免疫抑制状态小鼠的免疫功能，增强巨噬细胞的吞噬功能，提高血浆 IgG 含量，对绵羊红细胞免疫的小鼠血清 IgG 也有显著升高作用。

6. 抗应激作用　鹿茸具有对抗疲劳、缺氧、高温、低温、损伤等多种应激的作用。其抗应激作用与促进肾上腺皮质功能有关。

此外，鹿茸还能延缓衰老、促进学习记忆和抗胃溃疡等作用。

【临床应用】

1. 性功能减退、不孕症　可单用研粉吞服，或以鹿茸精注射液穴位注射或配合其他中药治疗。

2. 贫血、血细胞减少　20%鹿茸血酒口服，或与当归、黄芪等配伍使用。

3. 其他　体虚腰痛、神经衰弱、功能性子宫出血、骨质疏松等，常与其他中药配伍使用。

【不良反应】肌内注射鹿茸精引起过敏反应的发生率较高。

点滴积累

1. 人参大补元气、补脾益肺的功效与增强免疫功能、增强内分泌功能、强心、扩张血管、调节血压、抗心肌缺血、抗休克有关，人参生津止渴与降血糖作用有关，人参改善学习记忆、调节中枢神经功能则与安神益智的功效相关。
2. 党参补中益气、健脾功效与其调整胃肠运动、抗溃疡、增强免疫、增强造血功能、抗应激、强心等药理作用相关。
3. 黄芪增强机体免疫功能、强心、促进造血、调节血糖、调节血压、促进物质代谢、抗氧化等作用是其补气固表的药理学基础。
4. 甘草益气补中的功效与肾上腺皮质激素样作用，调节免疫功能有关，缓急止痛的功效与抗溃疡、解痉和保肝作用有关，解毒、缓和药性、祛痰止咳的功效与解毒、抗病原微生物、抗炎、祛痰止咳等作用有关。

5. 当归补血活血、调经止痛的功效与促进机体造血功能，抑制血小板聚集、抗血栓、降血脂，抗心肌缺血、抗心律失常和扩张血管、降压，调节子宫平滑肌功能，以及增强免疫功能等作用有关。

6. 白芍平肝止痛、养血调经、敛阴止汗功效与其保肝、镇痛、镇静、解痉、抗炎、抗血栓、抗心肌缺血和脑缺血、调节免疫功能、抗应激等药理作用相关。

7. 与制首乌补益精血功效相关的药理作用有抗氧化、延缓衰老、增强免疫功能、降低血脂、抗动脉粥样硬化、促进骨髓造血功能、增强内分泌系统的功能等。生首乌润肠通便的功效则与泻下作用有关。

8. 枸杞子滋补肝肾、明目的功效与其增强免疫功能、抗氧化、延缓衰老、保肝、降血糖、抗生殖系统损伤等作用有关。

9. 淫羊藿增强性腺功能、调节免疫功能、促进骨生长、促进物质代谢、抗心肌缺血、强心、降压、抗心律失常、抗血栓形成与其补肾阳、强筋骨、祛风湿的功效有关。

10. 鹿茸壮肾阳、益精血、强筋骨，调冲任、托疮毒的功效与鹿茸性激素样作用、促进核酸和蛋白质合成、促进骨生长、增强造血功能、增强机体免疫功能、抗应激等药理作用密切相关。

第三节　常用制剂

补中益气丸

【组成】黄芪，炙甘草，人参，当归，陈皮，升麻，柴胡，白术。

【功效主治】补中益气，升阳举陷。用于脾胃虚弱、中气下陷所致的体倦乏力，食少腹胀，便溏久泻，肛门下坠。

【药理作用】

1. 对免疫系统的影响　本方可促进脾虚小鼠脾指数和胸腺指数的恢复，调节红细胞免疫功能，调节T淋巴细胞、NK细胞和巨噬细胞分泌TNF的能力，增加Th亚群、降低Ts亚群百分率，升高Th/Ts的比值。

2. 对消化系统的影响

（1）调节胃肠运动：对小肠具有双向调节作用。对新斯的明引起的小肠蠕动亢进呈现抑制作用，使之蠕动减慢，张力降低；对吗啡引起的小肠推进抑制，则使之蠕动增强。

（2）对消化液分泌的影响：明显抑制胃酸分泌，促进胰液、胰蛋白酶的分泌。

（3）保护胃黏膜：降低胃壁细胞胃泌素受体的亲和力，增加受体的结合位点，发挥保护胃黏膜的作用，此外还与对NO的调节有关。

3. 对物质代谢的影响　可显著促进小鼠肝、胃组织中DNA、RNA及蛋白质的生物合成，增强饥饿的脾虚大鼠血糖调节能力，使能量代谢得以改善。

4. 对子宫平滑肌的影响　对在体或离体家兔子宫有兴奋作用，阿托品不能拮抗此作用。

此外，本方还具有抗肿瘤、解热、强心、抗应激、稳定精子等作用。

【临床应用】

1. **内脏下垂**　可用于子宫下垂、胃下垂、脱肛的治疗。

2. **免疫功能低下及自身免疫性疾病。**

3. **消化系统疾病**　如腹胀、便溏久泻等。

六味地黄丸

【组成】熟地黄，山茱萸，山药，泽泻，牡丹皮，茯苓。

【功效主治】滋补肾阴。主治肾阴亏损，头晕耳鸣，腰膝酸软，骨蒸潮热，盗汗遗精，消渴。

【药理作用】

1. **增强机体免疫系统的功能**　可拮抗环磷酰胺引起的小鼠脾脏、胸腺重量减轻，使淋巴细胞转化功能恢复正常；还可拮抗地塞米松所致的吞噬功能下降，并具有诱生干扰素的作用。

2. **改善学习记忆能力**　可改善实验性学习记忆功能的衰退或低下，其机制与调节脑内单胺类神经递质活性、改善海马能量代谢、调节与学习记忆功能相关的基因表达等作用有关。

3. **降低血糖**　可降低实验性高血糖的血糖含量，增加肝糖原含量，改善糖耐量。降低血糖机制可能与降低肝葡萄糖-6-磷酸酶的活性，增加肝糖原含量；减轻胰岛 β 细胞损伤，保护胰岛正常的生理结构和功能相关。

4. **改善性腺功能障碍**　对性器官的生长发育有一定的促进作用，增强性功能。作用于下丘脑-垂体-性腺轴而改善性激素分泌，增加精子数量，提高精子活动率，使卵巢功能恢复，提高雌激素水平。

此外，本方还具有延缓衰老、抗心律失常、降血脂、抗应激、抗肿瘤等作用。

【临床应用】可用于治疗糖尿病、肾炎、慢性前列腺炎、更年期综合征、食管上皮细胞增生症、肺结核、原发性高血压、慢性肾性高血压、慢性血小板减少性紫癜、功能性子宫出血、脂肪肝等。

生　脉　饮

【组成】人参，麦冬，五味子。

【功效主治】益气复脉，养阴生津。用于气阴两亏，心悸气短，自汗。

【药理作用】

1. **对心血管系统的影响**

（1）加强心肌收缩力：生脉散注射液能增强心肌收缩力，增加心排血量，改善心功能。强心机制与其抑制 Na^+-K^+-ATP 酶，使 Na^+-K^+偶联削弱，Na^+-Ca^{2+}偶联增强，Ca^{2+}内流增加有关。

（2）增加冠状动脉血流量、改善心肌供血：本方可增加实验动物冠脉流量，缩小心肌梗死面积，使病理变化减轻，组织修复加速。同时具有保护心肌、抗心律失常、抗休克的作用。

2. **增强机体免疫系统的功能**　生脉散注射液静脉注射，能增强单核-吞噬细胞系统的吞噬功能，增加脾脏重量，使外周血白细胞、成熟的 T 淋巴细胞数目增多。

3. **增强垂体-肾上腺皮质轴的功能**　本方可兴奋肾上腺皮质功能，升高 ACTH 和皮质酮的含量，且不引起胸腺和肾上腺的萎缩及肾上腺肥大或萎缩，及由此引起的免疫功能抑制。

4. 对血液系统的影响 生脉散注射液可改善微循环障碍，并能阻断 DIC 的发生，降低全血黏度和血细胞比容，纠正血小板计数及纤维蛋白含量的异常。还能抗血栓形成，并有促进纤维溶解，调节血脂代谢，清除氧自由基的功能。

当归补血汤

此外，还具有抗炎、改善肝功能、抗氧化、抗毒素、延缓衰老、镇静、解热、镇痛、抗肿瘤等作用。

【临床应用】 常用于治疗急性心肌梗死、心源性休克、中毒性休克、失血性休克、肺源性心脏病及冠心病等。

点滴积累

1. 补中益气丸具有增强免疫功能、调节胃肠运动、抑制胃酸分泌、促进胰液和胰蛋白酶的分泌、保护胃黏膜、促进核酸和蛋白质的合成、兴奋子宫平滑肌等作用，用于内脏下垂、免疫功能低下及自身免疫性疾病的治疗。
2. 六味地黄丸（汤）具有增强机体免疫功能、改善学习记忆、降低血糖、增强性功能、延缓衰老、抗心律失常、降血脂、抗应激、抗肿瘤等作用，用于治疗糖尿病、肾炎、高血压、脂肪肝等。
3. 生脉饮具有加强心肌收缩力、增加冠状动脉血流量、改善心肌供血、增强肾上腺皮质的功能、改善微循环障碍、抗血栓、调节血脂代谢，清除氧自由基等作用，用于治疗急性心肌梗死、心源性休克、中毒性休克、失血性休克、肺源性心脏病及冠心病等。

目标检测

一、单项选择题

1. 下列哪项不是人参对物质代谢的影响（　　）

A. 促进蛋白质合成　　B. 促进核酸合成
C. 降血脂、抗动脉硬化　　D. 对血糖无影响

2. 人参对心血管系统的作用不包括（　　）

A. 强心　　B. 收缩血管　　C. 抗心肌缺血　　D. 调节血压

3. 下列哪项不是人参的现代应用（　　）

A. 抗休克　　B. 心绞痛　　C. 高脂血症、糖尿病　　D. 感冒

4. 人参延缓衰老的作用机制为（　　）

A. 提高 SOD 活性　　B. 增高体内氧自由基含量
C. 增高神经细胞膜流动性　　D. 提高脑内单胺氧化酶 B 活性

5. 对病毒性心肌炎疗效较好的药物是（　　）

A. 党参　　B. 白术　　C. 人参　　D. 黄芪

6. 具有糖皮质激素样作用的药物是（　　）

A. 当归　　B. 白术　　C. 人参　　D. 甘草

7. 下列哪项不属于甘草的不良反应（　　）

A. 假醛固酮增多症　　B. 血压增高
C. 浮肿、血钾降低　　D. 诱发消化性溃疡

8. 甘草解毒作用的主要机制为(　　)
A. 水解释放葡萄糖醛酸　　B. 在胃中中和毒素
C. 与毒物结合,减少吸收　　D. 抑制葡萄糖醛代谢

9. 当归促进骨髓造血功能的主要有效成分是(　　)
A. 挥发油　　B. 维生素　　C. 阿魏酸　　D. 当归多糖

10. 当归抗血栓的主要有效成分是(　　)
A. 当归多糖　　B. 藁本内酯　　C. 当归酮　　D. 琥珀酸

11. 下列哪项是当归抗血栓形成的作用机制(　　)
A. 缩短凝血酶原时间　　B. 增加血小板数
C. 抑制血小板聚集　　D. 增加纤维蛋白原含量

12. 下列哪项不是生品何首乌的不良反应(　　)
A. 恶心　　B. 呕吐　　C. 腹痛、腹泻　　D. 便秘

13. 枸杞子对机体免疫功能有增强作用,有效成分为(　　)
A. 枸杞多糖　　B. 甜菜碱　　C. 氨基酸　　D. 维生素

14. 下列属于枸杞子延缓衰老作用的是(　　)
A. 增加脑组织氧自由基　　B. 增加脑组织脂褐质含量
C. 降低脑组织 SOD 活性　　D. 降低脑组织脂褐质含量

15. 下列哪项不是白芍的药理作用(　　)
A. 抗炎　　B. 镇痛　　C. 抗惊厥　　D. 解热

16. 具有抗骨质疏松作用的药物是(　　)
A. 甘草　　B. 白术　　C. 党参　　D. 淫羊藿

17. 可用于治疗阳痿的药物是(　　)
A. 人参　　B. 当归　　C. 淫羊藿　　D. 甘草

18. 可治疗肾衰竭的药物是(　　)
A. 冬虫夏草　　B. 淫羊藿　　C. 鹿茸　　D. 何首乌

19. 鹿茸促进骨生长作用的成分是(　　)
A. 雄激素　　B. 雌二醇　　C. 氨基酸　　D. 鹿茸多肽

20. 下列哪项不是鹿茸增强性腺功能的作用(　　)
A. 促进贮精囊生长和增重　　B. 促进包皮腺生长和增重
C. 促进前列腺生长和增重　　D. 促进肾上腺生长和增重

二、多项选择题

1. 人参的强心作用表现在(　　)

A. 增强心肌收缩力　　B. 增加心排出量
C. 增加冠脉流量　　D. 轻度抑制心肌细胞膜钠泵活性
E. 明显加快心率

2. 人参对心血管系统的作用有(　　)
A. 强心　　B. 扩张血管,调节血压　　C. 抗休克
D. 抗心肌缺血　　E. 抗血小板聚集

3. 人参对内分泌系统功能的影响(　　)
A. 增强下丘脑-垂体-肾上腺皮质轴的功能
B. 增强下丘脑-垂体-性腺轴的功能
C. 加速性成熟过程
D. 增强甲状腺功能
E. 对血糖具有双向调节作用

4. 人参益智的作用机制是(　　)
A. 促进脑内 RNA 和蛋白质合成　　B. 阻断脑内多巴胺神经的作用
C. 促进脑神经细胞发育　　D. 保护脑神经细胞
E. 增加脑血液供给

5. 甘草长期应用的不良反应表现为(　　)
A. 浮肿　　B. 血压升高　　C. 心悸
D. 高血钾　　E. 水钠潴留

6. 当归增强机体免疫功能的作用包括(　　)
A. 增强非特异性免疫功能　　B. 增强细胞免疫功能
C. 增强体液免疫功能　　D. 诱生细胞因子
E. 诱生干扰素

7. 现代应用于肝病的药物是(　　)
A. 黄芪　　B. 冬虫夏草　　C. 枸杞子
D. 当归　　E. 鹿茸

8. 下列属于鹿茸的抗应激作用的是(　　)
A. 抗疲劳　　B. 抗惊厥　　C. 耐高温
D. 抗寒冷　　E. 镇痛作用

9. 有关补中益气丸的说法正确的是(　　)
A. 具有补中益气、升阳举陷的功效　　B. 能调节胃肠运动
C. 抑制胃酸分泌　　D. 可增强机体的免疫功能
E. 可兴奋子宫平滑肌

10. 六味地黄丸的现代应用有(　　)

A. 糖尿病　　B. 肾炎　　C. 更年期综合征
D. 高血压　　E. 脂肪肝

三、简答题

1. 人参延缓衰老作用的机制是什么？
2. 甘草解毒作用机制是什么？
3. 当归抑制血小板聚集、抗血栓形成的作用机制是什么？
4. 何首乌降血脂的作用机制是什么？
5. 简述鹿茸的主要药理作用。

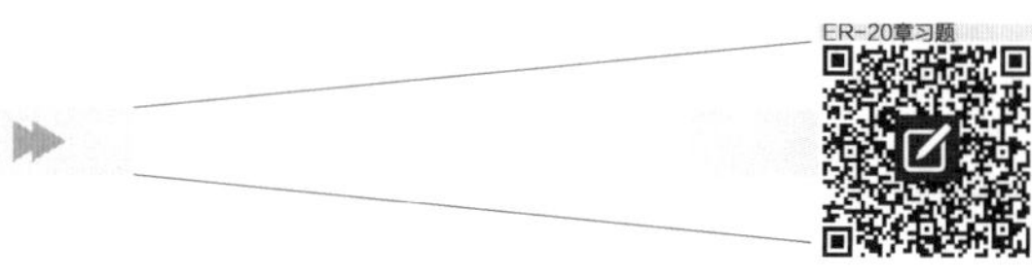

（冯彬彬）

第二十一章

收涩药

学习目标

1. 熟悉收涩药的药理作用。
2. 熟悉五味子、山茱萸的药理作用与临床应用。
3. 了解四神丸的药理作用与临床应用。

导学情景

情景描述：

赵某近来早上5点左右肠鸣脐痛，泄后痛减，大便稀薄。 自己到药店购买止泻药，照说明书服用无效后，前往中医医院就诊。 医生通过望、闻、问、切，诊断为五更泻，以四神丸治疗。 赵某服药后，病情好转。

学前导语：

五更即凌晨三点至五点，溏泻一二次，经年不止者，名为肾泻，此阴盛也。 用四神丸补命门相火，即补脾温肾，可治疗五更泻。 自我药疗需要辨对证方可有效。 本章我们将带领同学们学习收涩药的相关知识。

第一节 概述

以收敛固涩为主要作用的药物，称收涩药。收涩药有敛汗止泻，固精缩尿，止血止带及止咳等功效，主要用于治疗久病不愈所致的自汗、盗汗、久泻久痢、遗精遗尿、久咳虚喘、带下等滑脱证。

滑脱证是久病或体虚使得正气不固、脏腑功能衰退所引起的证候群。如气虚自汗，阴虚盗汗，脾肾阳虚致久泻、久痢，肾虚致遗精、遗尿、尿频，冲任不固致崩漏下血，肺肾虚损致久咳虚喘。

收涩药的主要药理作用有以下几方面：

1. 收敛作用　五味子、金樱子、石榴皮、诃子、乌梅等含鞣质、有机酸，赤石脂、禹余粮等含无机盐。这些成分与黏膜、创面接触后沉淀或凝固蛋白质，使组织表面形成一层致密的保护层，形成痂膜，减少分泌和血浆损失。可保护伤部，利于创面愈合，并能收缩小血管而止血，治疗烧伤、烫伤，局部止血。

2. 抗病原微生物　鞣质、有机酸有抗菌作用，乌梅、诃子、金樱子、山茱萸可抑制金黄色葡萄球菌、链球菌、伤寒杆菌、痢疾杆菌、铜绿假单胞菌。乌梅、石榴皮、诃子能抗真菌。

3. 止泻　收敛作用可保护肠黏膜免受刺激、减少肠蠕动。抗菌和抑制腺体分泌作用也有利于止泻。罂粟壳含吗啡，可提高胃肠平滑肌张力，减少小肠及结肠的蠕动。

4. 镇咳　五味子、五倍子、罂粟壳、诃子等均具有止咳作用，五味子还有一定的祛痰作用。

5. 抑制腺体分泌作用　收敛成分与腺体表面接触，使表面细胞蛋白质变形或凝固，使腺体分泌减少。罂粟壳所含生物碱可抑制消化液分泌。麻黄根抑制汗腺分泌。

此外，本类药物还具有抗过敏、驱虫、兴奋子宫、收缩胆囊等作用。常见收涩药的主要药理作用，见表 21-1。

表 21-1　收涩药的主要药理作用总括表

药物	收敛	止泻	镇咳	止血	其他
五味子	+		+		保肝、抗心肌缺血、扩张血管、抗血小板、增强免疫、调节中枢、抗衰老
山茱萸	+				降血糖、强心、抗心律失常、调节免疫、抗氧化、降血脂、抗骨质疏松
罂粟壳	+	+	+		呼吸抑制、镇痛、镇静等
乌梅	+		+		驱虫、抗过敏、抗衰老、抗肿瘤、抗辐射、促消化、保肝、解毒、抗生育
石榴皮	+	+		+	驱虫、抗菌、抗病毒、增强免疫、抗氧化、抗肿瘤
肉豆蔻	+	+		+	抗炎、镇静、抗菌、保肝、抗氧化、抗肿瘤
诃子	+	+			抗动脉硬化、强心、保护心肌、保肝利胆、抗氧化、抗溃疡、抗菌、抗肿瘤
金樱子	+	+			降血脂、抗氧化、抗炎、抗菌、抗病毒
五倍子	+	+		+	抗氧化、抗菌、抗病毒、抗肿瘤、化学解毒剂、杀精
海螵蛸	+			+	抗溃疡、促进骨缺损修复、调节血磷
赤石脂	+	+		+	抗血小板、抗血栓形成
禹余粮	+	+		+	免疫调节、抗肿瘤

点滴积累

1. 以收敛固涩为主要作用的药物，称收涩药。
2. 收涩药主要的药理作用　收敛、止泻、镇咳、抗病原微生物作用、抑制腺体分泌。

第二节　常用中药

五　味　子

木兰科植物五味子的干燥成熟果实。含木脂素类，主要有五味子素、去氧五味子素、新五味子素、五味子醇、戈米辛等；尚含挥发油，有机酸及鞣质、脂肪油、维生素 C、维生素 E、少量糖类等。

五味子味酸、甘，性温。归肺、心、肾经。具有收敛固涩，益气生津，补肾宁心的功效。

【药理作用】

1. 调节中枢神经系统　五味子提取物和五味子醇甲有镇静、抗惊厥、镇痛、肌肉松弛作用。对大脑皮质兴奋和抑制过程有调整作用。改善人的智力活动,提高工作效率,抗疲劳。其作用与多巴胺系统有一定关系。

2. 保肝 五味子醇提物能保护化学毒物引起的肝损伤,抑制转氨酶的释放,降低丙氨酸转氨酶的活性,能明显诱导肝微粒体细胞色素 P450 的活性,增加肝脏解毒能力。主要机制与促进肝细胞的再生与修复,促进肝细胞内蛋白质的合成与代谢;稳定肝细胞膜、降低其通透性;促进肾上腺皮质功能,减轻肝细胞的炎症反应;抑制肝微粒体脂质过氧化反应相关。

3. 对心血管系统的作用 五味子有血管舒张作用,可降低血压,增加冠脉血流量。北五味子可提高心肌代谢酶活性,改善心肌的营养和功能。

4. 抗衰老 五味子乙素、五味子酚均具有抗氧化作用,能清除自由基、抑制过氧化脂质形成。五味子水提液可明显抑制脑和肝脏中 MAO-B 活性,增强 SOD 活性,降低 MDA 含量。五味子酚能直接对抗多柔比星所致的心脏线粒体毒性作用,抑制脑、肝、肾微粒体及线粒体的脂质过氧化。还能显著提高老年大鼠心肌细胞 cAMP 含量,使 cAMP/cGMP 比值升高,而使心脏活动增强。此外,五味子能降低血清胆固醇,增加脑和肝中的蛋白质含量。

5. 兴奋呼吸、祛痰和镇咳 五味子煎剂、五味子素有明显的呼吸兴奋作用,使呼吸加深加快。五味子酸性成分有祛痰和镇咳作用。

6. 促进代谢 五味子促进肝糖原的合成,使糖代谢加强。又能增加肝细胞蛋白质的合成。

7. 调节免疫 五味子不同成分对免疫功能影响不同,五味子油乳剂可使淋巴母细胞生成增多,并促进脾免疫功能。五味子多糖可提高机体非特异性免疫功能,升高外周白细胞数量。而五味子醇能增强肾上腺皮质激素的免疫抑制作用。

此外,五味子还具有抗胃溃疡、抗病原微生物和抗癌作用。

【临床应用】 五味子可用于神经衰弱、失眠症的治疗,对肝炎、盗汗、腹泻有一定疗效。

【不良反应】 因酸性较重,少数患者服药后有胃部不适感。临床有致窦性心动过速、呼吸抑制的个案报道。

山 茱 萸

山茱萸科植物山茱萸的干燥成熟果肉。含山茱萸苷(马鞭草苷)、莫罗忍冬草苷、獐牙菜苷、番木鳖苷、山茱萸鞣质、熊果酸、皂苷、没食子酸、苹果酸、酒石酸及维生素 A 等。

山茱萸味酸、涩,微温。归肝、肾经。具有补益肝肾、收涩固脱之功,用于眩晕耳鸣、腰膝酸痛、阳痿遗精,遗尿尿频,崩漏带下,大汗虚脱,内热消渴。

【药理作用】

1. 对免疫系统的双向调节 山茱萸对免疫功能具有双向调节的作用,山茱萸中的糖类有明显促进免疫反应的作用,山茱萸总苷则明显抑制免疫功能。熊果酸在体外具有抑制免疫细胞的作用,腹腔注射却能够明显提高免疫功能。山茱萸所含的某些化学成分,低浓度具有明显的增强免疫功能的作用,而高浓度却出现抑制作用。

2. 降血糖 山茱萸提取物降糖作用明显,能降低高血糖动物的全血黏度和血小板聚集性。降血糖作用的有效成分为熊果酸。

3. 抗氧化 山茱萸提取物能显著提高心肌SOD活性,减轻自由基对机体造成的损害,抑制体内蛋白质非酶糖基化,增加血红蛋白含量的作用极其明显,具有抗疲劳、缺氧耐受力和增强记忆力的作用。

4. 强心、抗休克 山茱萸醇提注射液有抗失血性休克功能,能抑制动物血小板聚集,减缓血栓的形成。山茱萸水煎药液有强心作用,增强心肌收缩强度,改善左室功能不全。

5. 抗心律失常 山茱萸有明显的抗心律失常作用,其对心脏有多方面的作用机制,且在抗心律失常的同时具有显著的正性肌力效应。

6. 降血脂 山茱萸醇提取物可降低血清甘油三酯、胆固醇的含量,抗动脉硬化。

此外,山茱萸水提物能抑制癌细胞,增强精子活性,抑制多种细菌生长。其所含鞣质类成分能抑制破骨细胞形成,对抗骨质疏松。山茱萸还具有抗艾滋病的作用。

【临床应用】 山茱萸及其制剂可用于糖尿病、心脑血管疾病、肿瘤的治疗。

点滴积累

1. 收涩药与其止泻、止血、敛汗、镇咳、止带功效相关，药理作用为收敛、止泻、镇咳和抗病原微生物，有效成分为鞣质和有机酸等。
2. 五味子因具有保肝、调节中枢神经系统、调节免疫等作用，应用于神经衰弱、肝炎的治疗；山茱萸因调节免疫、降血糖作用，多用糖尿病的治疗。

第三节 常用制剂

四 神 丸

【组成】 肉豆蔻,补骨脂,五味子,吴茱萸。

【功效主治】 温肾暖脾,固涩止泻。用于肾阳不足所致的泄泻,症见肠鸣腹胀、五更溏泻、食少不化、久泻不止、面黄肢冷。

【药理作用】

1. 抑制胃肠蠕动 肉豆蔻、吴茱萸可抑制胃肠蠕动,五味子具有肌肉松弛作用。四神丸对肠管的自发活动有明显抑制作用,并能对抗乙酰胆碱引起的痉挛,与阿托品对抗肠痉挛的作用相似。

2. 增强免疫功能 四神丸可以升高胸腺指数、脾脏指数;可升高IgA、IL-2含量。

3. 其他 本方还具有抗菌、镇静、止痛、收敛作用。

【临床应用】 本方可用于各种原因所致的腹泻和遗尿症的治疗。

点滴积累

四神丸的主要药理作用有：调节胃肠蠕动、增强免疫功能、抗菌、镇静、止痛、收敛。

目标检测

一、单项选择题

1. 收涩药大多含有(　　)

A. 鞣质　B. 生物碱　C. 维生素　D. 多糖

2. 五味子产生保肝作用,其机制并不包括(　　)

A. 抑制肝微粒体酶系　B. 增加抗氧化能力

C. 促进肝糖原生成　D. 增加机体对毒物的代谢

3. 下列哪项是五味子的现代应用(　　)

A. 肝炎　B. 心律失常　C. 病毒性心肌炎　D. 心力衰竭

4. 下列哪项不是收涩药的功效(　　)

A. 敛汗　B. 止泻　C. 固精　D. 止吐

5. 五味子的药理作用是(　　)

A. 抗休克　B. 镇静　C. 降血糖　D. 利尿

6. 下列哪项不是五味子对呼吸系统的药理作用(　　)

A. 镇咳

B. 增强支气管上皮细胞功能

C. 使气管腺中中性黏多糖和酸性黏多糖增多

D. 兴奋呼吸

7. 五味子治疗失眠有较好疗效的药理学基础是(　　)

A. 抗衰老　B. 调节中枢神经系统　C. 降血糖　D. 保肝

8. 山茱萸降血糖作用的主要成分是(　　)

A. 山茱萸苷　B. 没食子酸　C. 苹果酸　D. 鞣质

9. 下列哪项不是山茱萸的药理作用(　　)

A. 抗休克　B. 免疫系统的双向调节

C. 降血糖　D. 抑制子宫

10. 肝炎患者宜选用(　　)

A. 五倍子　B. 罂粟壳　C. 五味子　D. 附子

二、多项选择题

1. 下列哪项是山茱萸的现代应用(　　)

A. 糖尿病　B. 延缓衰老　C. 抗肿瘤

D. 泄泻　E. 止泻

2. 收涩药的主要药理作用有(　　)

A. 收敛　B. 抗病原微生物　C. 止泻

D. 抑制腺体分泌　E. 抗肿瘤

3. 下列叙述正确的有(　　)

A. 五味子能改善人的智力活动,提高工作效率,抗疲劳

B. 五味子能增加肝细胞蛋白质的合成

C. 麻黄根促进汗腺分泌

D. 收敛作用可保护肠黏膜免受刺激,减少肠蠕动

E. 罂粟壳含吗啡,可提高胃肠平滑肌张力,减少小肠及结肠的蠕动

4. 含鞣质,具收敛作用的药有( )

A. 五味子　B. 金樱子　C. 石榴皮

D. 诃子　E. 乌梅

5. 四神丸的现代应用有( )

A. 各种原因所致腹泻　B. 支气管哮喘

C. 皮肤病如风疹、湿疹等　D. 缺血性脑卒中

E. 治疗遗尿症

三、简答题

1. 收涩药与功效相关的主要药理作用有哪些？与哪些成分有关？

2. 五味子对中枢神经系统有哪些影响？

3. 五味子保肝降酶作用表现在哪些方面？其作用机制有哪些？

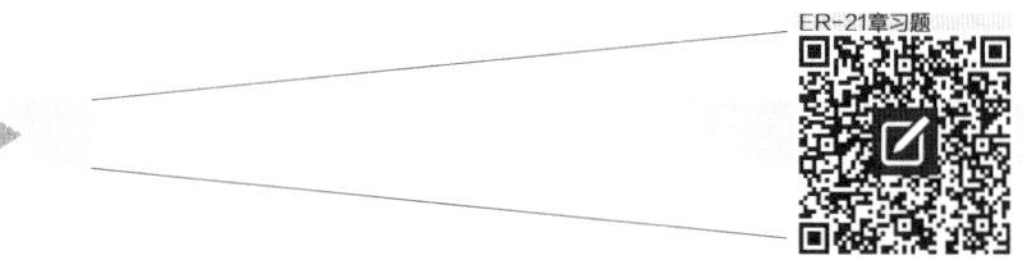

（雷 霞）

第二十二章

驱虫药

学习目标

1. 熟悉驱虫药的药理作用。
2. 熟悉使君子、槟榔的药理作用与临床应用。

导学情景

情景描述：

8 岁的小明早晨起床后说肚子疼，妈妈带着他到社区医院。 经医生检查发现小明疼痛部位在脐周，大便镜检发现有蛔虫卵。 医生给小明开了肠虫清与烘焙的使君子，嘱其 5 天后复查。 服药第 2 天小明发现自己的大便有虫，5 天后回医院复查大便无虫卵。

学前导语：

寄生虫病对全球人类健康危害严重，发展中国家寄生虫病曾广泛流行。 寄生虫病对小儿危害大，重者可致生长发育障碍。 常见的肠道寄生虫有蛔虫、蛲虫、钩虫、绦虫等。 本章我们将学习驱虫中药的相关知识。

第一节　概述

凡是能驱除或杀灭人体寄生虫的药物，称为驱虫药，主要用于肠道寄生虫病（如蛔虫病、绦虫病、蛲虫病、钩虫病、姜片虫病等）的治疗。常用的驱虫药包括使君子、槟榔、苦楝皮、南瓜子、雷丸、鹤草芽等。现将药理作用归纳如下：

1. 驱蛔虫　有些药物可兴奋蛔虫神经节，导致肌肉痉挛性收缩，失去附着肠壁的能力而被排出体外。如苦楝皮的有效成分川楝素在低浓度时可兴奋蛔虫头部神经节，导致肌肉痉挛性收缩，高浓度时则麻痹蛔虫肌肉。使君子高浓度下对蛔虫头部具有先兴奋后麻痹的作用。

2. 驱绦虫　常用的驱绦虫药有槟榔、南瓜子、雷丸、鹤虱、鹤草芽等。如槟榔能麻痹猪绦虫神经系统，使全虫各部分麻痹瘫痪，主要成分是槟榔碱。南瓜子作用于绦虫的中段和后段，使绦虫麻痹，主要成分是南瓜子氨酸。鹤草芽能穿透绦虫体壁，使虫体痉挛而死，主要成分是鹤草酚。体外试验表明，雷丸水浸液能分解破坏虫体，杀死绦虫节片，主要成分是雷丸所含的蛋白分解酶。

3. 其他作用　一些驱虫药除了对肠道寄生虫病有驱虫作用外，部分药物对姜片虫、血吸虫、血丝虫、阴道滴虫等也有不同程度的驱除和抑杀作用。如南瓜子氨酸对血吸虫（尤其是幼虫）有明显的抑制和杀灭作用。

驱虫药多具毒性，在驱出虫体的同时，对机体也有伤害，使用时应注意用法、用量。孕妇、体虚、肝功能不全者慎用。驱虫药宜空腹服用，药物能与虫体充分接触，效果更佳；可配伍泻下药服用，便于促进虫体、虫卵的排出。常见驱虫药的主要药理作用，见表 22-1。

表 22-1 驱虫药的主要药理作用总括表

药物	蛔虫	绦虫	蛲虫	钩虫	滴虫	姜片虫	血吸虫	其他
使君子	+	+	+		+			抗皮肤真菌、抗肠道杆菌
槟榔	+	+	+	+	+	+	+	拟胆碱作用、抗病原微生物
苦楝皮	+	+	+		+		+	抗真菌、抗病毒
南瓜子	+	+					+	升压、抑制前列腺增生
雷丸	+	+		+	+			抗感染、增强免疫
鹤草芽	+	+			+		+	导泻
川楝子	+				+			抗真菌、抗癌、抗感染

课堂活动

为什么使用驱虫药时应注意用法、用量，而且孕妇、体虚者慎用？

知识链接

寄生虫病简介

寄生虫病对人类健康和畜牧业产生的危害十分严重。在占世界人口近 80% 的广大发展中国家，特别在热带和亚热带地区，寄生虫病仍然广泛流行，严重威胁着儿童和成人的健康甚至生命。寄生虫病的危害是普遍存在的公共卫生问题。联合国开发计划署、世界银行、世界卫生组织联合倡议的热带病特别规划要求防治的 6 类主要热带病中，除麻风病外，5 种是寄生虫病，即疟疾、血吸虫病、丝虫病、利什曼病和锥虫病。目前在经济发达国家，寄生虫病也是公共卫生的主要问题。如阴道毛滴虫和与艾滋病有关的原虫病如弓形虫病、隐孢子虫病、肺孢子虫病在欧美各国已开始出现流行现象。

在自然界中，两种生物在一起生活的现象是生物在长期进化过程中逐渐形成的，统称共生。根据两种生物之间的利害关系，大致可分 3 种情况：①共栖；②互利共生；③寄生。受益的一方称为寄生物，受害一方称为宿主。过寄生生活的多细胞无脊椎动物和单细胞的原生生物称为寄生虫。以人体为宿主的寄生虫对人体的危害是多方面的。

影响寄生虫病的流行因素主要是生物因素（寄生虫、宿主），但自然因素和社会因素的影响不容忽视，气候异常、环境破坏、人口流动性增大会引发寄生虫病的流行。

第二节 常用中药

使 君 子

使君子科植物使君子的干燥成熟果实。含有使君子酸钾、使君子酸、植物甾醇、糖类、琥珀酸等，主要驱虫成分是使君子酸钾。

使君子味甘，性温。归脾、胃经。具有杀虫消积的功效。用于蛔虫、蛲虫病，虫积腹痛，小儿疳积。

【药理作用】

1. 驱蛔虫 使君子对蛔虫有强大的抑制作用，麻痹蛔虫头部，可使蛔虫运动失调，但不能使之死亡，有效成分是使君子酸钾。

2. 抗皮肤真菌 使君子水浸剂在体外对多种癣菌有不同程度的抑制作用，如同心性毛癣菌、堇色毛癣菌、许兰毛癣菌、铁锈色小芽孢癣菌等。

3. 抗肠道杆菌 使君子水提液对大肠埃希菌、铜绿假单胞菌、伤寒杆菌、变形杆菌等多种肠道杆菌有明显的抑菌效果。

ER-22-1

使君子的传说

4. 对呼吸系统的影响 使君子所含的琥珀酸具有镇咳祛痰的作用。

此外，使君子酸还有升压、中枢兴奋作用。

【临床应用】可用于蛔虫病、蛲虫病、小儿脱肛症、小儿厌食症的治疗。

【不良反应】有一定毒性，剂量过大或与茶同用，可引起头晕、呕逆、眩晕、精神不振、恶心、中枢抑制等反应，甚至呕吐、腹泻。服用烘焙的使君子仁可降低呃逆的发生率。

槟 榔

棕榈科植物槟榔的干燥成熟种子。含有槟榔碱、槟榔次碱、鞣质、脂肪油等成分。

槟榔味苦、辛，性温。归胃、大肠经。具有杀虫，消积，行气，利水，截疟的功效。用于绦虫病、姜片虫病、蛔虫病等寄生虫病治疗，还用于食积气滞之腹胀、便秘、泻痢里急后重以及水肿、脚气、疟疾等。

【药理作用】

1. 驱绦虫 槟榔碱是槟榔有效驱虫成分。槟榔能麻痹绦虫神经系统，对猪肉绦虫麻痹作用最强，可使全虫各部瘫痪；对牛肉绦虫仅使头部和未成熟的节片麻痹，对中段和后段孕卵节片影响不大。此外，对蛲虫、蛔虫、血吸虫等也有驱虫作用。

2. 拟胆碱作用 槟榔碱激动 M 胆碱受体，使胃肠平滑肌张力提高，加快肠蠕动，促进消化液分泌，使食欲增强。对胆囊平滑肌、子宫平滑肌也有一定兴奋作用，还有缩瞳作用。槟榔碱兴奋 N 胆碱受体，使骨骼肌兴奋。此外，还有中枢拟胆碱作用。

3. 抗病原微生物 槟榔水浸剂、水煎液对堇色毛癣菌、许兰毛癣菌等皮肤真菌均有抑制作用。槟榔还具有抑制流感病毒的作用，可能与所含的缩合鞣质有关。

4. 抗癌与致癌 槟榔提取物显著抑制艾氏腹水癌，对 HeLa 细胞有中度细胞毒作用。水解槟榔碱或鞣质可能具有致癌作用，槟榔碱对 DNA 合成有一定的抑制作用。

5. 抗高血压　槟榔提取物有与卡托普利相类似的降压作用。

【临床应用】

1. 可用于治疗绦虫病、姜片虫病、蛲虫病、蛔虫病、钩虫病及鞭虫病。
2. 青光眼　可用槟榔滴眼液治疗。

【不良反应】过量服用槟榔碱，可引起流涎、呕吐、腹泻、昏睡、惊厥等反应，可注射阿托品解救。长期大剂量服用槟榔，可诱发口腔癌、肝癌等多种癌变。

点滴积累

1. 驱虫药主要药理作用是驱除或杀灭人体寄生虫。使君子用于驱杀蛔虫，槟榔用于驱杀绦虫。
2. 驱虫药多具毒性和不良反应，应注意用法、用量、禁忌证。

目标检测

一、单项选择题

1. 与热茶同服能引起呃逆的药物是(　　)

A. 使君子　　B. 川楝子　　C. 苦楝皮　　D. 榧子

2. 既治小儿蛔虫，又治小儿疳积的药物是(　　)

A. 苦楝皮　　B. 榧子　　C. 槟榔　　D. 鹤草芽

3. 过量使用使君子的副作用是(　　)

A. 呃逆　　B. 口渴　　C. 嗜睡　　D. 腹痛

4. 下列药物中，最适用于小儿蛔虫病的药物是(　　)

A. 使君子　　B. 槟榔　　C. 苦楝皮　　D. 南瓜子

5. 具有杀虫、疗癣功效的药物是(　　)

A. 槟榔　　B. 雷丸　　C. 苦楝皮　　D. 鹤草芽

6. 有毒性，不宜过量和持久使用的驱虫药为(　　)

A. 苦楝皮　　B. 使君子　　C. 槟榔　　D. 牵牛子

7. 以泻下作用驱除虫体的药物是(　　)

A. 使君子　　B. 川楝子　　C. 槟榔　　D. 南瓜子

8. 通过兴奋虫体而驱虫的药物是(　　)

A. 使君子　　B. 川楝子　　C. 苦楝皮　　D. 南瓜子

9. 既能杀虫，又能行气消积的药物是(　　)

A. 使君子　　B. 槟榔　　C. 贯众　　D. 苦楝皮

10. 既能杀虫，又能利水的药物是(　　)

A. 使君子　　B. 槟榔　　C. 贯众　　D. 苦楝皮

二、多项选择题

1. 驱虫药驱虫或杀灭寄生虫的作用环节有( )

A. 麻痹虫体 B. 兴奋虫体 C. 杀死虫体

D. 抑制虫体细胞代谢 E. 泻下虫体

2. 可用于驱蛔虫的药物是( )

A. 使君子 B. 苦楝皮 C. 川楝子

D. 南瓜子 E. 鹤草芽

3. 使君子对下列哪类寄生虫病无效( )

A. 蛔虫病 B. 钩虫病 C. 鞭虫病

D. 疟疾 E. 血吸虫病

4. 苦楝皮对下列哪些寄生虫有驱除或杀灭作用( )

A. 蛔虫 B. 绦虫 C. 蛲虫

D. 钩虫 E. 滴虫

5. 槟榔对下列哪些寄生虫病有治疗作用( )

A. 蛔虫病 B. 鞭虫病 C. 钩虫病

D. 蛲虫病 E. 绦虫病

三、简答题

1. 槟榔的药理作用有哪些?

2. 使君子的临床应用有哪些?

3. 使用驱虫药应注意哪些事项?

（邓庆华）

第二十三章

外用药

学习目标

1. 熟悉外用药的主要药理作用。
2. 熟悉马钱子的药理作用、临床应用与不良反应。

导学情景

情景描述：

王姨，65岁，两年前左侧口眼联动严重，影响说话和吃饭。医生诊断为面瘫，针灸治疗。王姨听说马钱子外敷有效，便将马钱子捣碎，用黄酒调成糊状，敷于患处，连续3次，似有改善但有不适之感。

学前导语：

马钱子有毒，道听途说用药存在很大的安全隐患。外用中药需要在医生的指导下使用，才能安全有效。本章将带领同学们学习外用药的相关知识。

第一节　概述

凡以外用为主的药物，称为外用药。具有杀虫止痒、消肿止痛、排脓生肌、收敛止血等作用，主要用于疮痈肿疖、疥癣、皮炎、湿疹、烧烫伤、跌打损伤、瘀血肿痛、痔疮、皮肤科及五官科疾病的治疗。其主要药理作用有：

1. 抗病原微生物　本类药大多具有抗病原微生物作用，其抗菌谱、抗菌活性与抗菌机制各不相同。雄黄、轻粉、红升丹、明矾、胆矾、硼砂可抑制金黄色葡萄球菌等化脓性细菌；五倍子、枯矾等对铜绿假单胞菌均有明显抑制作用；血竭、明矾、轻粉、硼砂、密陀僧、硫黄、冰片、樟脑、枯矾等具有抗真菌作用。其作用机制大多为非特异性，通过使菌体蛋白质变性或凝固，干扰菌体多种酶功能，直接破坏细胞结构而发挥抑菌、杀菌作用。

2. 抗寄生虫　雄黄、大蒜、白矾、黄连、苦参、蛇床子等具有抗滴虫作用；雄黄、硫黄、轻粉等可以杀灭疥虫，百部可以杀灭体虱。

3. 收敛、止血、麻醉作用　炉甘石、五倍子、明矾等与创面黏膜接触时，可使表层细胞蛋白质凝固，并能吸附炎症部位水分，共同形成保护膜，减轻局部炎症刺激，还可使局部血管收缩，减少出血和渗出，促进创伤愈合。马钱子、乌头、半夏、天南星、蟾酥及细辛等还能阻滞神经末梢传导，局部麻醉止痛。

4. 局部刺激和润肤作用　薄荷脑、樟脑、桉叶油、冰片等刺激皮肤冷觉感受器，产生局部清凉感，有利于缓解肌肉、关节的炎性疼痛。温和性动植物油脂，如花生油、蛇油、貂油等，可软化和润滑皮肤，用于烧伤、冻伤、乳头皲裂。但轻粉、斑蝥、巴豆等药物对皮肤黏膜有较强的刺激，可致用药部位充血、红肿，甚至溃烂，鸦胆子、斑蝥等还有腐蚀作用。

5. 促进伤口、骨折愈合　外用药是治疗跌打损伤的最常见药物，如当归、乳香、自然铜、没药、川芎、血竭等活血化瘀类，通过局部使用，直接促进患部血管扩张、血管和肉芽组织再生，增加损伤和骨折区的血液供应，加快患部血管演化过程，促进肉芽组织和成骨细胞增生，促进伤口、骨折愈合。另外，还可促胶原组织的软化、吸收，对过度增生的瘢痕有修复作用。

为降低毒性和不良反应，外用药在使用时必须注意以下事项：不可随意内服；不可直接用于创面或溃疡面；尽量不用油剂调涂，以防发生吸收作用，产生全身中毒。

常用外用药的主要药理作用见表 23-1。

表 23-1　外用药的主要药理作用总括表

药物	兴奋中枢	抗菌	抗肿瘤	镇痛	抗炎	增强免疫	其他
马钱子	+	+	+	+	+		镇咳、祛痰
大蒜		+	+			+	降血脂、降血糖、利尿降压、抗氧化、抗动脉硬化、抗血小板聚集
蟾酥	+		+	+	+	+	强心、升压、局麻、促进造血

第二节　常用中药

马　钱　子

马钱科植物马钱的干燥成熟种子。主含番木鳖碱（士的宁）、马钱子碱，此外尚含番木鳖苷、油脂、蛋白质等成分。

马钱子味苦，性温；有大毒。归肝、脾经。具有通络止痛，散结消肿的功效。用于跌打损伤，骨折肿痛，风湿顽痹，麻木瘫痪，痈疽疮毒，咽喉肿痛。

【药理作用】

1. 兴奋中枢神经系统　番木鳖碱对整个中枢神经系统都有兴奋作用。小剂量兴奋脊髓的反射功能，提高反射强度，缩短反射时间。大剂量则使脊髓反射兴奋显著亢进，引起强直性痉挛，可因呼吸肌痉挛而窒息死亡。大剂量对血管运动中枢、呼吸中枢、咳嗽中枢均有兴奋作用，使血压升高，呼吸加深加快。还可引起惊厥。

2. 镇痛、抗炎　马钱子及各种制剂均有明显的镇痛、抗炎作用，对慢性炎症疼痛效果明显，可缓解炎症时渗出、水肿等症状。其作用机制可能与马钱子碱及其氮氧化物能抑制 PGE、5-HT 等致痛、致炎物质的释放，抑制感觉神经末梢兴奋性，促进炎症物质吸收有关。

3. 镇咳、祛痰作用　马钱子碱 50mg/kg 灌胃对小鼠有镇咳及祛痰作用。

4. 抗菌　马钱子煎剂对流感嗜血杆菌和皮肤真菌有抑制作用。

5. 抑制肿瘤　马钱子生物碱对肿瘤细胞株具有抑制作用,其作用机制可能与抑制肿瘤细胞的蛋白质合成有关。

【临床应用】

1. 神经系统疾病和肌无力疾病　马钱子外用制剂治疗面瘫、三叉神经痛、坐骨神经痛均有较好疗效,也可以口服治疗重症肌无力和吉兰-巴雷综合征。

2. 风湿性、类风湿关节炎　以马钱子为主药的复方制剂口服治疗风湿性、类风湿关节炎能明显缓解肌肉酸痛、胀麻、寒冷等症状。

3. 手足癣　马钱子药油外用。

【不良反应】本品毒性大,可引起强直性痉挛,惊厥、角弓反张,严重者可因呼吸肌强直性收缩而引起窒息死亡,大剂量时可阻断神经肌肉传导,呈现箭毒样肌松作用。还能抑制胆碱酯酶,使肠蠕动加强,导致腹痛、腹泻,还可损害肾小管上皮细胞,导致急性肾衰竭、尿毒症。经过炮制,毒性有所降低。

【注意事项】本药毒性成分能被皮肤、黏膜吸收,故外用不宜大面积涂敷;口腔黏膜更须谨慎。忌生用、久用,不宜与麝香或延胡索配伍使用,体虚者慎服,孕妇禁用。

课堂活动

国家规定的毒性中药管理品种有哪些? 如何应用有毒的中药?

点滴积累

1. 外用药主要药理作用有抗病原微生物，收敛、止血，杀虫，润滑及保护皮肤，局部刺激，促进骨折愈合与生肌，局部麻醉等。
2. 马钱子主要药理作用有兴奋中枢、镇痛抗炎、抑制肿瘤细胞。 主要临床应用是神经系统疾病和风湿性、类风湿疾病。 主要活性成分是士的宁、马钱子碱。
3. 很多外用药都有剧毒，使用时应注意用法、用量和毒性反应。

目标检测

一、单项选择题

1. 以下哪一项不是外用药的主要药理作用(　　)

A. 抗微生物、抗寄生虫作用　　B. 局部刺激

C. 局部麻醉　　D. 抗凝血作用

2. 关于外用药可以促进伤口愈合,以下解释不恰当的是(　　)

A. 可治疗伤口感染、吸附炎症部分水分　　B. 可使表层细胞蛋白凝固,形成保护膜

C. 可促进肉芽组织增生　　D. 可缓解局部疼痛

3. 关于外用药使用不正确的说法是(　　)

A. 毒性较大的外用药不宜涂在黏膜处　　B. 严格按照炮制要求加工药材

C. 不能随意改为口服　　D. 加热以后毒性减少

4. 以下不能治疗浅部真菌感染的外用药是(　　)

A. 大蒜　　B. 土荆皮　　C. 砒石　　D. 蛇床子

5. 以下不能治疗皮肤黏膜溃疡的外用药是(　　)

A. 硫黄　　B. 硼砂　　C. 蜂房　　D. 乳香

6. 以下不属于无机化合物的外用药是(　　)

A. 硫黄　　B. 雄黄　　C. 炉甘石　　D. 冰片

7. 以下使用过量可引起铅中毒的外用药是(　　)

A. 硫黄　　B. 雄黄　　C. 炉甘石　　D. 密陀僧

8. 以下具有局部刺激清凉作用的外用药是(　　)

A. 冰片　　B. 大蒜　　C. 雄黄　　D. 炉甘石

9. 士的宁是以下哪个马钱子生物碱的俗称(　　)

A. 番木鳖碱　　B. 马钱子碱　　C. 番木鳖次碱　　D. 伪番木鳖碱

10. 马钱子及其各制剂不具有的药理作用是(　　)

A. 镇痛　　B. 抗炎　　C. 中枢兴奋　　D. 升高血压

二、多项选择题

1. 外用药的主要药理作用是(　　)

A. 抗病原微生物　　B. 杀虫　　C. 局部刺激作用

D. 保护及润滑皮肤　　E. 收敛,止血

2. 马钱子对中枢神经系统的药理作用是(　　)

A. 兴奋脊髓的反射功能　　B. 抑制脊髓的反射功能　　C. 兴奋血管运动中枢

D. 抑制血管运动中枢　　E. 兴奋呼吸中枢

3. 马钱子的主要有效成分是(　　)

A. 马钱子碱　　B. 番木鳖碱　　C. 多种强心苷

D. 多种多糖　　E. 多种有机酸

4. 马钱子严重中毒的症状包括(　　)

A. 强直性痉挛　　B. 呼吸肌痉挛收缩甚至窒息死亡

C. 腹泻、腹痛　　D. 水肿

E. 消化道出血

5. 马钱子的药理作用有(　　)

A. 镇痛　　B. 降血压　　C. 中枢兴奋

D. 降血糖　　E. 抗惊厥

三、简答题

1. 举例说明常用的外用药主要有哪些药理作用。

2. 外用药促进伤口愈合的机制有哪些？

3. 马钱子及其制剂的药理作用和用途是什么？

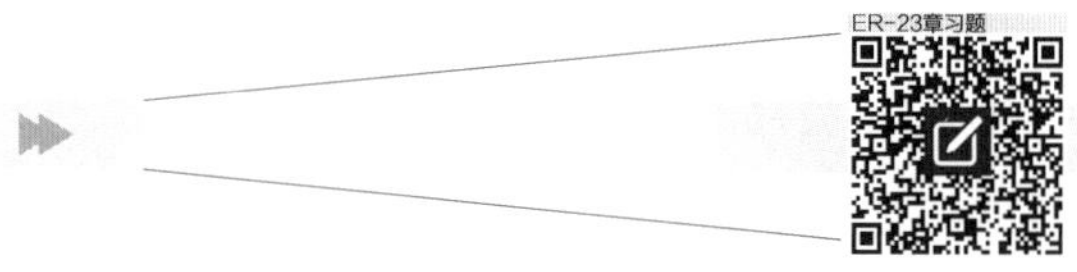

（石 青）

第二十四章

中药药理学实验

学习目标

1. 掌握中药药理学实验的基本操作技能。
2. 熟悉中药药理学实验的研究内容。
3. 学会中药药理学实验结果的整理与实验报告撰写。

第一节　概述

一、中药药理学实验研究

中药药理学是一门实验研究性极强的学科,就其从基础研究到临床应用的阶段性,可分为:①基础实验研究(临床前研究),其研究工作主要是在实验室完成,研究对象主要是实验动物;②临床研究,其研究工作主要是在有相关资质的综合医院或专科医院进行,研究对象为有特定疾病的志愿者。③售后研究,由于基础实验研究所使用的动物与人存在着种属差异,而临床研究有特定疾病的志愿者又存在数量、病情状况等诸多局限性。其研究结果不能十分准确地反映药物的药效和毒理作用。有些中药的不良反应是发生率较低的小概率事件,只有在广泛的临床应用中才会被发现。因此,售后的追踪研究是中药药理学不可忽视的一项重要工作,并且可能发现新的药理作用。

中药药理学基础实验研究的主要研究内容为:①毒性试验,包括急性毒性试验、长期毒性试验、一般药理试验(观察药物对呼吸循环的影响)、特殊毒性试验等;②药效学试验,观察药物对相关疾病动物模型的防治作用;③药动学试验,研究药物在机体内的代谢过程,即吸收、分布、生物转化和排泄的体内过程。

中药药理学基础实验研究可分为体外试验和动物实验。主要是动物实验,其实验方法可分为离体实验和在体实验。离体实验是取出实验动物的某种器官、组织或细胞,在模拟其体内环境条件下进行的相关实验研究。在体实验,也可称整体实验,是利用实验动物进行的相关实验研究,观察药物在实验动物体内的药理作用或代谢情况。中药及其复方制剂的药理作用特点是多方面而又复杂的,因此在体实验应用得比较多。

二、中药药理学实验动物

可用于中药药理学实验研究的动物种类繁多,常用的实验动物有小白鼠、大白鼠、兔、豚鼠、蟾蜍、猫、犬等,猪、鸡、鸭、牛、羊等也可用于实验研究。小白鼠是中药药理学实验研究最为常用的实验动物。实验动物的科学涵义应是遗传限定的动物(genetically defined animals)。需经人工培育或人工改造,遗传背景明确,来源清楚。依据其基因纯合的程度,通常把实验动物划分为近交系、突变系,杂交群和封闭群动物四大类群。自1913年Bagg获得小鼠白化株(albino stock)以来,到目前小白鼠的品系已有40余种。我国医药院校一般药理学实验教学常用昆明种小白鼠,为1946年从印度引入云南昆明饲养的品种。常用的大鼠有Wistar大鼠和SD(Sprague Dawley)大鼠。实验用兔的品种主要为日本大耳白、新西兰白兔、青紫兰兔、中国白兔等。

对实验动物携带的微生物、寄生虫应实行人工控制,根据控制的程度不同,通常将实验动物分为四级:一级动物,又称普通动物(conventional animals,CV),微生物学控制程度最低,CV级动物不携带主要人畜共患病病原体和动物烈性传染病病原体;二级动物,又称清洁动物(clean animals,CL),CL级动物除一级动物应排除的病原体外,还要求不携带对动物危害大和对科学研究干扰大的病原体;三级动物,又称无特殊病原体动物(specific pathogen free,SPF),SPF级动物除一、二级动物应排除的病原体外,还要求不携带主要潜在感染或条件致病和对科学实验干扰大的病原体;四级动物,又称无菌动物(germ free animals,GF),指不能检出一切生命体的动物。其中包括悉生动物(gnotobiotic animals,GA),对无菌动物人工投予某些已知微生物(一般为大肠埃希菌、葡萄球菌及乳酸杆菌等)而获得。根据投入已知菌的种类,分别称为单菌、双菌、三菌或多菌动物。

三、常用实验动物的基本操作技术

(一)实验动物的捉拿和固定

实验动物的捉拿与固定

正确而熟练地捉拿实验动物,可防止实验动物过度挣扎或受到损伤,同时避免实验人员被抓伤或咬伤,从而保证实验的顺利完成。下面为中药药理学实验课常用实验动物的捉拿固定方法。

1. 小白鼠 其性情温顺,但易受惊吓,一般不会主动攻击咬人。以右手抓其尾,放在台上或鼠笼盖铁纱网等粗糙物上,向后轻拉小鼠,然后用左手拇指及其示指沿其背向前抓住其头颈部皮肤,其余三指和掌心夹住背部皮肤及尾部,或以左手小指和掌部夹住其尾固定在手上。也可将小白鼠固定于特制的固定器中,露出尾巴进行尾静脉取血或注射。

2. 大白鼠 其性情比较凶猛,门齿尖大,受惊吓时会攻击咬人。为避免大鼠在惊恐或激怒时咬伤实验者,操作时应戴上棉手套或帆布手套。以右手抓其尾,放在台上或鼠笼盖铁纱网等粗糙物上,向后轻拉大鼠,然后用左手拇指及其示指沿其背向前抓住其头颈部皮肤,其余三指和掌心夹住背部皮肤。也可将大白鼠固定于特制的固定器中或小黑布袋中,露出尾巴进行尾静脉取血或注射。

3. 豚鼠 其性情温和,胆小易受惊吓,不会主动攻击咬人。抓取体重较低的豚鼠时,只需用双手捧起。对于体型较大的豚鼠,可用手掌扣住其背部,抓住肩胛上方,以拇指和示指环握其颈部,另一只手托着其臀部。

4. 家兔 其性情温顺驯服,一般不会咬人。但其脚爪尖利,捉拿时应避免蹬伤。抓取时一手提拿家兔的颈背部皮肤,另一手托其臀部,托住其体重大部分。根据实验需要将家兔固定成相应的姿势。

（二）实验动物的性别

中药药理学实验对实验动物性别的要求多为雌雄各半或雌雄兼用，但有时为避免雌雄差异对实验结果的影响或实验项目的要求，个别实验需用单一性别的实验动物。实验过程雌雄动物应分笼饲养。

实验动物的性别及编号

1. 鼠类的性别辨认　大白鼠、小白鼠和豚鼠的性别辨认方法基本相似，要点为：①雄鼠可见阴囊，站立位时阴囊内睾丸下垂；②雄鼠的尿道与肛门距离较远，两者之间有毛；雌鼠的阴道与肛门距离较近，界限不清，两者之间无毛；③成熟雌鼠的腹部有乳头。

2. 家兔的性别辨认　①雄兔可见阴囊，两侧各有一个睾丸；按压生殖器部可露出阴茎；②雌兔的腹部有5对乳头。

3. 猫和犬等大动物的外生殖器发育显著，性别容易辨认。

（三）实验动物的标记编号

实验时需将实验动物分组、标记编号和称重，以利于实验时给药、观察记录。常用的标记编号方法有：①染色法：以染色部位、颜色不同来标记区分实验动物；②耳孔法：根据打在动物耳朵上的部位和孔的多少，来区分实验动物的方法；③烙印法：造成轻微损伤；④挂牌法：将编好的号码烙印在金属牌上，挂在实验动物颈部、耳部、肢体或笼具上；⑤笼具编号法；⑥断趾编号法、剪尾编号法、被毛剪号法等。

染色法最为常用，所使用的染色剂最常用的是3%~5%苦味酸，为黄色的化学试剂，其着色力较强，染色持久。也可用咖啡色的20%硝酸银溶液、红色的0.5%中性红或品红溶液、黑色的煤焦油乙醇溶液等。

标记序号的方法可自行设定，也可多种染色剂配合使用。较为通用的单一染色剂标记方法是：1号在颈部做一点状标记；2号在背部正中做一点状标记；3号在尾根部做一点状标记；4号在颈部做一点状标记，在尾根部做一点状标记，即①+③；5号在背部正中做一点状标记，在尾根部做一点状标记，即②+③；6号在颈部做一点状标记，在背部正中做一点状标记，在尾根部做一点状标记，即①+②+③；7号在颈部至背部正中做一条状标记；8号在背部正中至尾根部做一条状标记；9号在颈部至尾根部做一条状标记；十位标记在实验动物的左侧腹部，方法同上，可标记10，20，30…90；百位标记在实验动物的右侧腹部，方法同上，可标记100，200，300…900。此方法可标记序号1~999。

（四）实验动物的给药方法

1. 小白鼠的给药方法

小白鼠给药操作

（1）灌胃：用左手抓住小白鼠后，仰持小白鼠，使头颈部充分伸直，但不可抓得太紧，以免窒息。右手持装有小白鼠灌胃针头的注射器，小心自口角插入口腔，再从舌背面紧沿上颚缓慢进入食管，推进2~3cm后注入药液。操作时应避免将胃管插入气管，若误入气管，小鼠可出现发绀、强烈挣扎，此时应退出灌胃针头，重新操作。灌注药液量为0.1~0.3ml/10g，一般给药剂量不超过0.8ml。

（2）皮下注射：用左手抓住小白鼠后，右手持注射器，沿左手大拇指侧方将注射器针头插入小白鼠颈部皮下或背部皮下，注射剂量为0.1~0.3ml/10g，一般给药剂量不超过0.5ml。

(3)肌内注射:将注射器针头插入后肢大腿外侧肌肉注入药液,0.05~0.1ml/10g,如注射剂量较大,可在两侧大腿外侧肌肉同时注入药液,一般给药剂量不超过0.2ml。

(4)腹腔注射:左手仰持固定小白鼠,右手持注射器从左侧中腹部朝头部方向刺入,针头与腹部平面的角度约45°,针头插入不宜太深或太近上腹部,以免刺伤内脏,注射量一般为0.1~0.2ml/10g,一般给药剂量不超过0.5ml。

(5)尾静脉注射:将小白鼠放入特制小鼠固定器内,简易的方法是用小鼠笼盖隔离小鼠,将鼠尾浸入40~45℃温水中半分钟,或用酒精棉球擦拭鼠尾,使血管扩张,然后将鼠尾拉直,将针头插入尾静脉内,缓慢将药液注入。如注入药液有阻力,而且局部变白,表示药液注入皮下,应重新在针眼上方注射。注射量为0.05~0.1ml/10g,一般给药剂量不超过0.3ml。

2. 家兔的给药方法

ER-24-4

家兔给药操作

(1)灌胃:需两人协作完成,将家兔固定于特制兔固定器内,助手双手握住家兔双耳固定头部;或助手取坐位将家兔的躯体夹于两腿之间,一只手握紧家兔双耳固定头部,另一只手抓住双前肢固定胸部。操作者将兔开口器横放于兔的上、下颌之间,舌头之上,然后将导尿管经开口器中孔,沿上颚壁缓慢插入食管15~18cm,此时可将导尿管外口端置于盛有水的烧杯中,如有气泡逸出,说明误入气管,将导尿管缓慢拔出,重新操作;若无气泡逸出,证明确已插入食管,可用注射器注入药液,然后用注射器注入2~3ml生理盐水冲洗导尿管,使药液完全注入胃中,捏闭导尿管外口,将导尿管缓慢拔出,取下开口器。一般给药剂量不超过20ml/kg。

(2)皮下注射、肌内注射和腹腔注射:操作方法基本与鼠类相似,可选用大一些的注射针头。皮下注射一般给药剂量不超过0.5ml/kg,肌内注射一般给药剂量不超过1.0ml/kg,腹腔注射一般给药剂量不超过5.0ml/kg。

(3)静脉注射:兔耳外缘血管为静脉,中央血管为动脉,静脉注射多采用耳缘静脉注射。注射时先用酒精棉球涂搽耳缘静脉部位的皮肤并用手指轻弹或怕打,使血管充分扩张,再以左手示指放在耳下将兔耳垫起,并以拇指按住耳缘部分,右手持注射器进针,针头经皮下推进少许再刺入血管,进入血管后可有回血现象,注射时无阻力并且沿静脉呈现药液颜色,即可缓慢匀速推注药液,注射完毕用棉球压住针眼,退出针头,继续压迫止血数分钟。

(五)常用实验动物的部分生物学数据

1. 常用实验动物的部分生理指标数据 了解实验动物的生理指标数据,对于更好地完成实验研究项目,分析药物的相关药效和不良反应是十分重要的。常用实验动物的部分生理指标数据见表24-1。

2. 实验动物及人的体表面积比例 人与实验动物及不同实验动物等效药物剂量绝对不是1比1的关系,不仅要考虑体重的因素,还要考虑体表面积。常用实验动物及人的体表面积比例见表24-2。

表 24-1　常用实验动物的部分生理指标数据

生理指标	小鼠	大鼠	豚鼠	家兔	猫	犬
适用体重(kg)	0.018~0.022	0.12~0.20	0.20~0.50	1.5~2.5	2.0~3.0	5.0~15.0
寿命(年)	1.5~2.0	2.0~3.5	6~8	4~9	8~10	10~15
性成熟年龄(月)	1.2~1.7	2~8	4~6	5~6	6~8	8~10
性周期	4~5d	4~5d	15~18d	刺激排卵	春、秋两季	1~2月、6~8月
妊娠期(d)	18~21	22~24	62~68	28~33	52~60	58~65
产仔数(只)	4~15	8~15	1~6	4~10	3~6	4~10
哺乳期(周)	3	3	3	4~6	4~6	4~6
平均体温(℃)	37.4	38.0	39.0	39.0	38.5	38.5
呼吸(次/分)	136~216	100~150	100~150	50~90	30~50	20~30
心率(次/分)	400~600	250~400	180~250	150~220	120~180	100~200
血压(kPa)	12.7~16.7	13.3~16.0	10.0~12.0	10.0~14.0	10.0~17.3	9.3~16.7
(mmHg)	95~125	100~120	75~90	75~105	75~130	25~70

表 24-2　常用实验动物及人的体表面积比例

	20g 小鼠	200g 大鼠	400g 豚鼠	1.5kg 兔	2.0kg 猫	12kg 犬	70kg 人
20g 小鼠	1.0	7.0	12.25	27.8	29.0	124.2	387.9
200g 大鼠	0.14	1.0	1.74	3.9	4.2	17.8	56.0
400g 豚鼠	0.08	0.75	1.0	2.25	2.4	10.2	31.5
1.5kg 兔	0.04	0.25	0.44	1.0	1.08	4.5	14.2
2.0kg 猫	0.03	0.23	0.41	0.92	1.0	4.1	13.0
12kg 犬	0.008	0.06	0.10	0.22	0.24	1.0	3.1
70kg 人	0.026	0.018	0.031	0.07	0.076	0.32	1.0

四、中药药理学实验实训的目的及要求

中药药理学实验实训是中药药理学教学的重要组成部分。其目的是使学生掌握中药药理学实验的基本技能和方法；培养学生实事求是的工作作风，科学的思维方式，以及分析和解决问题的综合能力；锻炼学生的分工协作能力，培养学生的团队精神，为今后的工作打下基础；通过实验巩固和加深对理论知识的理解。

教师在课前应做预实验，各地中药材的品质存在差异，有效成分含量较低的中药按照本章实验实训项目给出的动物给药剂量进行实验会影响实验效果。同时，可了解实验所需仪器设备的状况，并可预测学生实验过程可能出现的问题。实验结束后要作出总结，如实验结果与理论不一致，应查找可能的问题原因。

学生在课前应了解实验项目的题目、目的、原理、方法和操作步骤。实验中了解并严格遵守实验室和动物实验的相关规章制度。课后认真撰写实验报告并及时上交。实验报告要结构完整、条理清

晰、层次分明、详略得当、文字工整、措辞严谨，分析和阐述既要有逻辑性，又具有科学性。

五、中药药理学实验结果的整理和实验报告的撰写

实验数据、图像记录等实验结果的整理和实验报告的撰写，对培养学生的综合能力有着极其重要的作用。

（一）实验结果的整理

中药药理学实验结果有计量资料、计数资料、描记曲线、图形及现象等。应将不同的实验结果资料作出相应的妥善整理，进行统计学处理，设计出简单明了而又能反映实验情况和实验结果的表格。

（二）实验报告的撰写

中药药理学实验报告是对实验中出现的现象、结果进行分析、讨论、推理，最后得出结论所形成的总结性文件。中药药理学实验报告是中药药理学科学研究论文的前期工作基础，中药药理学实验报告的撰写能够锻炼并提高学生的观察发现问题、处理解决问题及分析、比较、归纳、总结等综合能力，同时提升学生的言语文字能力。

中药药理学实验报告基本形式和内容如下：

1. 封面 中药药理学实验项目名称、学生姓名、专业及班级、日期。

2. 主要内容 ①中药药理学实验项目名称。②实验目的。③实验材料，应包括：实验动物、药品及化学试剂、主要仪器和器材。④实验方法，简要叙述实验步骤及数据的统计学方法。⑤实验结果，可简要说明实验情况，并以表格形式表述。⑥讨论，应围绕实验结果，联系相关的理论知识进行分析和推理。如实验结果是非预期性的，与理论不符，需分析查找原因。讨论中鼓励学生自由发挥，不必拘泥于教科书，可检索查阅相关资料。讨论是实验报告的核心内容，讨论不应过多依赖非本次及他人实验数据并紧扣实验目的进行。⑦实验结论，是通过实验结果并分析讨论而归纳出来的概括性判断，也是对本次实验的最后总结。实验结论要与实验目的相对应，应简明扼要，高度概括。不必重述具体实验结果，更不要超出本实验结果所证明的问题。

3. 封底 ①参加实验学生名单；②学校、专业、班级；③指导教师；④原始资料保存地点及负责人；⑤日期。

第二节 实验项目

实验一 人参对小鼠耐常压缺氧的影响

【目的】 学习小鼠耐常压缺氧的实验方法，观察验证人参增强机体耐常压缺氧的作用。

【原理】 缺氧对机体是一种劣性刺激，影响机体的各种代谢，特别是影响机体的氧化供能，最终导致机体的心脏、大脑等重要器官衰竭而死亡。人参可扩张血管，特别是心脑血管，改善微循环，同时促进组织细胞对葡萄糖的摄取和利用，改善机体的缺氧状态。实验以小鼠在常压缺氧条件下呼吸停止死亡为指标，观察验证人参增强机体耐常压缺氧的作用。

【动物】昆明种小白鼠,体重18~22g,雌雄各半。

【药品】①0.1g/ml人参水煎液;②生理盐水;③钠石灰;④凡士林。

【器材】天平,小鼠笼,1ml注射器及针头,秒表,200ml或250ml广口瓶。

【方法】每个实验小组取小鼠4只,标记序号,称重并记录体重,随机分为两组,每组2只,雌雄各半。实验组小鼠腹腔注射0.1g/ml人参水煎液0.3ml/10g,对照组小鼠腹腔注射生理盐水0.3ml/10g,给药30分钟后将小鼠分别放入盛有15g钠石灰的广口瓶中,用凡士林涂抹瓶口,将瓶盖扣紧密封。记录此时到小鼠呼吸停止死亡的时间。综合各实验小组数据,进行统计分析。

【结果】详见表24-3。

表24-3　人参对小鼠耐常压缺氧的影响($\bar{x}\pm S$)

组别	例数(只)	存活时间(min)
对照组		
实验组		

【注意事项】①实验小鼠的体重和性别可影响实验结果;②广口瓶的容积要一致。

实验二　天麻对戊巴比妥钠所致小鼠睡眠的影响

【目的】学习小鼠镇静催眠的实验方法,观察验证天麻对中枢神经系统的抑制作用。

【原理】天麻水提取物、天麻素等均有明显的中枢抑制作用,具有明显的镇静催眠、抗惊厥,抗癫痫作用。作用机制与天麻苷元等成分与中枢抑制性递质γ-氨基丁酸结构相似相关,还可能与其降低脑内兴奋性递质多巴胺和去甲肾上腺素含量有关。但其作用较弱,常通过观察其与不能引起小鼠入睡剂量的戊巴比妥钠的协同作用,验证天麻对中枢神经系统的抑制作用。

【动物】昆明种小白鼠,体重18~22g,雌雄兼用。

【药品】①1g/ml天麻水煎液;②生理盐水;③0.4%戊巴比妥钠。

【器材】天平,小鼠笼,1ml注射器及针头,秒表。

【方法】每个实验小组取小鼠4只,标记序号,称重并记录体重,随机分为两组,每组2只。实验组小鼠腹腔注射1g/ml天麻水煎液0.1ml/10g,对照组小鼠腹腔注射生理盐水0.1ml/10g,给药30分钟后两组小鼠均腹腔注射0.4%戊巴比妥钠0.07ml/10g,以翻正反射消失1分钟以上为入睡指标,记录此后30分钟内各组入睡小鼠的例数。综合各实验小组数据,进行统计分析。

【结果】详见表24-4。

表24-4　天麻对戊巴比妥钠所致小鼠睡眠的影响

组别	例数(只)	入睡例数(只)	入睡率(%)
对照组			
实验组			

【注意事项】①腹腔注射戊巴比妥钠后小鼠安静不动,要不断验证其翻正反射是否存在;②0.4%戊巴比妥钠的给药剂量一般为25~30mg/kg。

实验三 延胡索对小鼠的镇痛作用

【目的】 学习镇痛药物的实验方法，观察验证延胡索的镇痛作用。

【原理】 延胡索含多种生物碱，具有明显镇痛作用，其作用机制与拮抗脑内多巴胺 D_1 受体，使纹状体脑啡肽含量增加有关。将小鼠放置于一定温度的热板上，热刺激可使小鼠足部产生疼痛反应，如躁动、跳跃、舔足等。将小鼠舔后足设定为疼痛指标，以小鼠被放置热板至出现舔后足的时间为痛阈值，通过分析给药前后及各组间的痛阈值变化，判定药物有无镇痛作用。

【动物】 昆明种雌性小白鼠，体重 18~22g。

【药品】 ①4g/ml 延胡索水煎醇沉液；②生理盐水。

【器材】 天平，小鼠笼，1ml 注射器及针头，智能热板仪。

【方法】 每个实验小组取小鼠 4 只，标记序号，称重并记录体重，随机分为两组，每组 2 只。开启智能热板仪，将温度设定为 55℃，测定并记录每只小鼠给药前的痛阈值。实验组小鼠腹腔注射 4g/ml 延胡索水煎醇沉液 0.2ml/10g，对照组小鼠腹腔注射生理盐水 0.2ml/10g，测定并记录每只小鼠给药后 15 分钟、30 分钟、60 分钟痛阈值。综合各实验小组数据，进行统计分析。

【结果】 详见表 24-5。

表 24-5 延胡索对小鼠的镇痛作用（$\bar{x}\pm S$）

组别	例数（只）	给药前痛阈值（s）	给药后痛阈值（s）			痛阈值提高百分率（%）		
			15min	30min	60min	15min	30min	60min
对照组								
实验组								

【注意事项】 ①性别对痛阈值的影响较大，且雄性在热刺激下易出现躁动、跳跃的反应，影响实验结果，因此热板法镇痛实验常选用雌雄小鼠；②实验前应筛选实验用小鼠，淘汰痛阈值小于 5 秒和大于 30 秒的小鼠；③痛阈值提高百分率（%）=（给药后平均痛阈值-给药前平均痛阈值）/给药前平均痛阈值×100%。

实验四 大黄对小鼠小肠推进运动的影响

【目的】 学习药物对胃肠蠕动影响的实验方法，观察验证生大黄和制大黄对小鼠小肠推进运动的影响。

【原理】 中药不同制剂对其药理作用会产生较大的影响，大黄致泻主要有效成分为结合型蒽醌苷，有胆碱样作用，加快肠蠕动；抑制肠平滑肌上的 Na^+-K^+-ATP 酶，抑制 Na^+ 向细胞内转移，使肠腔渗透压升高，容积增大，机械性刺激肠壁，使肠蠕动加快；大部分结合型的蒽醌苷直抵大肠，水解成苷元，刺激肠黏膜及肠壁肌层内的神经丛，促进肠蠕动。制大黄致泻主要有效成分在炮制过程中被分解破坏，泻下作用较弱。

【动物】 昆明种小白鼠，体重 18~22g，雌雄兼用。

【药品】①1g/ml 生大黄水煎液（含炭末 0.1g/ml）；②1g/ml 制大黄水煎液（含炭末 0.1g/ml）；③生理盐水（含炭末 0.1g/ml）。

【器材】天平，小鼠笼，1ml 注射器及小鼠灌胃针头，玻璃板，坐标纸，眼科手术剪及镊子。

【方法】每个实验小组取已禁食 18 小时的小鼠 6 只，标记序号，称重并记录体重，随机分为 3 组，每组 2 只。实验Ⅰ组小鼠灌胃给予 1g/ml 生大黄水煎液（含炭末 0.1g/ml）0.2ml/10g，实验Ⅱ组小鼠灌胃给予 1g/ml 制大黄水煎液（含炭末 0.1g/ml）0.2ml/10g，对照组小鼠灌胃给予生理盐水（含炭末 0.1g/ml）0.2ml/10g。20 分钟后脱臼处死小鼠，剪开腹腔，分离肠系膜，剪取幽门至回盲部的小肠，置于下放坐标纸的玻璃板上，轻轻将小肠拉成直线，测定幽门至回盲部小肠的总长度（f_1）及幽门至炭末前沿的推进距离（f_2），计算炭末推进百分率。综合各实验小组数据，进行统计分析。

【结果】详见表 24-6。

表 24-6　大黄对小鼠小肠推进运动的影响（$\bar{x}\pm S$）

组别	例数（只）	f_1（cm）	f_2（cm）	炭末推进百分率(%)
对照组				
实验Ⅰ组				
实验Ⅱ组				

【注意事项】①炭末推进百分率=$f_2/f_1\times100\%$；②开始给药至处死动物的时间必须准确；③分离肠系膜，剪取小肠的动作要轻，避免过度牵拉；④置于玻璃板上的小肠滴加清水，避免其与玻璃板粘连。

实验五　桔梗的止咳作用

【目的】学习止咳药物的实验方法，观察验证桔梗的止咳作用。

【原理】氨水等具有挥发性和刺激性的化学物质可刺激呼吸道感受器，反射性地引起咳嗽。桔梗、浙贝母、川贝母、半夏、杏仁、天南星、紫菀、款冬花能抑制咳嗽反射中枢或降低呼吸道感受器而具有止咳作用。

【动物】昆明种小白鼠，体重 18~22g，雌雄兼用。

【药品】①1g/ml 桔梗水煎液；②生理盐水；③浓氨水。

【器材】天平，小鼠笼，1ml 注射器及小鼠灌胃针头，500ml 烧杯，秒表，棉球。

【方法】每个实验小组取小鼠 4 只，标记序号，称重并记录体重，随机分为 2 组，每组 2 只。实验组小鼠灌胃给予 1g/ml 桔梗水煎液 0.2ml/10g，对照组小鼠灌胃给予生理盐水 0.2ml/10g。30 分钟后，将小鼠扣放入一 500ml 倒置烧杯中，再放入一含有 0.4ml 氨水的棉球，观察小鼠的反应，记录放入氨水棉球至小鼠出现咳嗽的潜伏期和 2 分钟内咳嗽的次数。综合各实验小组数据，进行统计分析。

【结果】详见表 24-7。

表 24-7　桔梗的止咳作用($\bar{x}\pm S$)

组别	例数(只)	咳嗽潜伏期(s)	咳嗽次数(次/2min)
对照组			
实验组			

【注意事项】①小鼠咳嗽表现为腹部收缩,同时张口,可伴有咳嗽声;②每做完一只小鼠实验即更换含有 0.4ml 氨水的棉球,以保证实验结果的准确性,并将废弃棉球放入盛有清水的烧杯中。

实验六　红花对小鼠出血时间的影响

【目的】学习小鼠出血时间的实验方法,观察验证红花的抗凝血作用。

【原理】从出血到自然止血所需时间称出血时间。其影响因素较多,主要有血小板的数量和功能、凝血因子的数量和功能、组织血管的收缩功能等。红花为常用的活血化瘀药物,主要药效成分为红花黄色素,具有抑制血小板凝聚和扩张血管平滑肌的作用。

【动物】昆明种小白鼠,体重 18~22g,雌雄兼用。

【药品】①1g/ml 红花水煎液;②生理盐水。

【器材】天平,小鼠笼,小鼠固定器,1ml 注射器及小鼠灌胃针头,手术剪,秒表,刻度尺,滤纸,棉球,记号笔。

【方法】每个实验小组取小鼠 4 只,标记序号,称重并记录体重,随机分为 2 组,每组 2 只。实验组小鼠灌胃给予 1g/ml 红花水煎液 0.2ml/10g,对照组小鼠灌胃给予生理盐水 0.2ml/10g。30 分钟后,将小鼠固定,测量出距小鼠尾尖 3mm 处并标记,用手术剪剪断此处,待血液自然溢出开始计时,每隔 30 秒用滤纸吸取血液一次,直至血液自然停止,记录出血时间。综合各实验小组数据,进行统计分析。

【结果】详见表 24-8。

表 24-8　红花对小鼠出血时间的影响($\bar{x}\pm S$)

组别	例数(只)	出血时间(s)
对照组		
实验组		

【注意事项】①室温应控制在 15~25℃;②测量和剪断尾尖位置要精准一致。

实验七　黄芩、黄连、金银花的抗菌作用

【目的】学习体外抗菌的实验方法,观察验证黄芩、黄连、金银花的抗菌作用。

【原理】清热药具有抗菌作用,但抗菌范围、强度和机制各不相同,黄芩、黄连、金银花等对革兰阳性菌和革兰阴性菌都有一定的直接抑制作用。体外抗菌实验可通过测量抑菌圈直径判定和比较药物抗菌作用的强弱。

【药品】①1g/ml 黄芩水煎液；②1g/ml 黄连水煎液；③1g/ml 金银花水煎液。

【器材】恒温孵箱，无菌平皿，直径 6mm 圆形无菌滤纸片，直尺，2%肉汤琼脂培养基，链球菌、金黄色葡萄球菌、大肠埃希菌菌株。

【方法】每个实验小组取 1 个无菌平皿，先在每个无菌平皿中加入 2%肉汤琼脂培养基 20ml，凝固后分别加入培养 24 小时的链球菌菌液肉汤琼脂培养基 5ml，凝固后将分别浸过 1g/ml 黄芩水煎液、1g/ml 黄连水煎液、1g/ml 金银花水煎液的直径 6mm 圆形滤纸片各 2 片均匀贴放在培养基表面，置于 37℃孵箱内培养 24 小时，测量抑菌圈直径，计算出 2 片的平均值。综合各实验小组数据，进行统计分析。抗金黄色葡萄球菌、大肠埃希菌实验方法同上。

【结果】详见表 24-9。

表 24-9 黄芩、黄连、金银花的抗菌作用($\bar{x}\pm S$)

药液（1g/ml）	例数	抑菌圈直径（mm）		
		链球菌	金黄色葡萄球菌	大肠埃希菌
黄芩				
黄连				
金银花				

【注意事项】①直径 6mm 圆形无菌滤纸片规格要统一，浸过药液贴放在培养基表面前抖动 2~3 次，使其含药量一致；②建议实验菌株为：链球菌 A_2、金黄色葡萄球菌 152、大肠埃希菌 $O_{125}B_{15}$。

实验八 茯苓的利尿作用

【目的】学习家兔利尿实验方法，观察验证茯苓的利尿作用。

【原理】利水渗湿药如茯苓、泽泻、金钱草、猪苓、车前子、萹蓄等大部分都有不同程度的利尿作用，是中药中的利尿药。茯苓利尿的有效成分为其中所含的茯苓素，有拮抗醛固酮的作用，可提高尿中 Na^+/K^+ 比值；另外，茯苓素对钠泵的激活可促进机体的水盐代谢功能，从而产生较强利尿作用。

【动物】雄性家兔，体重 2.5~3.0kg。

【药品】①1g/ml 茯苓水煎液；②生理盐水；③3%戊巴比妥钠。

【器材】台秤，兔笼，兔手术台，10ml 注射器及针头，50ml 量筒，10 号导尿管，烧杯，记滴装置。

【方法】每个实验小组取雄性家兔 2 只，标记序号，称重并记录体重，随机分为 2 组，每组 1 只。耳缘静脉 3%戊巴比妥钠 35mg/kg，麻醉后，将家兔仰卧固定于兔手术台上。取 1 导尿管插入膀胱内 10cm 并排空尿液，另取 1 导尿管插入胃内 20cm 并注入生理盐水 15ml/kg。10 分钟后，实验组家兔灌胃给予 1g/ml 茯苓水煎液 2ml/kg，对照组家兔灌胃给予生理盐水 2ml/kg。记录给药后 0~30 分钟、30 分钟~1 小时、1~2 小时、2~3 小时时间段家兔的尿液滴数和尿液量。综合各实验小组数据，进行统计分析。

【结果】详见表 24-10。

表 24-10　茯苓的利尿作用($\bar{x}\pm S$)

组别	例数（只）	尿液滴数（gtt）				尿液量（ml）			
		0～30min	30min～1h	1h～2h	2h～3h	0～30min	30min～1h	1h～2h	2h～3h
对照组									
实验组									

【注意事项】①实验家兔体重应接近，实验前自由进食进水；②各时间段所接尿液应及时测量，或在接尿液的烧杯中加入冰箱冷藏的生理盐水 10ml，以避免尿液因室温过高而蒸发水分，测量尿液时扣除。

实验九　四逆汤对大鼠低血压的治疗作用

【目的】学习血压、心电图实验方法，观察验证四逆汤的升压作用。

【原理】四逆汤具有温中祛寒，回阳救逆的功效。可升高血压、加强心肌收缩力，并能够兴奋垂体-肾上腺皮质功能，又有中枢性镇痛、镇静作用，常用于休克的治疗。

【动物】SD 大鼠，体重 250～300g，雌雄各半。

【药品】①2g/ml 四逆汤水煎液；②生理盐水；③3%戊巴比妥钠；④0.5%肝素。

【器材】天平，大鼠笼，1ml、5ml 注射器及针头，手术剪、镊子和止血钳，1mm 内径的聚乙烯管，多道生理信号采集系统。

【方法】每个实验小组取大鼠 1 只，称重，腹腔注射 3%戊巴比妥钠 30mg/kg 麻醉，仰卧固定于手术台上，颈部正中切口，分离一侧颈总动脉并做动脉插管，与生理信号采集系统连接。上腹部切口，在幽门下十二指肠插管，固定备用。下肢内侧切口分离股动静脉，股动脉插管，固定备用，股静脉注射 0.5%肝素 0.1ml/100g。全程记录血压和标Ⅱ导联心电图。股动脉插管缓慢放血，使收缩压下降并稳定在原来的 50%左右。十二指肠插管给予 2g/ml 四逆汤水煎液 2.5ml/100g。综合各实验小组数据，进行统计分析。比较失血前、失血后、给药后 1 小时血压和心电图的变化。

【结果】详见表 24-11。

表 24-11　四逆汤对大鼠低血压的治疗作用($\bar{x}\pm S$，例数)

	血压（mmHg）		心电图			
	收缩压	舒张压	PP 间期（s）	R 波（mV）	T 波（mV）	Q-T 间期(mV)
失血前						
失血后						
给药后						

【注意事项】①大鼠实验前禁食不禁水 18 小时，以免影响药物吸收；②股动脉插管放血过快可引起大鼠死亡；③大鼠失血后由于自身的调节作用，血压可有所回升，此时可再少量放血并观察 5～10 分钟。收缩压稳定在原来的 50%左右再给药治疗。④颈总动脉插管时应向管内生理盐水加入 0.5%肝素 1ml，防止血液凝固。

实验十　山楂醇提物对大鼠心肌缺血再灌注损伤的影响

【目的】 学习心肌缺血再灌注实验方法，观察验证山楂醇提物对大鼠心肌缺血再灌注损伤的保护作用。

【原理】 山楂流浸膏、山楂聚合黄酮对实验性急性心肌缺血有保护作用，山楂聚合黄酮可缩小实验性心肌梗死范围。山楂在增加冠脉血流量的同时，还能降低心肌耗氧量，提高氧利用率。心肌缺血再灌注后血清乳酸脱氢酶（LDH）、肌酸激酶（CK）明显升高，心电图 ST 段抬高并可与 T 波融合为单项曲线。对心肌缺血再灌注损伤具有保护作用的药物可不同程度地降低血清 LDH、CK 升高和 ST 段抬高。

【动物】 SD 大鼠，体重 200~250g，雌雄各半。

【药品】 ①2g/ml 山楂醇提物；②生理盐水；③3%戊巴比妥钠。

【器材】 天平，大鼠笼，1ml、5ml 注射器及大鼠灌胃针头，手术剪、小圆针和手术线，动物呼吸机，分光光度计，多道生理信号采集系统。

【方法】 每个实验小组取大鼠 2 只，称重，实验组大鼠灌胃给予 2g/ml 山楂醇提物 0.25ml/100g，对照组小鼠灌胃给予生理盐水 0.25ml/100g。腹腔注射 3%戊巴比妥钠 30mg/kg 麻醉，仰卧固定于手术台上，颈部正中切口，分离气管并插管，与动物呼吸机连接。开胸结扎冠状动脉左室降支，60 分钟后松开结扎线，再灌注 60 分钟后，取血检测血清 LDH 和 CK 含量。全程记录标Ⅱ导联心电图。综合各实验小组数据，进行统计分析。比较各组大鼠结扎前、结扎后、再灌注后心电图的变化和再灌注后血清 LDH 和 CK 含量。

【结果】 详见表 24-12。

表 24-12　山楂醇提物对大鼠心肌缺血再灌注损伤的影响（$\bar{x}\pm S$）

组别	例数	结扎前	结扎后 60min	再灌注 60min	再灌注 60min	
		ST 段抬高（mv）	ST 段抬高（mv）	ST 段抬高（mv）	LDH（U/ml）	CK（U/ml）
对照组						
实验组						

【注意事项】 ①大鼠实验前禁食不禁水 18 小时，以免影响药物吸收；②结扎冠状动脉左室降支的位置应一致，建议在距离起始部 2mm 处；③各组动物实验时呼吸机的呼吸频率、潮气量等参数应保持一致。

实验十一　柴胡对发热家兔的解热作用

【目的】 学习解热药物的动物实验方法，观察验证柴胡对发热家兔的解热作用。

【原理】 柴胡煎剂、柴胡醇浸膏、柴胡挥发油及粗皂苷有明显的解热作用，并能使正常动物体温降低。解热的主要成分是柴胡皂苷、皂苷元 A 和挥发油，其中挥发油的解热作用最强，且毒性小。柴胡挥发油能抑制下丘脑部位 cAMP 的合成和释放，使体温调定点的下移，而使体温降低，产生解热作用。

【动物】 家兔，体重2.0~2.5kg，雌雄不拘。

【药品】 ①柴胡注射液；②3μg/ml 大肠埃希菌内毒素；③生理盐水；④液体石蜡。

【器材】 体温计、5ml 注射器及针头、家兔固定架、台秤。

【方法】 每个实验小组取家兔3只，称重后用苦味酸标记。随机分成3组，每组1只。在兔架上固定。分别测量肛温2次，取平均值作为正常体温。正常对照组耳缘静脉注射生理盐水1ml/kg，模型对照组和实验组分别耳缘静脉注射3μg/ml 大肠埃希菌内毒素0.6ml/kg，每隔30分钟测量一次体温。待模型对照组和实验组体温升高超过0.8℃后，正常对照组和模型对照组耳缘静脉注射生理盐水0.5ml/kg，实验组耳缘静脉注射柴胡注射液0.5ml/kg。给药后仍每隔30分钟测量一次体温（3~4次）。综合各实验小组数据，进行统计分析。

【结果】 详见表24-13。

表24-13　柴胡对发热家兔的体温影响（$\bar{x}\pm S$）

组别	例数	基础体温（℃）	给药前体温（℃）	给药后家兔体温（℃）			
				30min	60min	90min	120min
正常对照组							
模型对照组							
实验组							

【注意事项】 ①家兔健康，雌性未孕，正常体温在38.5~39.5℃；②每次测量肛温前，在测温计涂少量液体石蜡，测温动作要轻柔，温度计前部3.5cm处用胶布作标记圈，尽量保证每测肛温的位置相同；③实验室环境温度在20~25℃为宜。

实验十二　枳壳对家兔离体肠平滑肌的影响

【目的】 学习离体实验的基本方法，观察枳壳对家兔离体肠平滑肌的影响。

【原理】 枳实与枳壳对胃肠平滑肌具有双向调节作用，既可兴奋胃肠平滑肌，使蠕动增强，又能降低胃肠平滑肌张力，呈现解痉作用。这种双重作用与机体功能状态、不同的动物属种和药物浓度有关。枳实对在体平滑肌主要呈兴奋作用，对离体平滑肌主要呈抑制作用；在高浓度时抑制肠平滑肌，低浓度时则出现短时间抑制而后兴奋的作用。

【动物】 家兔，体重2.0~2.5kg，雌雄不拘。

【药品】 ①1g/ml 枳壳提取液；②100μg/ml 乙酰胆碱（ACh）液；③100μg/ml 组胺（His）液；④100mg/ml氯化钡（$BaCl_2$）溶液；⑤10mg/ml 阿托品液；⑥新鲜配制的台氏液等。

【器材】 超级恒温水浴器、麦氏浴槽（或离体器官恒温浴槽）、多道生理信号采集系统或台式自动平衡记录仪、张力换能器、氧气发生器、手术剪、眼科镊、持针器、缝合针、线、平皿、注射器、针头等。

【方法】 调节离体器官恒温浴槽装置，使麦氏浴槽内的台氏液保持在（37±0.5）℃，实验中恒速通氧气。其通氧气速度调节以不影响肠肌的自主舒缩运动，1~2秒出现1个气泡为宜。取家兔1

只，猛击枕骨处死，立即剖开腹腔，找出空肠和回肠，各剪取一段，置盛有充氧（含 5%CO_2）的冷台氏液平皿中。沿肠壁轻轻分离肠系膜，用台氏液将肠管内容物冲洗干净，将肠管剪成 2~2.5cm 小段。每个实验小组取一小段肠管两端穿线结扎，一端系于通气钩上，轻轻放入恒温麦氏浴槽中；另一端系于换能器上，连接记录仪。调整麦氏浴槽内肠肌张力，观察正常肠肌活动。待自主舒缩活动稳定后，描记一段正常舒缩曲线，然后依次向浴槽内滴加试验药液。每次加药液前均应冲洗肠肌 3 次，待舒缩恢复到用药前水平后再加入下组试验药液，描记舒缩活动曲线。滴加药液顺序：

（1）枳壳 0.2~0.5ml，观察记录效应曲线后，用台氏液冲洗。

（2）乙酰胆碱液 0.2~0.5ml，当肠肌收缩显著时即滴加枳壳水煎液 0.5~1ml。待肠肌收缩明显抑制时再滴加同剂量的乙酰胆碱液。

（3）组胺液 0.2~0.5ml，待收缩曲线明显时即滴加枳壳水煎液 0.5~1ml。待曲线稳定后再加入等剂量的组胺液。

（4）氯化钡液 0.2~0.5ml，待收缩曲线显著时即滴加枳壳液 0.5~1ml。待曲线稳定后再加入等剂量的氯化钡液。

【结果】 整理枳壳对家兔离体肠平滑肌的作用曲线，比较分析。

【注意事项】

（1）剪取肠管、剥离肠系膜、冲洗肠内容物、挂线等操作过程须轻柔。

（2）肠管两端穿线时，切勿将肠腔缝死。

（3）暂时不用的肠段，须浸泡在通氧气的冷台氏液里备用。

（袁先雄）

主要参考书目

1. 沈映君.中药药理学[M].2 版.北京.人民卫生出版社,2011.
2. 王鑫国.中药药理学实验教程[M].北京:中国中医药出版社,2010.
3. 侯家玉,方泰惠.中药药理学[M].2 版.北京.中国中医药出版社,2007.
4. 张永祥.中药药理学新论[M].北京.人民卫生出版社,2004.
5. 翁维良.中药临床药理学[M].北京.人民卫生出版社,2002.
6. 陈奇.中药药理研究方法学[M].3 版.北京.人民卫生出版社,2011.
7. 梅全喜,毕焕新.现代中药药理手册[M].北京.中国中医药出版社,1998.
8. 陆茵,马越鸣.中药药理学[M].2 版.北京.人民卫生出版社,2016.
9. 彭成.中药药理学[M].9 版.北京.中国中医药出版社,2012.

目标检测参考答案

第一章 绪　论

一、单项选择题

1. D　2. D　3. D　4. A　5. C　6. B　7. B　8. C　9. C　10. D

二、多项选择题

1. ABCE　2. AB　3. BD　4. ABC　5. ABE

三、简答题(略)

第二章 中药药性理论的现代研究

一、单项选择题

1. D　2. C　3. D　4. D　5. D　6. B　7. B　8. D　9. D　10. C

二、多项选择题

1. ABCE　2. ABCE　3. BC　4. ABCDE　5. ACDE

三、简答题(略)

第三章 影响中药药理作用的因素

一、单项选择题

1. C　2. B　3. D　4. C　5. B　6. A　7. B　8. D　9. A　10. A

二、多项选择题

1. AB　2. ABC　3. ABCDE　4. CE　5. BE

三、简答题(略)

第四章 中药毒理

一、单项选择题

1. B　2. A　3. C　4. A　5. B　6. B　7. C　8. A　9. C　10. A

二、多项选择题

1. ABCDE　2. ABCDE　3. ABCDE　4. ACE　5. ABCDE

三、简答题(略)

第五章　解　表　药

一、单项选择题

1. C　2. B　3. D　4. C　5. D　6. A　7. D　8. B　9. D　10. D

二、多项选择题

1. ABCE　2. AE　3. ABCDE　4. ABCDE　5. ABCD

三、简答题(略)

第六章　清　热　药

一、单项选择题

1. A　2. C　3. D　4. D　5. A　6. B　7. A　8. C　9. C　10. B
11. C　12. D　13. D　14. A　15. B　16. A　17. B　18. B　19. A　20. A

二、多项选择题

1. ABC　2. ABD　3. ABC　4. ABCDE　5. ADE

三、简答题(略)

第七章　泻　下　药

一、单项选择题

1. C　2. A　3. C　4. C　5. B　6. B　7. B　8. D　9. C　10. A

二、多项选择题

1. ABCD　2. ABCDE　3. ABCDE　4. BCD　5. AB

三、简答题(略)

第八章　祛风湿药

一、单项选择题

1. C　2. D　3. C　4. C　5. A　6. D　7. C　8. A　9. B　10. D

二、多项选择题

1. ABCDE　2. ADE　3. ABCDE　4. ABC　5. ABCD

三、简答题(略)

第九章　芳香化湿药

一、单项选择题

1. B　2. A　3. B　4. C　5. A　6. D　7. B　8. C　9. A　10. B

二、多项选择题

1. ABC　2. ABCE　3. ABCDE　4. ABCD　5. ABC

三、简答题(略)

第十章　利水渗湿药

一、单项选择题

1. D　2. A　3. B　4. A　5. B　6. A　7. A　8. B　9. B　10. C

二、多项选择题

1. ABCDE　2. ABDE　3. ABDE　4. ABCD　5. DE

三、简答题(略)

第十一章　温　里　药

一、单项选择题

1. D　2. D　3. B　4. A　5. C　6. A　7. B　8. D　9. D　10. C

二、多项选择题

1. ABCD　2. ABCDE　3. BCD　4. ABE　5. ABDE

三、简答题(略)

第十二章　理　气　药

一、单项选择题

1. C　2. C　3. D　4. B　5. C　6. D　7. D　8. A　9. B　10. C

二、多项选择题

1. AB　2. ABCD　3. AB　4. ABE　5. ABCDE

三、简答题(略)

第十三章 消 食 药

一、单项选择题

1. C 2. C 3. D 4. D 5. D 6. D 7. D 8. B 9. A 10. B

二、多项选择题

1. CDE 2. BC 3. DE 4. ABCDE 5. AB

三、简答题(略)

第十四章 止 血 药

一、单项选择题

1. B 2. D 3. D 4. A 5. C 6. B 7. D 8. D 9. D 10. B

二、多项选择题

1. ABCD 2. ABCDE 3. ABE 4. ABCDE 5. CE

三、简答题(略)

第十五章 活血化瘀药

一、单项选择题

1. D 2. D 3. C 4. D 5. B 6. B 7. C 8. B 9. B 10. D
11. D 12. A 13. D 14. B 15. C

二、多项选择题

1. ACDE 2. ABDE 3. ABCD 4. ADE 5. BCDE

三、简答题(略)

第十六章 化痰止咳平喘药

一、单项选择题

1. B 2. A 3. B 4. C 5. D 6. B 7. A 8. D 9. D 10. B

二、多项选择题

1. ABCDE 2. ACE 3. ABE 4. ABC 5. ABCE

三、简答题(略)

第十七章　安　神　药

一、单项选择题

1. A　2. B　3. D　4. A　5. B　6. B　7. C　8. C　9. D　10. D

二、多项选择题

1. ABCDE　2. BCD　3. ABC　4. BCDE　5. ABC

三、简答题(略)

第十八章　平肝息风药

一、单项选择题

1. D　2. C　3. D　4. D　5. B　6. C　7. A　8. B　9. D　10. C

二、多项选择题

1. BCD　2. ABCDE　3. ABCE　4. ABC　5. ABCE

三、简答题(略)

第十九章　开　窍　药

一、单项选择题

1. C　2. A　3. D　4. C　5. D　6. A　7. D　8. B　9. A　10. D

二、多项选择题

1. ABCDE　2. ABCDE　3. ABCDE　4. ABCDE　5. AD

三、简答题(略)

第二十章　补　虚　药

一、单项选择题

1. D　2. B　3. D　4. A　5. D　6. D　7. D　8. C　9. D　10. D

11. C　12. D　13. A　14. D　15. D　16. D　17. C　18. A　19. D　20. D

二、多项选择题

1. ABCD　2. ABCD　3. ABCDE　4. ABCDE　5. ABCE　6. ABCDE　7. ABCD　8. ACD　9. ABCDE　10. ABCDE

三、简答题(略)

第二十一章　收　涩　药

一、单项选择题

1. A　2. A　3. A　4. D　5. B　6. C　7. B　8. D　9. D　10. C

二、多项选择题

1. ABC　2. ABCD　3. ABDE　4. ABCDE　5. AE

三、简答题（略）

第二十二章　驱　虫　药

一、单项选择题

1. A　2. D　3. A　4. A　5. C　6. A　7. C　8. A　9. B　10. B

二、多项选择题

1. ABCD　2. ABC　3. BCDE　4. ACDE　5. ABCDE

三、简答题（略）

第二十三章　外　用　药

一、单项选择题

1. D　2. D　3. D　4. A　5. A　6. D　7. D　8. A　9. A　10. D

二、多项选择题

1. ABCDE　2. ACE　3. AB　4. ABCD　5. AC

三、简答题（略）

中药药理学课程标准

（供药学、中药学、药品生产技术、药品经营与管理、药品服务与管理等专业用）

ER-课程标准